實驗吧！瘋狂養生

厭世記者親身嘗試 101 天斷食、瑜伽、冥想，

一場變健康的大冒險！

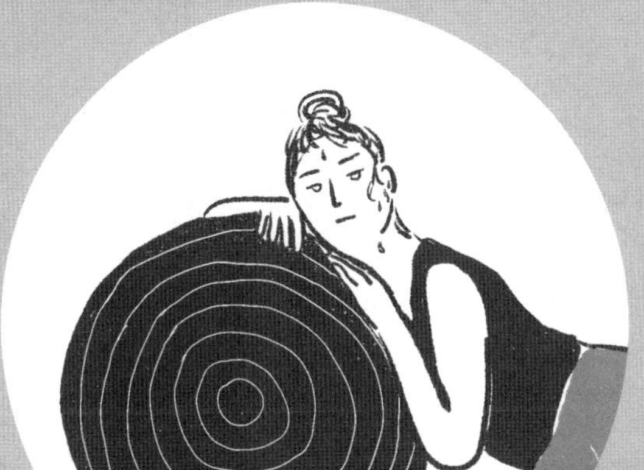

布里吉德・迪蘭尼 Brigid Delaney 著
閻蕙群 譯

WELLMANIA

Misadventures in the Search for Wellness

目錄

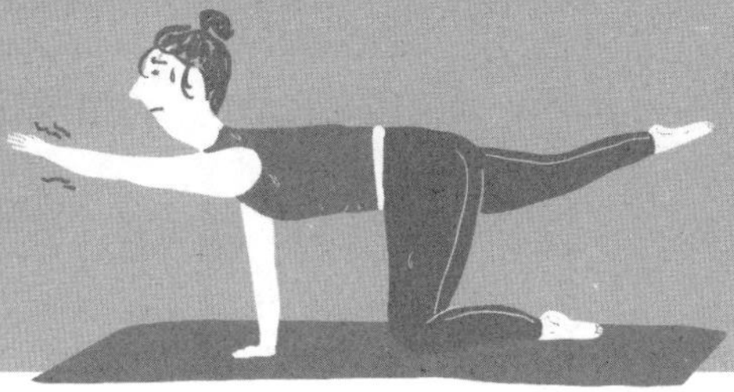

回春曲第三樂章　心靈平靜

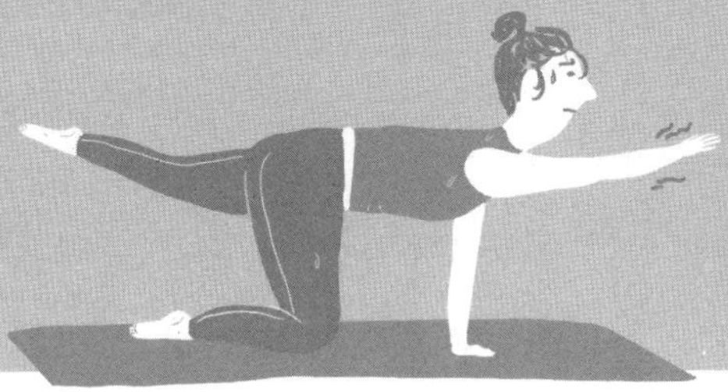

謹以此書獻給我的兩位好友提姆和邦妮，
他倆過著令我欣羨的身心安頓的美好生活；
也獻給剛開始交往的朋友法蘭基。

—作者序—

「瘋養生」真的有益身心健康？

當我在二〇一五年和二〇一六年撰寫本書時，養生產業像是一頭銳不可擋的出閘猛獸；網紅們紛紛在 Instagram 上晒出他們的養生方法，例如：生食、大骨湯、超級食物、無糖飲食、蔬果昔、原始人飲食法、有爭議的排毒、熱瑜伽、頌缽浴、大腸水療、正念應用程式、養生旅遊、冥想靜修、十分鐘健身功法、紅外線三溫暖、死藤水之旅、各種可抗老回春的注射劑……市面上供大眾用來改善自己健康的方法五花八門，多如牛毛。

但是二〇二〇年突然爆發的新冠肺炎（COVID-19），疫情讓一切都停了下來，人人乖乖待在家裡不敢外出，別說是遠赴泰國來趟瑜伽靜修之旅了，我們甚至連到住家附近的瑜伽教室上個課都辦不到。

但其實在某種程度上，健康變得比以往任何時候都更加重要，人人努力保持健康、避免染疫，維護社會群體的健康也成為政府的核心工作。幾年前，曾經風靡一時的養生趨勢，現在彷彿成了另一個時代的事。

本書不單會逐一檢視這些養生趨勢，還將觸及更寬廣的層面，探索它們在商務、忙碌、金錢、祕訣和產品之外——是否還有能促使我們感覺更好的東西？

這世上有沒有一種養生方法，是任何人在任何狀況下都能實踐的？既不必依賴市場，也不論你有錢沒錢，或是否有空閒時間，或身體是否行動自如。

會不會這才是養生的真諦：感覺自己很有創造力、與他人有聯繫、歸屬於某個社群，並做著有意義的事？

如果這是我想要的養生，那我該怎麼做？我們所有人該怎麼做？

本書中敘述的養生旅程，始於我慘到不行的四十歲生日。當時，我住在紐約布魯克林區的布希維克（Bushwick），一間轉租了好幾手的雅房裡；那並不是個設計給人居住的空間，我睡在一個簡陋的床鋪上，暴露的管線近在咫尺，天曉得這些管線有沒有在神不知鬼不覺中向公寓釋放有毒的氣體。

之後，我們甚至被掃地出門，我平時是靠著寫些曼哈頓屋頂酒吧十大人氣雞尾酒，或是紐奧良五家最棒的三明治店之類的美食和旅遊故事，賺取微薄的收入，眼看冬天就快來了，我卻有可能淪落到無家可歸，手中的餘錢也快見底。我在生日的前一晚便開始暖壽，卻喝到斷片——只模糊記得喝了不少酒、去了好幾間廉價酒吧，最後好不容易從陌生的街道上搭了優步（Uber）回到家。翌日，也就是我生日那天，我嚴重宿醉，整個人感覺非常非常不舒服，我明白自己不能再這樣下去了！也許養生業有完美的產品，可以讓我洗心革面、脫胎換骨？

幸好這時有人丟來一根救命繩：我接下某雜誌的採訪任務回到澳洲，對方要求我寫一篇關於排毒的報導，這個激進的排毒專案說不定能一口氣達成我所有的健康目標。該專案規劃我在十四天內不吃任何食物，復食期間也只能吃一小塊雞肉、一顆雞蛋或一些黃瓜，整個「療程」總共一〇一天。專案結束後，我不僅會瘦下來，而且會很健康。

我在**本書的第一樂章，詳實記錄了這個奇葩排毒過程中的各種細節；第二樂章探討了強身與健體——主要是我跟瑜伽的不解之緣；最後一樂章則聚焦於靈性**。我是否找到了我迫切需要的健康？請容我賣個關子，我只能說我再也不會做另一次排毒了。

這本書獲得澳洲作家羅旭能（Benjamin Law）的喜愛，當電視節目製作公司 Fremantle 詢問他會選擇將哪本書改編成電視節目時，他推薦了本書，因為他對「連結」及「社群」這兩大主題頗有共鳴；他還別具慧眼地看出雪梨人趨之若鶩的養生趨勢，其實潛藏著驚人的喜劇潛力——至少在下一個趨勢出現之前是如此。

在本書的編劇室裡，雖然每個人對養生的看法各不相同，經驗卻是一致的：我們都會擔心自己的健康，也看到了所愛的人生病，有時甚至死亡；我們還意識到自己的身體狀態並不符合健康的理想標準，我們的心境也不像冥想應用程式所描述的那樣安定和平靜。

我們還會領悟到「瘋養生」這件事，最令你我感同身受的故事，並非抵達養生的終極境界，而是堅持不懈、振作起來並再次嘗試。

有趣的是，當你達成目標後將會恍然大悟：原來你苦苦追尋的那些東西——社群、連結、接納、創造力和完整性——其實一直都在那燈火闌珊處。

｜Before｜
脫胎換骨前的我

在我即將邁入四十大關前，我住在紐約布魯克林區布希維克的某棟建築物，那裡從未給過我家的感覺，頂多只能算是個「棲息地」。它原本其實是座倉庫，外牆繪有兩名伊朗藝術家共同創作的五米高巨型壁畫，它的牆壁極不堅固，樓梯間隨處可見大大的X，表示將來要拆除或進行某些工事。位在夾層的臥室十分侷促，頭上幾公分便是裸露的管線，滴漏出來的東西雖然無毒卻也不討喜。即便天氣很冷，我們還是一直開著窗。

我從一個已經搬到阿富汗喀布爾的澳洲攝影師那裡分租到這個房間，但因為中間轉了好幾手，所以沒人知道原本的承租人究竟是誰。寄到這裡的郵件至少有十幾個不同的名字，透過那些查無此人的帳單，可以得知曾有德國人、俄羅斯人、韓國人和威爾斯人住過這裡。

就快要入冬了，我的小說也即將完稿，我的日子過得相當規律，我會在附近一家咖啡館裡悠閒地吃早餐，在史密斯樂團（The Smiths）的歌聲中，邊享用現烤的罌粟籽貝果夾鷹嘴豆泥、濃郁的拿鐵咖啡，邊閱讀紙本版的《紐約時報》（*New York Times*）。傍晚我和朋友會先在特價時段到曼哈頓的一間酒吧喝點小酒，再殺到布魯克林一間小飯館吃晚餐，該店主打佛蒙特州小農直送的農牧產品（他們家的培根堪稱一絕）。

我的瑜伽教室就在住家附近一間平價酒吧的後方，只要花十二美元上一堂瑜伽課，就能免費獲得一杯五百毫升的啤酒。當小說截稿日逼近時，我會服用醫師開立的減肥藥，每天瘋狂工作十八小時。

我生日那天假扮成一位亞裔友人，潛入東村（East Village）某家私人俱樂部。我們原本打算去聽一個還沒成名的樂團表演，他們專門翻唱傻瓜龐克（Daft Punk）的歌曲，之後再到哈林區隨便吃個晚飯，誰知竟在俱樂部裡一直坐到了午夜。我們用漂亮的厚底水晶玻璃杯——這是推理小說女王阿嘉莎．克莉絲蒂（Dame Agatha Christie）書中常見的殺人武器——喝了一杯又一杯的尼格羅尼*和古典雞尾酒†。

後來，我們轉往一間擠滿年輕人的地下酒吧，途中遇上了入冬的第一場雪，我的腿快要凍僵，又在洗手間的鏡子裡看到一張醜爆的臉（藥妝店的專櫃小姐把我的臉化得跟猴子屁股似的那麼紅），於是我決定打道回府。還未盡興的朋友們前往另一間酒吧買迷幻藥。醉茫茫的我好不容易攔到一輛計程車，但全程都在抱怨司機好像多繞路，被盧到受不了的他一直對我說：「齁，別再亂罵了啦。」

隔天晚上，我去參加真正的生日派對，朋友們親手幫我做了個生日蛋糕，但因為嚴重宿醉，我只能靜靜地坐著喝茶，感覺很不舒服。

我十幾、二十歲的時候，那活得叫一個痛快，三十歲生日那天，我發誓要痛改前非，開始當個循規蹈矩的人，還特地前往巴塞隆納放蕩最後一次。哪知往後的十年我依然過著不顧後果縱情享樂的生活。我感覺自己好像彈球機（pinball）裡的球，被玩家用力彈向四面八方，撞得機台上的燈光不斷亮起、音樂聲大作。

我夢想中的四十歲不該是這樣的，狂歡派對必須要結束了，但是縱情享樂的日子哪有那麼容易說卡就卡。我的朋友們何嘗不是如此，他們有些人的生活步調確實因為孩子而放慢了，但是原本以為成家後就會收心，過上早睡早起的居家生活，卻從未實現過。

想不到我才剛過完生日，我們所有租戶就全被掃地出門，這還是我生平第一次兩手空空地走出家門，其餘的家當還來不及收拾就被鎖在屋裡，當我把鑰匙從門縫塞進去的時候，冰箱裡還有一大罐剛開封的美乃滋。

我決定往南走，因為幾年前我在雅加達認識了一個德州佬，他在使館區附近經營一家小旅館，我們剛認識就在旅館的屋頂上待了一整晚，直到下方的清真寺在凌晨四點響起了宣禮的提示聲。那晚我倆主要是在聊書和寫作，竟然聊到太陽升起，我很納悶，這算是愛情嗎？這傢伙是我見過最會享受人生的玩咖，他現在已經搬回德州，我對我倆的久別重逢既期待又

＊ Negroni，由甜苦艾酒和金巴利酒調製的藥草調酒。
† Old Fashioned，含威士忌、苦精、方糖和橙皮或櫻桃。

怕受傷害，他說他會開一輛紅色的凱迪拉克到機場接我。

但我得先搭機到亞特蘭大，一落地就吃到令我震撼不已的美式感恩節大餐——鋪滿棉花糖再灑上代糖的烤地瓜，搭配用可樂醃過的烤火雞肉。飽餐一頓後我搭巴士去薩凡納（Savannah），大街上有很多人在喝酒，這裡到處是漂亮的墓園，我在一家名叫「天使燒烤」的餐廳裡頭一回吃到正宗的美南料理，並且一試成主顧。

接下來，我為了一篇旅遊報導在紐奧良待了一週，一踏進機場就看到一面招牌上寫著：這裡是肝臟移植的第一大城。然後在法國區（French Quarter）的一條小巷裡，聆聽一個外表和聲音都神似貓帝國（The Cat Empire）的樂團，在時陰時晴的陽光下一連演唱了好幾小時。我在著名的波旁街喝遍了波旁酒、薄荷酒、馬丁尼，當然也沒漏掉本地最知名的爵士酒吧和秋葵濃湯。我還幫著名的「老媽」餐廳寫了一則評論，他們家的配菜分量十分豪氣，巨大的餐盤上放了一大坨焗烤起司通心麵。

我和德州男最後終於在奧斯丁見面了，他離開雅加達後留起鬍子，體重增加了十二公斤，重逢後的慶祝活動包括：上餐館吃早午餐、去本地的墨西哥餐廳大塊朵頤、喝紅酒、在W飯店（W Hotel）的戶外區下棋、聽現場演奏、喝啤酒、開轟趴、吸古柯鹼、拿玉米片沾融化的起司吃、看美式足球比賽。但沿途老是有穿著牛仔靴的女人想來勾引我的德州佬，害我氣到噁心想吐和失眠。我們還遇到一個「吹遍」奧斯丁所有搖滾歌手的女人，她很愛提姆．溫頓（Time Winton）的小說。我們還嘗遍加了各種配料的墨西哥玉米脆片（nachos）、玉米卷餅（enchiladas）、放在紙盤上的熱狗。由於三餐加宵夜全都外食，而且從早午餐就開始喝龍舌蘭酒，我的身體開始抗議了，這些放縱行為令我全身疼痛不已。

在返回紐約的飛機上，有位老太太暈倒了，他們讓她躺在走道上，飛機很快在拉瓜迪亞機場降落，以前所未見的速度滑進跑道。她隨即被戴上氧氣面罩，並用輪床送出機艙。她的朋友在她身後冷靜地排著隊下機，她們是結伴到紐約進行聖誕節大採購的德州人。我感覺這個生病的女人是個不祥的預兆，結束這趟南方行後我覺得自己老了幾十歲，身上每個部分都很疲累。

紐約的天氣冷斃了，人行道上已經出現積雪，空氣中瀰漫著剛砍下的聖誕樹香氣。幸好我找到了個臨時落腳處，去上東區某戶人家當貓咪保姆。屋主是朋友的朋友，這女人住在一個沒有窗戶的房間裡，養了一隻從垃圾箱撿回來的棄養貓，她給牠起了個相當氣派的名字：喬治．柯斯坦札。

這個房間其實是個儲藏室，所以沒有窗戶，光是一隻貓住在這麼小的空間裡就已經夠驚人了，更何況是人哪。跟一隻害怕且不開心的貓一起待在這個空氣不流通的小屋裡，我很快就覺得鬱悶沮喪，再加上這裡沒有廚房，所以我只能在附近一家小吃店解決三餐，雞蛋佐肉末馬鈴薯泥，以及可以無限續杯的難喝咖啡。

有時我會去我朋友布蘭登家蹭飯，他正在努力戒糖，我們會吃點義大利麵，喝點伏特加酒兌通寧水，在室外抽菸，他聊起了戒糖的戒斷症狀跟毒品一樣——頭痛、煩躁不安、很想吃糖、脾氣暴躁。街道的盡頭有條防波堤，通往細長的河濱公園，公園一直延伸到西七十二街，走出公園就可抵達哈德遜河，我倆站在黑暗中望向河面，但是在我心裡翻騰的是家鄉的大海，那個我終究要回去的地方。

我好想家啊，十二月的邦代*生氣蓬勃，散發出輝煌的氣勢，傍晚的夕陽餘暉把砂岩岬染成金色，我每天都會去游泳，空氣中飄散著濃郁的咖啡香與海水的鹹味。這裡有好多俊男美女，我不確定是好看的人都搬過來了，還是說只要在這裡住慣了並且跟隨本地的生活節奏，在沙灘上跑步、在海上衝浪、練瑜伽、冥想、晒晒溫暖的陽光，你就會變美變帥。

我非常渴望重拾健康，我雖然不覺得自己生病了，但我確實感覺處於「亞健康」的狀態，無精打采昏昏欲睡。體內體外都有狀況：內有關節疼痛，外有皮膚油膩，臉上長斑，小腹凸出，眼有血絲，衣服變得很緊，情緒相當低落。朋友幫我拍照時，我總是千叮萬囑：「絕對不可以發到臉書哦！」我需要減重二十公斤，才能回到健康的範圍。**我的身體和人生必須重新開機，我不能再過著縱情享樂的生活啦，我想變乾淨**。

就在這時候，我的電子信箱出現一個奇怪的機會，那是某家雜誌社委託的任務，他們問我是否有興趣嘗試一項頗具爭議、持續長達一〇一天的斷食計畫？其實在二〇一五年出任澳洲總理的滕博爾（Malcolm Turnbull）已經挑戰過了，當時大家還因為他體重突然大幅下降而猜測他可能罹癌了。

根據谷歌（Google）的說法，斷食（fasting）意指不吃東西。

想要完成這項任務，我必須回到澳洲，並在頭一個月裡，每天按時到診所按摩、針灸和量體重。在頭十四天裡，我不能吃任何東西，只能靠一天三次服用味道非常難聞的水藥維生。

這個任務也太誇張了吧，但又十分誘人，因為它不只保證能幫我減重，還說能幫我排毒，把我的器官變乾淨，讓它們回復功能。完成任務後我將變得更年輕，而且恢復進食後我的新陳代謝會變快，思維會更加清晰，就連人也變得香香的。但是以我平常的生活狀態，若貿然接下這樁任務，簡直就像平常連公車都懶得追的人，居然直接報名參加紐約馬拉松。不過一想到斷食有可能令我快速脫胎換骨回復健康，我就躍躍欲試，畢竟連葛妮絲．派特洛（Gwyneth Paltrow）這種 A 咖女星都大力支持斷食……。

我趕緊聯絡我在邦代的老室友，幸好我的房間還空著，更棒的是它離斷食診所很近。

於是我訂了一張回澳洲的機票，準備返家幫自己排毒。

其實，**我想追求的不只是排毒而已，我的健康狀態光靠簡單的快速修復是不夠的，我必**

＊ Bondi，是離雪梨商業中心很近的知名海灘，以水清沙細而聞名。

須把我的系統來一次「**強制重置**」。我不僅身體疲軟無力，而且情緒起伏不定，經常心生不滿，我真的厭倦了這種在健康和宿醉之間來回擺盪的生活模式。我想排毒會是初步洗滌我罪孽的好方法，但我還需要調理身體，然後努力打造某種表面上的身心平衡，讓我的內在保持穩定，以便擁有深刻的智慧，即使遇到逆境也不會動搖。

如果我真能變得乾淨、輕盈和平靜，那我就能活出最精采的人生，對吧？

目前全球有數以百萬計的人想要追求更棒的身體、更平衡的內在生活，以及乾淨且功能良好的器官，這讓從事養生產業的企業和個人，全都賺得盆滿缽滿。

全球養生產業每年的產值高達三・四兆美元，比產值一兆美元的製藥業大了近三倍。養生產業的內容包山包海：保健食品、美容和抗衰老、健身、身心健康、減重與健康飲食、養生旅遊、職場養生與SPA。

在我開始強制重置之前，我已經在養生產業出入十年之久了，而且我的養生路就跟耶穌受難前的苦路一樣可歌可泣。我是一名旅遊記者，出於工作所需，有幸前往一些鳥不生蛋的偏遠地方，親身體驗五花八門、甚至是光怪陸離的養生產品。我做過冥想、練過瑜伽、和婆羅門牧師一起喝鴉片、在天主教本篤派的修道院內靜修、在日本的禪宗寺廟擔任志工、在斯里蘭卡叢林中的阿育吠陀寺院裡像條鱸魚般被抹油烘烤；我還曾因為血液檢查顯示我肉吃太多，造成身體狀況惡化，而去菲律賓嘗試生食與灌腸療法。我還曾為了變瘦而努力對抗身上的易胖基因，逼自己挑戰熱瑜伽與艱苦的多天健行。

這一路走來，我經常跌跌撞撞，但也遇到很多好人和好事，獲得很多啟發，產生很多感悟，還有很多美好的瞬間，這些經歷讓我學會了哪些做法對我是有用的，哪些則純粹是在浪費時間和金錢。

我並非天生乾淨、輕盈和平靜的人，但我想時時擁有好心情，並且盡情享受人生，所以我經常抄捷徑衝入我的舒適圈：喝酒、吃不健康的食物，以及廢寢忘食地看書（Fitbit 顯示我那一整天只走了四十八步）。我是真的很好奇那些養生招術究竟有效沒效才「以身試法」的。

我想知道它們真的能讓我體態輕盈、健康長壽且感到心滿意足嗎？在這個信仰和安全感幾乎蕩然無存的世界裡，它們真能讓我們感到平靜、安心和幸福嗎？我們真能變得更健康、更強壯、更成功？它們真能讓我們更快樂？抑或只是養生產業用來賺我們的錢，但其實根本不可能滿足我們需求的資本主義騙局？客觀看來，養生產業就像倉鼠籠裡的運動滾輪，讓我們盯著自己想要的目標不停地向前跑跑跑。

但因為世道淪喪，讓我們離不開養生產業，許多生活在西方國家的幸運兒，不懂得惜福只會荒唐度日，總是在縱情享樂與自我懲罰間快速切換：聖誕假期暴飲暴食後，就在二月分排個毒吧；週末喝酒吸毒後，下週就做做熱瑜伽流汗排毒；當你需要在多工任務中忙裡偷個閒時，手機裡的冥想應用程式就可派上用場。

我的這本書不僅會質疑養生產業究竟能提供什麼，更想解答一連串的為什麼。**我們為什**

麼會在這個特定的時間點，如此大費周章地追求乾淨、輕盈和平靜？我們拚命追求這些目標意味著什麼？我們的生活缺少了什麼，導致我們要在瑜伽課中尋求靈性，或是在靜修會中尋求社群連結，或是透過一套飲食法來淨化身心？

本書是關於一個女人追尋身心靈健康的真實故事，我的這趟冒險旅程所費不貲，有時甚至有點危險，因為我闖入了錯綜複雜的養生產業，接觸到各種稀奇古怪的養生產品，它們有些是流傳千年的古老醫術，有些則是新創的養生方法，但不論是新招還是舊術，**全都因應或利用了現代世界的瘋狂與不安全感**，我也將跟大家分享我這一路上學到的那些真正有用的東西。

回春曲第一樂章

///

身體淨化

Clean

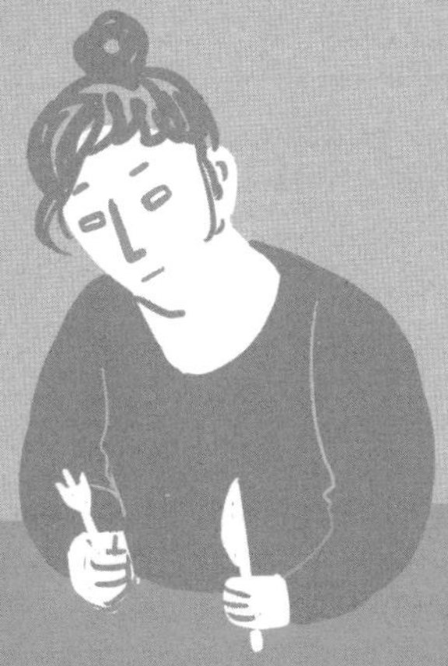

我聽說好萊塢明星長期處於半斷食狀態，

否則怎能永保青春可愛？

斷食部落格說，當你的身體在清理一層層的毒素時，

你的心靈也會跟著變乾淨。

我找不到任何科學根據來支持此說法，只能親身體會。

1——我需要排個毒，是排什麼毒？

當我從美國返回雪梨後，老覺得身上哪裡怪怪的，但還不到生病的程度——這不是時差，而是身體已經到達某地，但你的另一部分，也許是你的靈魂吧，仍在旅行的那種怪異的沉重感。

這種不適感還挺常見的，就叫「富人多作怪」（discomfort of abundance），是那種茶來伸手飯來張口的好命人才會有的毛病，他們明明沒做什麼事卻老覺得肚子發脹提不起勁；這也是那些整天坐辦公室的人才會有的不適，他們像條吃得太飽的蛇，每天弓身盯著辦公桌前的電腦螢幕，一坐就是八到十小時；這是那些只有週末才去上瑜伽課，或是每天走路步數少於六千步的人才會有的不適；這是那種開車去超市，每週外食數次，平常喜歡每晚喝一兩杯葡萄酒，但偶爾會狂喝威士忌和可樂的人才會有的不適；這是那種很愛操心的人才會有的不適，總是擔心著工作、家庭和未來，經常在凌晨四點突然驚醒，然後就很難再度入睡。

這種不適已經成為疲憊者（至少是輕度疲憊）的新常態，他們的身體會有輕微的疼痛，腦袋有點昏沉且經常記不住人名，彎腰穿鞋時會發出呻吟聲。

前面提到的狀況我全都有，我的身體裡像是有個簽下長期租約的惡房客在一點一點地搞破壞，他的惡劣程度還不足以讓他遭到驅趕——至少目前還不行——但他顯然沒有好好照顧身體這個構造。

於是我告訴我的身體：「我有個計畫，你可能不是很喜歡，它挺戲劇性的，但請聽我說完。我的計畫是把這個壞房客趕走，然後把房子來個大翻新，過程會有點痛苦，因為需要做些拆除工作——打掉地基後重建。」

我的身體有點緊張地問：「你想幹什麼？」

「我要讓你餓肚子，直到我倆都受不了為止。」

排毒是有爭議的。從前「排毒」（detox）一詞是用來描述讓吸毒者和酗酒者戒除毒癮和酒癮的醫療程序，必須在專科醫師和精神科醫師的共同監督下於治療中心進行。當某人的成癮症有可能危及生命時，就需要透過排毒療程戒掉毒癮或酒癮，這是趟驚心動魄的旅程，因為當事人有可能會死掉。

然而曾幾何時，現今「排毒」一詞已擺脫它的原始含義並成為主流，還被養生產業強行借用，坊間充斥著所謂的排毒茶、排毒洗髮精、排毒油、排毒能量飲、排毒粉、排毒果汁、排毒沙拉、排毒書、排毒應用程式和排毒假期。那些在藥妝店或網路上販售的各種排毒商品，保證能排除某個特定器官或全身的毒素，並緩解一系列的毛病，它還附帶一個很令人高興的副作用：減重，幸好許多排毒商品還不至於蠢到在盒子上公開宣稱此療效。

艾希特大學（Exeter University）補充醫學榮譽教授艾德薩德．恩斯特（Edzard Ernst）曾在《衛報》（*The Guardian*）上發表一篇文章指出：「我要再次強調，排毒有兩種，一種是值得尊敬的，另一種則是不值得尊敬的。」他認為值得尊敬的那種排毒，是對性命瀕危的吸毒者所做的醫學治療；另一種則是「被企業家、江湖術士和庸醫劫持，用來推銷他們宣稱可以排除你體內累積毒素的假療法」。

恩斯特教授指出，如果你的身體無法排毒且毒素在體內堆積，那麼你很可能已經死亡，或需要重大的醫療干預，他強調：「健康的身體自有腎臟、肝臟、皮膚負責排毒，甚至我們在說話的時候肺也在排毒。目前沒有任何已知的方法，能讓健康身體中完美運作的臟腑運作得更好，排毒療法當然也不行。」所以基本上只要你有內臟，你就有在排毒。

但什麼是「毒素」呢？它是否只是一個包含了我們所有遺憾的詞語？

「Toxin」（毒素）這個字源自希臘語，《多蘭醫學詞典》（*Dorland's Medical Dictionary*）將它定義為「在活細胞或生物體內產生的有毒物質」，被身體組織吸收後有可能引發疾病。它有可能是進入體內的東西（例如鉛或殺蟲劑），它還出現在毒品和酒精中，自然界中也有毒物，例如蜂毒或蛇毒。

但是**在養生世界中，「毒素」的含義已變得相當彈性，毒素會令我們感到疲軟無力且會**

令人生病，是太多的毒素奪走了我們的活力，讓我們失去健康。現代人的許多毛病，那些感覺有點不舒服但又不至於病倒的情況，例如：疲憊和勞累、睡眠障礙、腹脹和便祕、關節疼痛和僵硬、臉部出油、頭髮枯黃、指甲容易斷裂、季節一變換就很容易得流感或感冒、心情喜怒無常、易怒、輕度憂鬱、夜裡容易被焦慮驚醒，以及雖然上了一堆皮拉提斯課、做了一堆仰臥起坐卻依舊不動如山的腹部脂肪……這些不舒服的情況全都被歸咎於毒素造成的。

我們澳洲人會在一月分接觸到很多毒素，此時我們的身體因為頻繁的社交聚會而變得虛弱，嘴裡經常殘留著前一晚的香檳酒微酸，一張收據顯示我們在凌晨兩點買了漢堡（但完全沒印象），我們在優步上吃掉漢堡但根本不記得有叫車……想到這一切我們就會脫口而出以下這句話，它顯示了我們的極限、終點、投降：「我真的需要排毒了。」

我真的需要去排毒。

而且我們是認真的。

雖然排毒挺時尚的，但其實打從人類出現以來，斷食（或嚴格限制熱量的攝取）就存在了，因為靠狩獵採集維生的早期人類，過的就是有上頓飯沒下頓飯、長時間沒東西吃的生活，我們也是這樣演化的。當人們變得富裕後，或至少是食物供應無虞時，則會基於宗教、道德和健康的目的而斷食，像耶穌、佛陀和印度聖雄甘地皆曾斷食過。

梵蒂岡二世之前的天主教神學家認為，我們凡人的肉身會在煉獄之火中度過一段時間，在那裡接受淨化和治療。《天主教教理問答》（*Roman Catechism*）指出，我們需要經歷暫時的懲罰，以洗淨我們的罪並開始療癒。其他的主要宗教也都在其教義和日曆中加入一些斷食的元素，例如猶太教有贖罪日（Yom Kippur），穆斯林也要在齋戒月期間斷食（日出到日落間不可進食），許多基督徒會在聖灰星期三和耶穌受難日，以及大齋節期間的星期五斷食，印度教徒則會在節日期間斷食。

飢餓與靈性有著深刻的聯繫，斷食被宗教視為通往純潔和啟蒙的道路，能讓我們更接近神。

西元六五年，羅馬斯多葛派哲學家、政治家兼戲劇家塞內卡（Seneca）建議他的朋友盧西留斯（Lucilius）：「你得找幾天從你的事業中抽身出來，待在家裡少量進食，與貧窮建立商業關係。」因為斷食能減輕對舒適和物質財產的依賴：

> 「每次忍受個三或四天，有時可以斷食更多天，使它成為對自己的一種考驗，而非僅是個嗜好。然後我敢向你保證，我親愛的盧西留斯，當你吃到一文錢的食物時，你會高興得跳起來；你還會明白一個人的心境是否平和並不取決於財富，因為即使是在生氣時，她也會賜予我們足夠的需求。」

蘇格拉底、柏拉圖、亞里斯多德、希波克拉底、畢達哥拉斯和蓋倫等古代哲人，也都建議短期斷食以淨化身心。希臘傳記作家普魯塔克（Plutarch）建議：「與其吃藥，不如斷食一天。」數世紀後，美國小說家馬克．吐溫（Mark Twain）也說了同樣的話：「對普通病人來說，稍微餓一餓確實比最好的藥物和最好的醫師更有效……過去十五年來，飢餓一直是我對付感冒和發燒的醫師，而且每次都奏效。」我認識的一位旅遊記者也推薦我斷食來調整時差。

然而跟斷食有關的科學知識卻很少，我很納悶：這會不會是因為斷食是免費的，無法被貨幣化或專利化？畢竟，它既不需要吃藥也不需要花錢，世界上從未有任何一家製藥公司生產過模仿斷食效果的藥品，**不吃東西的行為是無法商品化的**，我們想斷食還得付錢給那些能讓我們乖乖照做的專家——而幫我做這件事的人是劉醫師。

2 斷食一〇一天計畫，就能活到一〇一歲？

我報名參加的排毒計畫將持續一百零一天，宣傳小冊上承諾，只要我完全遵循他們的指導正確斷食，就能讓我的器官恢復到最佳狀態，而且我將無病無痛活到一百零一歲。

但是膽小的人並不適合這個療程，因為它一開始就是**長達十四天的斷食**，接下來也只能吃少量的固體食物：第一天吃半根小黃瓜，第二天吃五十克水煮雞肉（只有三根指頭那麼大），第三天可吃一顆雞蛋，然後又回到小黃瓜，在接下來的六十天裡重複此進食循環。可以喝紅茶和水，每天還要喝三帖由多種草藥熬成的中藥湯劑，這些水藥每天可提供大約兩百五十卡的熱量，因此雖然我覺得自己是在斷食（我啥都不能吃），但劉醫師認為這不該稱為斷食，而應稱為「排毒」，因為這些熱量是以液體的形式攝取的。

我在開始排毒的前一晚照舊出門狂歡。那是個典型的雪梨狂熱夜，飯店啤酒花園的酒桌被人群擠得水泄不通。那場景猶如一段縮時影片：三歲的我們、六歲的我們、十五歲的我們、二十五歲的我們、十一歲的我們、六歲的我們，然後是四歲的我們；大夥兒不停抽菸、喝啤酒，服務生送上一盆盆的洋芋片，冰桶裡的冰塊融化得太快，酒瓶在變暖的世界裡游盪和晃動著。

每個人都返鄉過暑假，我和艾瑞克、尼克、派翠克及喬爾相約在飯店碰面，後來我們跑去某個藝術家的工作室，坐在顏料罐上喝威士忌，之後我們又到百老匯的 Oporto 速食店續攤，時間是凌晨三點鐘，鄰桌有個男人從椅子上滑坐到地上，彷彿他的心臟剛剛停止跳動似的。

酒精和派對依然很有誘惑力，但這種誘惑充滿了複雜性。我質疑自己是否該在凌晨三點鐘出現在 Oporto，我盯著滑坐到地上的那個男人，有點害怕地想著，他恐怕只比我多喝了一杯酒而已，卻都在凌晨三點的速食店裡，像動物一樣狼吞虎嚥地吃著漢堡。

今晚稍早時，在我斷食的前夕，我還胸有成竹地認為：我永遠都不會放棄這種生活，我喜歡這樣的夜晚，跟氣味相投的人聚在一起，他們全是我喜歡的人，而且彼此都合得來，我們每個人都是星座裡的一顆星，永遠圍繞著其他人轉。

要是我在晚上十點派對最熱鬧的時候乖乖回家就好了，但是我卻跟著大夥兒去了另一間酒吧，不但菸酒來者不拒，還喝了一小杯威士忌，接著甚至續了第三攤，在派對結束之前我是絕不會先落跑的。

當我站在 Oporto 外面等待優步時，救護車、計程車不斷急駛而過，我試圖跟那個癱坐在地上的男人劃清界線：別把我跟他相提並論，因為明天事情就會改變了，我將開始排毒，而排毒是某種道德上的譴責、自我鞭笞、撥亂反正，是一種為了讓我浴火重生、脫胎換骨，而對那些被我凌虐的可憐器官，施以凶猛的反燒*，但最終我將煥然一新。

我在斷食前，本應逐步收斂放縱的生活。

在開始如此極端的排毒療程之前的一週——兩週會更好——我就應該開始逐漸減少攝取咖啡因、酒精、肉類、糖、速食，還要減少食量，好讓我的胃縮小一些。我後來在泰國遇到的一位排毒醫師告訴我，他會讓所有斷食者在抵達泰國之前的兩週內，進行無蛋白質、無乳製品、以植物為主的限制性飲食，這樣當他們開始斷食時，身體受到的衝擊才不會那麼大。

讓身體和緩地進入無食物的狀態有助於它適應斷食，而我的行為無異於讓一架飛機突然從六千英尺的高空直接降落到跑道上，過程肯定很顛簸。但我寧死也不願意放棄飲酒作樂的生活，所以便帶著宿醉和一杯大拿鐵來到診所，想說在醫師允許的範圍內，儘量過得快活。

診所位在商場的四樓，一個很不熱鬧的角落，不是跟醫師有約的人是不會走到這裡的。這間診所的院長是劉樹權中醫師（Shuquan Liu，他的姓頗有先見之明，預示著我在排毒的後期階段將滯留不前），隔壁是一家看起來一派祥和的肉毒桿菌診所。一走進診所，一股潮溼和腐爛樹枝的氣味撲鼻而來，我後來才知道，那是診所在裡屋熬製的水藥味。一般的店面都是賣東西給上門的客人，但是來到這間診所的人卻是花大把銀子（一星期約需兩千美元，約四萬台幣）換取不吃東西，我們是為了強制執行一種不存在的情況而付費。

診所的櫃檯有個接待員和一個玻璃櫃，櫃子裡擺放著許多一模一樣的盒子，裡面裝了等著客人領取的水藥，盒子上寫了客人的名字，我偷偷摸摸地想知道都有些什麼人，說不定某個名人也在排毒？

其實，我現在非常非常緊張，這幾個星期以來，我一直對這個排毒計畫感到焦慮，腦子裡不停想著：停止進食的實際感覺是什麼？我受得了嗎？我之前曾有幾次嘗試一天不吃東西，用超強的處方減肥藥來抑制飢餓感。我跟食物的關係一向不複雜，對於進食的內容和時間皆隨心所欲，我對飲食的看法就跟影集《女孩我最大》（*Girls*）裡的漢娜・霍瓦斯（Hannah Horvath）一樣：**生活中已經有那麼多事情要煩心了，哪還有多餘的時間和精力為「食事」斤斤計較**。

更何況身為旅遊作家的我，經常要造訪世界各地的一流餐廳，吃那種色香味俱全的豪華大餐。有次我接到一個任務是去義大利的波隆那，在兩天之內品嘗十二種肉醬（bolognaise），包括豬肝和豬髓，還有混入豬血和香料攪拌而成的豬眼泥，像髮絲一樣細的天使義大利麵，全都用摩德納紅酒沖進肚裡。

* back-burning，為了阻止山林野火繼續燃燒的滅火措施。

最近一次任務則是到馬來西亞檳城的喬治城旅遊，早餐吃印尼炒飯；在叢林的帳篷裡吃接骨木莓棒棒糖和咖哩泡芙的上午茶；在一家純白裝潢的法式餐廳享用十道菜的豐富午餐；在東方大酒店（Eastern & Oriental Hotel）品嘗司康和蛋糕下午茶；在一家藝廊喝香檳配開胃小餅乾；晚餐則是菜色豐富的中式盛宴；最後還到一家夜總會吃宵夜，在那裡你可以吃到各式各樣的馬來西亞小吃。這麼多食物全是在一天之內吞下肚的，所以我哪來的意志力能夠忍住十四天不吃東西（一口都不行），然後再連吃八十六天嚴格設限的飲食？除非把我打昏，否則我怎麼可能這麼多天不吃東西。

其實，我最主要擔心的是持續飢餓可能產生的身體疼痛或不適，我還擔心我會死掉。

接待員要我坐下來候診，她還遞給我一本《哈潑時尚》（*Harper's Bazaar*）雜誌，上面有篇親身體驗排毒計畫的記者所寫的文章，她寫道：「這種每天必須喝三次、散發著惡臭的神祕水藥，令那些口耳相傳的皈依者臉皺成一團，卻又說這是他們做過最好的事情。他們還警告我不能吃東西是個苦刑，需要強大的意志力才能挺住，但我需要知道更多資訊。」

我也想了解更多資訊，我很好奇我是否也會成為一名「皈依者」，愁眉苦臉地喝下可怕的水藥。

我還讀了很多關於排毒的其他資訊，它首次出現在公眾面前是因為澳洲前總理滕博爾夫妻倆都做了排毒，滕博爾接受《環球郵報》（*Global Mail*）採訪時表示：「我必須說斷食令我大開眼界，因為它讓我明白我可以掌控自己的身體和食慾，得知此事真的獲益匪淺。」當滕博爾時隔數週再度現身公眾面前時，他看起來大不相同，大家還以為他得了癌症。從那時起他便一直維持減重十四公斤後的體重，未再復胖，但絕口不提斷食的事。

除了滕博爾，還有好幾位名人也曾斷食，包括澳洲房貸公司創始人約翰．西蒙（John Symond，減重二十公斤）、公關界名人麥克斯．馬克森（Max Markson），以及電玩遊戲節目主持人賴瑞．恩杜爾（Larry Emdur，減重十公斤），看來這個排毒服務是專為雪梨的菁英階級提供的。

閱讀《澳洲金融評論》（*Australian Financial Review*）的〈後窗〉專欄，或是《澳洲人報》（*The Australian*）的〈媒體日記〉，你會看到一些關於某人瘦身成功的報導，他是做了縮胃手術嗎？還是做了抽脂手術？都不是，是看了劉醫師。

劉醫師在接受《每日郵報》（*Daily Mail*）的採訪時表示：「每個人的身體都應該處於最佳狀態，但許多人的健康狀況卻很差……他們因為器官沒有正常工作，所以吃下肚的食物無法好好處理，導致體重增加、身體疲累、大腦無法正常思考，我們會幫他們把當前的健康狀況回復到最佳狀態。」

但某些專家對於滕博爾的快速減重不以為然，並對極端斷食提出警告，澳洲醫學會的副會長傑佛瑞．多布（Dr. Geoffrey Dobb）在七號新聞電視台指出，靠餓肚子及喝草本茶並非減重的答案：「如果當事人的減重計畫無法持之以恆，任何快速減重都可能會出現反彈。」他還表示：「雖然這是個人的選擇，但人們會希望像滕博爾這樣的人物，能夠負責任地運用他們的影響力。」

《哈潑時尚》那位記者的排毒過程也是頗為驚險，好幾次就差點「翻車」，例如為了避免美食的誘惑，不得不翹掉正式晚宴，飢腸轆轆地回到下榻的飯店，然後盯著 Instagram 上的甜點照片過過乾癮——稍後這也將成為我熟悉的場景——幸好最終她的意志力戰勝了食慾，所以體重很快就下降了，她寫道：「我的私人教練得知此事後非常生氣，因為這完全違背健康專家的叮囑，但我真的感覺很讚。」

我沒有一個森七七的私人健身教練，只有一個行事謹慎的編輯，但是所有人聽說我有整整兩週不能吃東西，而且之後每天只能吃一小根小黃瓜或一顆雞蛋時，全都大呼萬萬不可，他們既好奇也很害怕，只有好友艾瑞克鼓勵我踏入這個小眾市場：成為專門報導養生產業的炒作記者（gonzo journalist），以及「食氣者」*版的杭特．湯普森†。但許多朋友認為我要嘗試的斷食計畫並不安全，於是我向我的家醫科醫師——一個理智又可愛的英國人——尋求建議，他只是聳聳肩說：「留意你的感受，覺得不對勁時就來找我。」最後他居然附和塞內卡的結論，認為斷食將成為某種道德指導：「這世上有那麼多人挨餓，而我們卻擁有這麼多，你將體會到食物的真正價值，以及食物變得稀缺時的情況。」

他幫我量了血壓，我的血壓一如往常高得歇斯底里，所以他給我開了降血壓藥，以及治療高膽固醇的史他汀類（statins）藥物。我的年紀還輕，根本不該吃這些藥。

劉醫師在第一次諮詢時便告訴我，只要我認真遵循他的計畫，我的血壓和膽固醇都將顯著降低，我就可以停止服用降血壓藥。事實上，這是一個已經被反覆證明的科學原理——斷食對降低高血壓很有幫助。

我的家醫科醫師則說：「斷食結束後來見我，我們來看看你是否有什麼變化。」

在排毒診所的櫃檯前，有個年近五十、挺著鮪魚肚的白領男性，他的身材不胖，但看得出來平常吃得很好，他正在跟接待員商量什麼時候開始斷食，他要先去參加一場非常重要的晚宴，之後就要去度假了，但是回來之後馬上有個重要的會議，是那種空著肚子應付不來的會議。他的身體講述了一個缺乏紀律的成功人士的故事：錦衣玉食的身體包覆在昂貴的西裝裡，他顯然在辦公桌或是飛機的商務艙度過了太多時間。早上要靠咖啡提神，晚上則要喝酒讓自己放鬆，他可能跟我一樣屢遭醫師警告——高血壓和膽固醇雙雙失控，未來很可能心臟病發作。

* breatharian，提倡不吃固體或流質食物過活的修行者。

† Hunter S. Thompson，一位美國記者、散文家、小說家。

但他根本沒空去管未來，他正在看他的行事曆，而上面寫滿了要做的事。當你有個重要的晚宴，或是你自己的生日派對時，你要怎麼排毒？每天都有一堆事要處理，永遠找不出開始排毒的好時機。

但我的時機倒是挺剛好的，甚至可說是天賜良機，因為一週前剛從紐約回來的我，既沒錢也沒工作，這時候進行排毒，不論從事業、健康或經濟的角度來看，皆是最理想的。因為即使我想吃東西也負擔不起，我的信用卡已經刷爆了，而且短期內也不會有現金或支票來找我。此刻的我沒工作可做，也沒有有錢的親戚可以投靠，就像塞內卡給盧西留斯的勸告，斷食能幫助你「與貧窮建立商業關係」。

我一月分的日記一片空白，除夕夜我將獨自度過，去某人家看顧一個嬰兒。我的人生停在了一個奇怪且安靜的路口，我身後明明有一百萬件有趣的事情——說不定還有一百萬件要來——但此時此刻卻出現一個奇怪的空白，這是一段遠離世間塵囂的獨處時間。我拿了張號碼牌坐下來候診。

斷食將會令我進一步處於這個獨處的時間和空間，我一直努力想要壓制的那個想法突然湧上心頭：**忘了我的身體健康，有可能對我的心理健康很不利**。我是否太過依賴食物給我安慰、支撐與期待？

解開食物的繫繩，漂泊在時間的海洋中——我應付得了嗎？

終於輪到我了，劉醫師是個中壯年的中國人，外表整潔、瀟灑，但我猜不出他的確切年齡。他的身材相當苗條，由於頭髮往後梳的關係，從某些角度看過去感覺他整個人在發光。接待區後面有好幾個房間，裡面擺放著按摩床與放針灸及磅秤的櫃子，穿著白袍的中國人在那裡進進出出。

劉醫師簡單說明了我將進行的療程：第一階段淨化器官和排毒，大約持續一個月；第二階段修復器官和復原，也將持續約一個月；第三和第四階段則是保養器官與恢復平衡。他的態度簡潔有力、警覺但不失和善，一付胸有成竹的樣子，彷彿他早就見識過這一切，而即將發生在你身上的狀況是OK的。

他的療程資料中有某些說法挺瘋狂的——例如：只要認真執行他的計畫，你將會活到一百零一歲，但這個訴求根本不吸引我，我很樂意活到九十多歲，但超過這個年紀就活太久了；況且我是親友中唯一一個斷食的人，要是活到一百多歲我就沒朋友了，我那些身上充滿毒素的朋友早就死光了。劉醫師還說，只要完成整個排毒過程，你的身體將一直維持在這個最健康的新狀態（體重也是），我對此說法也持懷疑態度，難道之後吃速食、吃大餐和瘋狂喝酒也沒關係嗎？說你餘生可以想吃什麼就吃什麼，這個極端斷食的功效聽起來也太扯了。

但是他的預約本已經排滿了，他在雪梨、墨爾本和布里斯班共有五間診所，所以他的做法肯定有些成效？在你開始斷食之前，診所會發給你一本小冊子以消除你的疑慮：「重點是你要相信劉醫師，以及這個經過成千上萬支持者嘗試與測試過的方案（此段係原文照抄）。過程中難免會有懷疑和軟弱的時刻，但只要完成這段旅程，並保持心智堅強，將對健康有很大的長期好處。」

第一步是評估我的整體健康狀況，劉醫師檢查了我的脈搏，觀察我的舌頭、眼睛和皮膚，然後測量有多少氧氣進入我的器官。我俯趴在床上，他迅速加熱一些玻璃器皿並將它們放在我的背上，我知道這叫「拔罐」，但以前從未體驗過。當玻璃罐放到我背上時，我的皮膚有種被抽吸的奇怪感覺。劉醫師暫時離開診間，我感覺它們在拉扯我的皮膚，彷彿他把一個快要壞掉的吸塵器噴嘴放在我背上。當劉醫師把罐子取下時，他讓我看了看鏡子裡的裸背，天啊，好噁，我看起來全身傷痕累累，像是做了可怕的噴霧晒黑（spray tan）。

劉醫師說：「你身上的毒素很多，這些痕跡表明氧氣沒有到達你的器官。」

「蛤？什麼意思？」我驚恐地問。

顯然我的器官周圍有大量的脂肪，令它們無法正常呼吸，我的脂肪有點壓迫到我的器官。

劉醫師說的不是我肚子上那一圈脂肪，而是在我的體內、擠壓我的肝臟、腎臟和脾臟的脂肪。其實瘦子也有這種看不見的脂肪，它們雖然看不見卻是致命的，劉醫師說，運動也無法去除它們，上最豪華的健身房、請最厲害的私人教練都無法，只有進行深度排毒才有用。如果我認真遵照他的方案，由內而外地淨化我的身體，最終我的器官就能夠重新正常呼吸和運作，劉醫師的療程資料指出：「你能減掉多少體重，關鍵因素是胃部周圍的脂肪量，平均而言，在頭十四天內你的腰圍可望減去五至十公分，體重減少五到八公斤。」此情況將「改善你的免疫系統和新陳代謝，而你的體重和體型也將調整到理想的水準，讓你過上更健康、更長壽的人生」。

說了這麼多，但**其實來就診的大多數斷食者，最在意的就是體重了，雖然醫囑手冊一再強調，斷食計畫的重點是讓器官恢復正常功能，但其實減重——不管是甩掉它、降低它、燃燒它、減少它——才是我們最在乎的終極目的**。體重計上的數字是你衡量成功或失敗的標準，在你排毒的時候，你活在一個空虛、陌生和懸浮的奇怪區域裡，沒有伴侶沒有食物可以依靠，體重計上的數字成了支持你的最主要動力。

你都沒吃東西了，體重當然會下降。

不能吃東西這件事是沒得商量的，這個明確界線應該會讓你的飲食變得容易些，你不能吃任何東西，所以你什麼都沒吃。較溫和的排毒方式則是用消去法——不吃小麥、糖、肉類、乳製品、酒精或咖啡因——這就很容易作弊，或至少可以跟自己打個商量：這個蛋糕用的是龍舌蘭糖（agave），不是真正的糖，所以我可以吃這個；或是這杯蔬果昔只加了一勺優酪乳，應該不會造成真正的傷害，我就點這個吧。

但是當你被禁止吃任何東西時，不管你吃什麼都算犯規，你會有一種非常強烈的感覺，覺得劉醫師一定會知道你偷吃；他身上散發出一種詭異的氛圍，當你跟自己討價還價能否吃粒杏仁時，你會感覺他好像就在你身邊，在你家裡。

不過這些都是後話，此時此刻我心中既期待又怕受傷害，但又有點躍躍欲試，因為接下來要量體重了，這沒啥好怕的——你再也不會這麼重了！

劉醫師面無表情地看著只穿內衣褲的我、站上那台能將體重精準測量到小數點的電子磅秤。我在美國時一直避免量體重，之前我一直處在一個美麗的北半球神奇思維中——本該是夏天卻是冬天，本該是白天卻是夜晚；於是我把自己當成一個新陳代謝十分旺盛的青少年那般大吃大喝，結果吃成一顆膨脹的氣球，現在該是時候從神奇思維中醒來了。

哇哦，我現在真的清醒了，磅秤上的數字有點大，有可能是咖啡害的？那杯大拿鐵。

但不管怎樣，排毒計畫已經開始了，我每天都要回診所量體重、按摩和針灸，然後領一堆水藥回家。劉醫師的說明書上指出，每天的例行治療，是為了幫助你的身體更快且更有效地排除那些堆積在體內的毒素和脂肪，醫囑手冊還警告說：「如果不每天回診，你恐怕很難切實履行一〇一養生計畫。」

3 我的身體暫停營業中

養生部落格所描述的排毒經驗，完全不像我那麼好，它非但不是一份難以忍受的苦差事，反而是個能讓身體休養生息的美好假期；在這個難得的假期裡，我的器官和消化系統，可以躺在傳說中的游泳池裡放鬆，並點些玉米片來消磨時間。

我們的身體工作很辛苦，每天都要花好幾小時消化、分解、重新分配、燃燒、儲存，以及排出食物和飲料、藥品、護膚品、街上的汙染物和沙發上的阻燃劑等。你基本上是一台會吃喝拉撒的機器（就像搖滾樂團TISM說的那樣：「你吃，你拉，你死掉」）。當你不強迫它進行這種永無休止的消化循環時，你的身體就可以去做其他事情──那些因為它太忙而被擱置的雜事，這就是最近大受歡迎的淨化。

淨化包括修復舊傷口、清除死亡或病變組織並將它們當成燃料、從組織中抽出你多年前吃下的藥或娛樂性藥物*所含有的毒素，並處理、修復肌肉損傷、清理疤痕組織、排出體內

* recreational drugs，用鎮靜劑、興奮劑或致幻劑來產生陶醉感，目的是為了休閒或消遣。

多餘的黏液、保護細胞、清除幾十年來黏在你腸壁的老舊碎肉，以及排光你體內那些無用的多餘液體。

經常在部落格上發表潔淨生活與斷食文章的藝術家傑瑞德·西克斯（Jared Six）便相當贊同此信念，他寫道：

「我認為斷食就像有家雜貨店決定暫停營業一週，但所有員工仍一如往常地來上班，他們將店裡的每一吋地板都徹底清潔和拋光，所有的牆壁都重新粉刷，所有的舊電線都被拆除，換成更快、更節能的新電線。從長遠來看，這些作為最終將為商店省下大量資金，當這一週結束時，它看起來就像一間全新的商店，並且可以來個『盛大的重新開幕』，強勢回歸。」

幾年前，我為了追求淨化，曾在菲律賓做了一次血液檢查，他們說我的血小板顯示出長期吃肉者的不良情況。為了淨化我，他們讓我吃全生與全素的飲食，所以我一整個星期只吃櫛瓜刨絲做成的義大利麵。

除了愛吃肉，我還偶爾抽菸，經常喝酒，且吃過鎮靜劑、迷幻藥、強效大麻、搖頭丸、古柯鹼、安非他命。借用傑瑞德·西克斯的比喻，我就像一家專賣廉價商品的十元商店，而且店主還有囤積癖：店裡的走道擺滿了中國製造的廉價塑膠品，甚至堆到了天花板，還有一些東西被堆到店面的後方，多年來乏人問津而布滿了灰塵和汙垢，要把店面清理到它該有的樣貌，可是件艱苦的大工程。

量完體重後，劉醫師給了我他的手機號碼，並表示在這段期間內如果我有任何問題或疑問，可以隨時聯繫他。接待員遞給我幾大盒水藥，這些藥材是專門為我配製的，就像處方一樣。這是我未來兩週的所有食物，它們很重，重到我跑了三趟才把它們全部帶回家。我得喝下這些中藥，它們已經被煮成水藥，並分裝成一小袋一小袋（看起來很像大包的醬油包），一天要喝三次。

到了吃晚飯的時候，我把一個小袋子放進鍋裡隔水加熱，顯然這些東西加熱後會變得比較好喝。我本應更關心是否該把成分不明的東西喝進身體裡，但它的氣味吸引了我全部的注意力，那是一種令人窒息的藥味，聞起來就像走進有動物陳屍其中的林地深處。然後是它的味道……很像你在派對後的隔天早上，喝了一口全無氣泡的啤酒，結果發現杯底有十個菸頭，總之那味道真的糟透了。但劉醫師向我保證，這些水藥含有我需要的所有營養物質，能讓我平安度過十四天的斷食而不會死掉。

在研究斷食淨身的過程中，我發現了一些早期部落客寫的文章，他們住在北加州的森林裡，很久很久都沒有吃任何東西。閱讀這些用無襯線字體（Sans serif font）與一九九〇年代末的HTML頁面寫成的長文，是種既激勵人心卻又令人震驚的經驗。某些部落格附上的圖片，乍看之下很像某種觀念藝術（Conceptual art），仔細觀察後才發現是馬桶裡的髒東西。他們還提出一些DIY的灌腸建議，以及復食後可以喝的蔬菜湯食譜，他們非常熱心且詳盡地解釋他們的糞便——包括形狀、質地和氣味。

我在一本二〇一二年的《哈潑時尚》雜誌上發現一篇精采文章，它提出並試圖回答我腦中不斷湧現的問題——**在斷食兩週之後，斷食或排毒是否跟睡眠一樣具有治療機制？斷食是通往活力的道路嗎？你能否透過斷食和排毒來逆轉衰老過程的某些層面？**

我很想知道除了減重，我的身體還會發生哪些狀況，這方面仍有許多難以理解的神祕之處，例如排毒是如何長期影響新陳代謝？關於我的身體在挨餓期間究竟發生了什麼狀況，劉醫師並未多加解釋。

我又找到了一些以第一人稱描述長期排毒的文章，但它們讀起來很像早期研究人員親身體驗迷幻藥後所做的狂野報告，我們既不明白為什麼這些情況會發生在我們身上，也不知道它們是如何發生的，反正情況就是這樣。我看了坎狄絲．蔡（Candace Chua）的養生部落格，還有已故的大衛．拉科夫（David Rakoff）在《美國生活》（*This American Life*）節目上的談話，以及史蒂夫．亨德里克斯（Steve Hendricks）在《哈潑時尚》雜誌上的文章，他們帶著驚奇和困惑的心情，詳細但不精確地講述了在長期斷食後，他們的工作、情感、身心靈和人際關係發生了哪些情況。

任何結果當然都是印象派的，而非科學的，我的情況也是如此。

開始任何節食的第一天，你都會興致勃勃地準備出發，我也不例外。我打算整天待（躲）在屋裡，這樣我就不會遇到任何食物。現在是邦代的十二月——正是這個享樂天堂的派對時間。冰冷的海水打在北邦代的本巴克勒（Ben Buckler）的岩石上，太陽晒暖了草地和白沙，砂岩煥發出夏多內白酒的奶油色光芒，空氣中傳來陣陣的防晒霜和香水味，沙灘上一大群穿著泳衣的泳客，在太陽落山前盡情吃著烤肉配冰啤酒……。

這麼美好的時節卻待在家裡，似乎是對大自然的冒犯，從我家的窗戶就可以看到海洋，深藍色的海水充滿生命力且閃閃發光。我的早餐當然是水藥，我用小刀刺破包裝，溫暖的棕色液體噴濺到我的胸口——就像劃開一個特別腥臭的膿瘡。我用喝龍舌蘭酒的方式一口氣把這些水藥喝下，我顯然需要準備一杯「醒藥水」來沖淡口中的藥味。我很喜歡仰頭把藥一口灌下的動作，我的手臂往上舉、頭往後仰，手肘旁擺了一杯醒藥水，這一切令我回想起前不久還過著的不羈生活。

我原本以為第一天肯定會餓到不行，沒想到情況還好，可能是因為我體內的水分太多了，所以不覺得餓。除了水藥，我還喝了加蜂蜜的紅茶和很多白開水。我像顆水球在房子裡走來走去，懷抱著激動不安的心情，等著飢餓感襲來。

今天及往後一百天的重頭戲，是到邦代匯口站搭車去診所，接受傳統的中醫治療和量體重。在我開始這個排毒方案之前，曾經非常期待每天的按摩，以為它跟SPA的精油按摩一樣：在悠揚的樂聲中，嗅聞著精油的香味，多麼令人陶醉呀。但我很快就發現排毒按摩完全不是那麼回事，它比較像是在一條暗巷裡被壞人搶走手機和錢包的痛苦場面。診所的工作人員用力按摩我的腿和肚子，把我像麵團一樣揉來捏去，他們還把手指深深戳進我的肚子，大概是要使勁晃動我的內臟，以鬆掉包覆在內臟周圍的脂肪。腹部按摩太可怕了，甚至比針灸的針頭更令我害怕。

在粗暴的按摩之後，他們還把十五到二十根針插進我的頭上及太陽穴周圍，並讓我在按摩床上躺一會兒。拔掉針後，我就去量體重，接著回家喝我的水藥及大量的開水後休息。第二天重複一模一樣的療程，直到方案結束。

所以在排毒的早期階段，我的身體裡究竟發生了什麼事？

開始排毒的六到二十四小時後，被稱為後吸收階段，此時胰島素水平開始下降，糖原分解並釋放出葡萄糖做為能量，而且這些糖原儲存約可持續二十四小時；在接下來的二十四小時至兩天內將發生糖質新生作用（gluconeogenesis），這時肝臟會從胺基酸中製造新的葡萄糖，只要你不是糖尿病患者，那麼你體內的葡萄糖濃度就會下降，但維持在正常範圍內，這是身體在切換到酮體（ketosis）——深受健美運動員、厭食症患者及原始人飲食法信徒喜愛的燃脂模式——之前最後使用的糖供應。

第二天我就發現我減重一公斤，我興奮地對接待員說：「這方案很有效吔！」我覺得瘦掉整整一公斤是個好兆頭，但是我的朋友們對這個排毒方案還是充滿疑慮，所以他們覺得沒啥大不了的：「減掉的只是水分啦，你的尿量可能跟驢子一樣多。」

第三天我減了快兩公斤，也就是說我在短短三天內減了快三公斤，這些仍是水分嗎？體重計上的進展很迅速，這是件好事，因為不進食的第一週，頗有度日如年之感，在最初那幾天裡，我坐立難安，隱約覺得沮喪和焦慮。我認為我的情緒緊張、肌肉痠痛和劇烈頭痛，是戒咖啡造成的，畢竟我之前可是每天要喝三杯拿鐵，而且開始斷食前，完全沒有逐漸減量。我感受到沉重的壓力，像是能量正從我的身體不斷滲出，光是把水倒進鍋裡這樣的小事，做起來都覺得很費勁，身體像是被注射了某種鎮靜劑，或是被灌滿了鉛那般沉重。我還覺得窗外的陽光太強太刺眼了，所以放下了窗簾遮光。

儘管我渾身乏力，但頭幾晚卻因為水藥中的某些作用而興奮到無法入睡。我覺得頭有點暈，說不定是飢餓感造成的，而且那感覺很凶猛，此時去睡覺是唯一不會想起食物的方法。但空空如也的肚子會在以下的奇怪時間把我弄醒：半夜十二點半、凌晨四點、凌晨五點二十三分。

俄羅斯作家索忍尼辛（Solzhenitsyn）在其著作《伊凡・傑尼索維奇的一天》（*One Day*

in the Life of Ivan Denisovich）中寫道：「肚子是個忘恩負義的可憐蟲，它從不記得過去的恩惠，總想著明天要得到更多。」但我的肚子現在就想要得到更多。不過，這一切也令我體認到我是有選擇的，我並非被關在勞改營中挨餓的伊凡．傑尼索維奇，他無法得知飢餓是否會結束以及何時會結束，但我可以在任何時候停止斷食，而且我面臨的挑戰是抵抗食物的誘惑，而非真的沒東西可吃，我大可以坐在儲藏室的地板上被一堆食物團團圍住。

斷食兩週是我這輩子做過最困難的事情，但也是最有趣的。**它讓你以一種既迷人又怪異的新方式了解你的身體，從而讓你明白飲食在人類社會中的核心地位**。首先，不吃東西會令你脫離一大部分經濟活動，因為突然間你不能再購買這些東西了：咖啡、早餐、午餐、晚餐和飲料（椰子水、加油站賣的可樂或運動飲料、酒吧和專門店賣的酒）、生鮮食品、零食，也不能上餐廳和咖啡館吃吃喝喝。上週五是我開始斷食新生活的第一個星期五，我從ATM領了五十美元，今天是星期一了，它還躺在我的錢包裡。這種事以前從未發生過，由此可見過去我為了吃三餐而用來採購或準備食材，所花費的時間、金錢和精力有多麼驚人。

當我斷食後，突然多出了大把時間，而且完全不會被任何事情打斷，我只好把全部的時間都拿來想食物。其實人類經常在思考不吃東西的可能性：要是我們能從做飯和打掃衛生的苦差事中解放出來會如何呢？要是我們生活在一個「後食物社會」（post-food）中又會如何？後食物社會有可能是個後女權主義社會，因為傳統上大部分的食物準備工作都是由女性承擔的，想想我們將能做多少事情啊！各式各樣的專案、發明、創新、對話、工作和遊戲。

健康食品Soylent的創辦人羅伯・萊茵哈特（Rob Rhinehart）是矽谷的科技名人，曾經試過靠一包包的機能蛋白和營養補充品過活，並說這麼做省下很多時間，並完成了很多工作。這很可能就是人類未來的道路吧，人們不必再備餐和吃飯，只要購買他家的粉末狀產品（稱為Soylent），就能活得更有效率，該公司現在已經成了一個市值數百萬美元的企業，而且也是食品生產週期中的一個「創新式破壞者」。

那我要如何利用這些新騰出來的時間呢？

矛盾的是，雖然我每天多出這麼多時間可以做事，但我要麼體力太虛，要麼心情太脆弱，根本無法走出家裡。況且上街的話，我很有可能遇到食物，例如某天我出門想買些袋裝茶，結果卻不知不覺跟著一個拎著香噴噴披薩盒子的人走了好幾條街。

我沿著邦代路走回家時，也會儘量不看任何正在吃東西的人，或停下來盯著任何食品店；但這真的很難，我滿腦子都是食物，我總是會被那些油膩膩的勺子吸引過去——那種只有醉到斷片的人才會走進去的漢堡店，櫃檯後的男人正用他那雙有刺青的手處理滿是粉紅色化學染料的香腸……而我則像個變態站在櫃檯前痴痴地盯著看。

我渾身無力地待在自家的房間裡，唯一能做的事情就是上谷歌搜索「淨身」、「排毒」

和「斷食」等關鍵字，急切地想要找出那些正在跟我做著同樣事情的人。但我卻只能找到一堆部落格上的奇聞軼事、大量的偽科學、各種奇怪的理論，很少有嚴格的科學研究；只吃水藥的人更是少之又少，這點不足為奇，當時正流行五：二輕斷食，離群索居者則採用〇：七飲食法。斷食是一種政治行為，主要被宗教界人士、精神病患與絕症患者，或是聲稱只靠吸空氣就能生存的呼吸派信徒所採行。

網路論壇上，大多數人採行的是為期僅數天的喝果汁淨身計畫，話說好萊塢女星葛妮絲．派特洛提倡的淨身計畫（大家都批評它太嚴苛了，但是跟我的斷食方案相比，根本是小巫見大巫，畢竟她的淨身計畫還允許吃一些肉湯和蔬菜），成了我這段時間內的安慰和精神指導。

斷食第一週的後半階段，我被針灸扎得遍體鱗傷，整個人因為睡太多而略顯浮腫，還經常被奇怪的夢境打斷睡眠，結果我只好在凌晨一點鐘打開冰箱死盯著裡面的橄欖，但我用力把手握成拳頭，讓它們無法拿取食物，我問自己：淨身女王葛妮絲．派特洛會怎麼做？

我還從世界上的一些偉大宗教尋求慰藉，我曾在二〇一六年造訪日本某座禪宗寺院，每天和僧人一起斷食十八小時，進食時間只有六小時（沒有早餐，上午十一點半吃午餐，下午五點半吃晚餐）。我父親小時候（一九六〇年代初）的天主教徒，會在接受聖餐之前斷食，亦即從星期六的午夜開始，到星期天的彌撒之間都不吃東西（在星期六晚上的天主教舞會上，會提供簡單的晚餐，以對即將到來的斷食致敬）。大家一起斷食挺吸引人的，但我一個人排毒時卻感到孤立無援，我很希望跟其他人一起度過此難關。

網路上有很多教大家如何平安度過伊斯蘭教齋戒月（Ramadan）的部落格文章，我頗喜歡這樣的設定：為了向真主阿拉祈禱和懺悔，大家一起忍受飢餓、煩躁，在日出和日落之間想著食物，然後大家在深夜一起共進簡單的晚餐。這麼做的意義遠大於幫自己的身體排毒——**當你自己一個人默默地斷食，得到的感受通常是孤單和懲罰，而非開悟。**

自己一個人排毒是很難受的，尤其是在一個像雪梨這樣痴迷於美食的城市。

斷食的最初幾天我感覺很疲憊，所以睡得很多。每當我從診所回到家，本打算瞇個幾分鐘，哪知一躺下去往往好幾個小時後才醒來，而且經常一頭霧水，一種很像時差、不知身在何處的迷茫感，分不清現在是清晨還是半夜。我聽著周遭的各種活動聲——無花果園裡的百靈鳥叫聲，一個背包客坐在我家外頭的一棵大樹下，用斑鳩琴彈奏傑夫・巴克利（Jeff Buckley）的曲子。一群人笑鬧著要去參加聚會，塑膠袋中的玻璃酒瓶匡噹作響。

我在凌晨四點被飢餓感吵醒，我的肚子咕咕叫著，但我只能在公寓裡踱步，這是棟一九五〇年代的老房子，大廳的佛洛倫斯・布羅德赫斯特（Florence Broadhurst）壁紙已經褪色，厚實的牆壁和高高的天花板，形狀怪異的房間，一個貼了瓷磚的六邊形浴室，和一間可以看到邦代海灘的日光房。為了充飢，我喝了點開水還泡了幾杯茶，並加了些蜂蜜以減少苦味。

寫作有時能幫忙分散我對飢餓的注意力，但有時卻會令我更加飢餓難耐。月光映照在我的書桌上，我草草地寫著筆記：「我的鼻子不停流鼻水，就像得了重感冒似的。」「又夢到我是個專門幫馬接生的助產士。」

我在屋裡走來走去，我的下巴很痛——一種很像牙痛的奇怪感覺，彷彿嘴裡的牙齒掉光了，但其實是它們無事可做，牙齒唯一的工作是咀嚼食物，現在它們卻變得無用武之地。當我確定室友喬已經睡著後，我就會站在廚房的流理台邊，啃咬紙板、塑膠、氣泡包裝紙，以維持牙齒的正常功能，以備我重新進食時它們能立刻派上用場，我知道這麼做看起來很像瘋了，所以我不想被人看到。

到了第三天，情況變得更糟了，輕度憂鬱症基本上已經解除，取而代之的是……一片空白，一無所有。我成了一具殭屍，一個連憂鬱都沒力氣的人。我一下盯著窗外，一下看著窗戶，我無法集中注意力，我本想做某件事，但沒幾秒就忘得一乾二淨。

我的腦袋迷迷糊糊的——那個被我視為理所當然的超級引擎，是它讓我得到所有的工作，是它讓我得以賺錢買有趣的鞋子和拿鐵和平價香檳——現在卻成了一團黏糊糊的漿糊。我必須繼續寫文章才有錢付房租，但我連電腦的開機密碼都想不起來，更別說接聽電話或構思故事了。我不知道別人是如何邊工作邊斷食的，我光是穿上襪子就花了十五分鐘。

現在我明白了為什麼一些服用大量鎮靜劑的人會懇求醫師停藥，寧可選擇粗暴的瘋狂，也不願待在藥片所打造的那個腦袋昏沉的玻璃世界裡。我在熱烘烘的屋裡待了好幾小時，風扇的塑膠葉片不停轉動著，我的眼睛盯著窗外，望著遠處變成一條藍色細線的海洋，這是一幅羅斯科（Rothko）的畫作，還是驗孕棒的陽性結果呢？我像個被切除腦葉的病人，如同希薇亞．普拉斯（Sylvia Plath）的小說《瓶中美人》（*The Bell Jar*）裡的年輕女子：「永遠像大理石那般平靜。」思想像即將沸騰的水，快要產生氣泡了，有些東西即將浮上水面；它非常、非常努力地想到達那裡……但時候還未到。我的眼球已經被石頭取代，我的舌頭布滿了舌苔，無用且厚重，像一條被丟棄在雨中的毯子。

這段時間我的大腦很貪婪，通常身體在靜定時，大腦仍會消耗掉二〇％的能量，而且是糖原（糖）當作燃料，而非使用從蛋白質分解出來的胺基酸，或是使用從脂肪中分解出來的脂肪酸和甘油。人在斷食或採行低（或零）碳水化合物飲食或是飢餓和劇烈運動期間，身體可以切換成把酮體當作燃料，酮體是由肝臟從脂肪酸產生的，這種代謝轉換需要幾天的時間，斷食三天後，大腦能從酮體獲得三〇％的能量，四天後比例更上升到七五％。

這就是我現在的情況——很像一輛停在路邊的熄火汽車，還沒切換到酮體的檔位。或許是因為缺乏燃料，所以我睡得很多，這似乎是度過斷食早期之「衝擊」階段的最好方法。既沒有咖啡因人為地使我興奮，也沒有酒精和其他鎮靜劑讓我放鬆，我的身體正在尋找它天生的休息節奏——似乎是每天睡十六到十八個小時。

其他斷食者的部落格也談到了睡很多的情況，在非常難熬的斷食初期，每個人都會躺在床上。許多部落客認為他們之所以很睏，是因為身體為了進行淨身和排毒的大工程，正在從它能夠調動能量的地方取得能量。

我採訪了雪梨大學副教授艾曼達・薩莉絲（Amanda Salis），她在博登肥胖症、營養、運動和飲食障礙研究所（Boden Institute of Obesity, Nutrition, Exercise and Eating Disorders）領軍研究與進行多學科臨床試驗。她的研究重點是了解和規避身體對持續的能量限制之反應，她將此現象稱之為「饑荒反應」（famine reaction）。她認為我之所以會睡這麼久，是因為「當你斷食時，你的身體會進入節能模式，你的身體沒有足夠的燃料來讓肌肉運動。你的大腦發生神經化學變化，也會令你感到昏昏欲睡，就像被火車撞了」。說得沒錯。

睡眠能消磨時間，緩解無聊乏味的感覺，但即使是睡眠也不能帶來解脫，我的睡眠質地變得很奇怪，害我早上起床時感覺像是嗑了藥。我原本就是個很會做夢的人，會趁著還有意識的時刻，試圖抓住夢的尾巴——那些不太可能發生的場景，睡夢中出現的地方，每個場景的情緒氣象；但斷食把我的夢想生活帶到一個更高更可怕的境界，彷彿我的潛意識在缺乏刺激的情況下，每晚都忙著創造出最怪異、最恐怖的節目。

而貫穿這一切的是焦慮，我在登機大廳之間奔跑，試圖找到去巴克利的登機口，但巴克利在哪裡？巴克利是什麼？我不知道，但我必須去到那裡，我跑去停機坪，但他們不讓我上飛機。

這些夢看起來如此真實，令我的生活經歷了一種奇怪的反轉：夢境比我的真實人生更加生動，夢中的情緒跌宕起伏充滿戲劇性，精采萬分、熱鬧非凡卻又令人害怕。相反的，我清醒的時候大腦是停擺的，它在沒有任何燃料的情況下直接放慢速度，很難產生連結，我拚命想要想起某個東西的名稱——你知道的嘛，用來燒水的那個東西，它叫什麼？它就放在廚房裡，在烤麵包機旁邊。

在這期間，飢餓感始終存在著，英國知名小說家喬治・歐威爾（George Orwell）在《巴黎倫敦流浪記》（*Down and Out in Paris and London*）中寫道：「飢餓會令人徹底失去骨氣、陷入無腦的狀態，極像是流感的後遺症。感覺好像那人變成了一隻水母，或是他全身的血液被抽光，並用溫水取而代之。」身為歐威爾「飢餓導師」的友人伯里斯指出：「看起來很餓是會致命的，它會令人們想要踢你。」

我目前仍處於自我軟禁的狀態，如果人們找不到我，那他們就不能踢我。我已退縮到邦代的一個小角落——在某戶一樓公寓的小房間裡，我把床推到了牆邊，床上有著柔軟舒適的白色床單，還有一條粉紅色花卉圖案的夏被，沒有人能找到我。

4 — 淨化讓你變瘦，也讓你變臭

所有的養生部落客都說，斷食的第三天和第四天是最難熬的，但該來的總是躲不掉。我腰痛，因為缺乏葡萄糖而微微發燒的大腦很想知道原因，結果我在網路上找到了答案。《哈潑時尚》雜誌的史蒂夫．亨德里克斯（Steve Hendricks）指出，腰痛在斷食者中很常見，許多人認為這是身體正在排出毒素所致，不過支持此假設的證據並不多。

所以這有可能是我體內所有未經處理的藥物現在正離開我的組織——包含幾十年前嗑的搖頭丸或鎮靜劑，或是我為了幫助自己完成小說而濫用的處方減肥藥、普拿疼、止痛藥、抗瘧疾藥或降血壓藥。睡個午覺搞得我臭汗淋漓，我不禁想像起自己體內的景象：時間是二○○七年的凌晨三點，我還在肖爾迪奇（Shoreditch）的俱樂部裡流連忘返，我當時服用的那半顆搖頭丸，在多年以後終於準備好要離開我的身體了，這些年來它一直被困在我體內的某個組織裡，現在它終於要離開了。斷食的神祕力量已經揪住這個化合物並將它送進我的血液裡，而它像顆部分被啟動的地雷，或一個被喚醒的沉睡細胞*重新在我的身體裡迴流。我想這就是所有不適症狀的源頭吧。

網路上說，腰痛也可能是舊傷或舊疾復發。十五年前，我住在都柏林時，曾經尿路感染沒有治療，結果演變成腎臟發炎而住院，這麼多年過去了，現在那痛苦又找上門來說：「你好呀，老朋友。」那是兼具鈍痛和壓痛的一種痛感，既像我的內心受到重創，也像腰部肌肉拉傷，只不過更深層些。

這難道就是斷食網友們所說的「康復反應」†嗎？他們說斷食能溶解或排出體內曾經受傷的病變組織，並重新分配營養素。換句話說，我體內的舊傷正獲得治療並被清理乾淨，這就是傑瑞德・西克斯的比喻：在長期斷食期間，身體就像一間暫停營業的商店，進行內部大掃除與汰舊換新。

但有沒有可能，關節和肌肉疼痛其實不是康復反應，而是營養不良的跡象？LiveStrong和MedlinePlus之類的健康網站便是採取這種觀點：「肌肉疼痛和痠痛，有可能是營養不良和營養素不足所引起的，特別是缺乏鉀和鈣的電解質不平衡，會導致肌肉疼痛。」

這種把身體疼痛解釋為營養不良的看法，與斷食部落客的浪漫論調——過去的傷痛和傷害正在被治癒——恰好形成對比。

艾曼達・薩莉絲副教授也對「康復反應」概念表示懷疑，她直截了當地指出：

---

* sleeper cell，比喻潛伏在異國的情報人員。

† healing crisis，或譯好轉反應，指疾病轉好的過程，當治療啟動時出現暫時的不適感，代表治療開始生效了。

「當你斷食或吃得很少時，你的身體會由裡到外吃掉自己，它會吞噬骨骼、肌肉和器官來獲取能量，它會吃掉肝臟和脾臟的一大部分。至於斷食是否會清除死掉的組織，其實這些組織無論如何都會被清除的。當你的身體在對抗飢餓時，它是以一種生死存亡的態度對之做出反應，因為你的身體知道，斷食或半斷食最終會導致死亡。所以康復反應聽起來像是讓你心理好過些的說法。」

我每天大約可以從水藥攝取兩百五十大卡的熱量，所以確實有一些營養素和能量進入身體，但如果你不進食的時間夠長，那麼最終的風險便是活活餓死。

當身體成為你這個機構的唯一工具時，你可以餓死它、砍死它，或是放火燒死它。但如果你待在拘留所、醫院或監獄裡，他們會拿走你的床單和刮鬍刀片、藥片和塑膠袋，以免你弄死自己，這時你如果想按自己的意願行事，你只能絕食，所以斷食確實會死人的。

在一九五〇和六〇年代，斷食被用來進行一些肥胖症的實驗性療法，結果有些病人死於心臟衰竭。

二〇一〇年，美國佛羅里達州的一名婦女在斷食二十一天後死於心臟衰竭，《英國醫學雜誌》（*British Medical Journal*）在二〇一七年的一篇報告中指出，一名四十七歲的婦女被送到醫院，她因血液中的鈉含量過低，導致癲癇發作而痛苦不堪，她一直在服用「草藥」排毒，還喝了大量的水、綠茶和鼠尾草，當她體內的鈉含量恢復正常後人就痊癒了。

一九八一年，十名愛爾蘭政治犯在其領袖巴比・桑茲（Bobby Sands）的帶領下，為抗議北愛爾蘭被併入英國而絕食，最終在絕食四十六至七十天後全員死亡。

高齡七十四歲的印度聖雄甘地，原本就已經骨瘦如柴，卻在只允許自己喝一口水的完全飢餓情況下撐過二十一天。

治療神經性厭食症（anorexia nervosa）的醫生們發現，患者死於器官衰竭或心臟病發作是相當普遍的（高達二〇％的病例以這種方式結束生命），而且往往發生在體重下降到三十至四十公斤時。他們的BMI指數（身體質量指數）約為正常值的一半。除非有其他原因的介入，否則晚期癌症患者往往會在體重下降三五％至四五％後死亡。

但是《科學人》（*Scientific American*）雜誌報導，死亡率會因體型、新陳代謝和其他因素——例如任何預先存在的疾病——而出現很大的差異。

即使你沒有死，專門揪出錯誤醫學資訊的Quackwatch網站也指出：「經歷長期斷食（飢餓）而活下來的人，有可能會出現貧血、免疫力下降、骨質疏鬆、腎臟損傷或肝臟損傷；胃腸道或消化功能低下，可能會持續數週或數月，斷食最糟糕的是它會破壞健康和積極生活所需的瘦肉和重要組織。」

我的身體認為斷食最終會導致死亡，它不知道飢餓何時會結束，它無法分辨接受雜誌的委託而斷食、以及為了北愛爾蘭的政治情勢而絕食抗議，兩者有何不同。我是在療癒身體？

還是在令自己病入膏肓並與死神搏鬥？

愛因斯坦曾說：「一個餓著肚子的人不會是個高明的政治顧問。」我當初會答應斷食搞不好是腦子壞了，做出這樣的決定根本不合邏輯，但極有可能是虛榮心在作祟，我的衣服尺寸正以驚人的速度變小。再者邏輯也不敵信念，我對那些部落客的說法深信不移，我十分認同康復反應的想法，它讓我不再害怕和糾結於我的身體正在發生什麼事，並扮演一個嚴厲但公正的護理師，我對我的身體說：「沒錯，斷食確實很痛苦，但這麼做都是為了你好。」

我在汗臭沖天的床上躺了一整天後，竟聞到了一股難以置信的香味，我的室友喬正在煎培根，她很會做菜。之前她還很貼心地表示，她願意在我斷食期間搬出這裡，這樣我們合租的公寓就會變成一個零食物誘惑的安全區域。但更早之前喬就已經被迫暫時搬走一次了，當時我感染了百日咳，為了避免造成公共衛生風險，我被隔離在家裡。所以這回我信誓旦旦地向她保證，身為一個斯多葛信徒，我絕對能忍住飯菜香的誘惑，就連早上的咖啡香也無法動搖我。你想烤個蛋糕？沒問題！聽我這麼說，喬便留下來沒有搬走，並且照常煮飯做菜，而我總是在她離開家以後，悄悄地走進廚房，像個變態似地，偷偷摸摸把鼻子貼在她剛烤好的法國長棍麵包上猛吸。

此刻我萬分痛苦，因為她竟然用鍋子煎培根，她怎能這麼殘忍呢？我把頭湊近平底鍋，吸到了一縷香氣，那是殘留的培根餘味，雖然已經凝固發黃，但仍無法阻止我。培根就是這麼有吸引力的食品，培根就是如此的不可思議。我想知道她是否真的懂培根，她真的明白培根有多他媽的偉大嗎？

我小心翼翼地環顧四周，然後伸出舌頭舔著平底鍋的鍋底，我能感覺到每一個凹凸不平的地方，每一粒卡在那裡的肉末。那就像我在和一個嘴巴粗糙的噁心巨人舌吻一樣，我倆舌頭抵著舌頭，沙沙的、厚厚的、鹹鹹的、油油的、有顆粒的。哦，天啊，我已經九十個小時沒吃東西了。

在經歷過那可恥的一刻後，我想出了一個變通的辦法：**我告訴自己，我可以把東西放進嘴巴裡，關鍵是不要吞下去**。但一週下來，我的行為開始活像個患有飲食失調症的人，非常想吃東西，卻又害怕吞咽，生怕破壞了斷食這個神祕煉金術（劉醫師告誡我連嚼口香糖都不行）。

我拿起喬煮好的肉塊，咀嚼後吐進垃圾桶裡，我舔著炒菜鍋上面的肉汁，因為我渴望味道。我發電子郵件給我媽，讓她知道我的情況，她回覆說：「不要舔鍋裡的肉汁，你有可能會燙傷舌頭。」隨著嗅覺的增強，我被吸引進一家日本餐館，我屈服並買了一些聞起來香噴噴的餃子。我並不打算吃這些餃子，我只會咀嚼它們，我會把它們塞進嘴裡，咀嚼一番，然後把未消化的塊狀物吐到垃圾桶裡。我只希望我做這些事時，千萬別被認識的人看到。

每天晚上，我都會打電話給爸媽，聽他們聊聊晚餐吃了什麼，午餐又吃了什麼，以及他們那天吃了哪些小吃。我特別喜歡聽他們聊雞尾酒的事，下午六點鄰居們會過來喝一兩杯酒、吃點乳酪，他們把桌子擺在室外，南冰洋（Southern Ocean）的霧氣從沙丘上飄過來。這才是健康、文明且適當的生活方式——而非像我這樣每天喝三次神祕的泥漿，一天睡上十八小時，把食物咀嚼後吐到垃圾桶裡。

起初，我爸媽對我這麼關心他們的吃飯細節感到受寵若驚，我以前從未如此熱切地聽他們說話，從未對他們的營養或飲食習慣，表現出如此高昂的興趣！其實，我小時候便曾把部分蔬菜藏在我的袖子裡，或是把它們吐在餐巾紙上。但現在的我非常想吃兒時最討厭的蒸綠花椰菜、南瓜泥和馬鈴薯泥。我媽會在電話裡鉅細靡遺地把她剛剛做好的沙拉中的每一種成分都說出來，而我爸則會描述他正在燒烤的各種肉類。晚飯後，我也會打電話給他們，問問他們吃得開心嗎？客人覺得如何？客人帶了什麼過來？他們比較喜歡吃哪個——羊排還是牛臀肉？

但某天晚上，他們感覺到情況有些不對勁，於是不再高談闊論他們晚餐吃了什麼好料，只是簡短地說：「我們晚餐吃了烤肉，謝謝你的關心。」這些關於食物的冗長談話有些不對勁，也有些不健康，我就像那些撥打性愛電話的男人，乞求對方詳細描述我被排除在外的行為，讓孤身一人窩在遠方某間臥室裡、不能吃東西的我過過乾癮。

在斷食的第一週，除了極度疲勞、無精打采、頭痛、飢餓且非常想吃東西，我還感覺血壓下降了很多，我想這總好過有危險的高血壓吧，但是當我從床上或椅子上站起來時，我會覺得頭暈，不得不緊緊抓住什麼東西，以免摔倒。

會出現這種情況是因為斷食會導致血糖濃度下降，我的身體失去了水分、鈉和鉀，這種情況被稱為「姿勢性低血壓」（postural hypotension）。忘掉餓死或心臟病發作吧，現在我最大的生存風險是暈倒後摔破頭。

我在公寓裡走動時，會緊貼著牆壁，手扶著牆以防突然出現眩暈。淋浴時，我也會緊抓住扶手，就像個身體虛弱且容易跌倒的老人。

在排毒的第四天，我差點死掉，根據所有的文獻，這是斷食的高峰期。劉醫生的醫囑小冊子中以他一貫的輕描淡寫語氣寫道：「一般說來，病人會發現在排毒的頭十四天中，第四到第七天是最難熬的。」我的朋友派翠克來接我去游泳，當我試圖穿越馬路去找他時，接連兩次差點被汽車撞倒。派翠克向我揮舞著手臂，求我不要過馬路，並且大聲喊著他會把車調過頭來。幾秒鐘後我心想，他絕不會把車調過頭來的，於是在我第三度想要穿越馬路的時候，我差點被三八〇路公車撞倒。我比自己慢了一拍，又比車流慢了兩拍。

派翠克不斷叮囑我，在結束斷食前，千萬不要自己過馬路，而且除了每天去診所回診，儘量少出門，因為我身上的氣味及「怪異又嚇人的舉止」。

當我們到達海灘後，我邊游泳邊咬緊牙關，因為身體的疼痛在海水中變得更加明顯，感覺很像有人揍了我一拳，或是我的牙齦發炎了，或是我有滿嘴的爛牙（有可能是牙齒為了提醒我它們沒食物可吃而發疼）。

有段時間我就是這樣，過著往返於家裡和診所之間兩點一線的生活，在那段期間，診所裡的人——劉醫生僱用的中國勞工——成了我僅有的朋友，我愛他們所有人，真的，我愛他們。診所每年只有聖誕節當天休息，許多工作人員似乎全年無休地在那裡工作。

我最喜歡的是一位駝背的年長婦女，她不會說英語，所以我們主要是靠誇張的臉部表情來交流。和她說話就像用表情符號給別人發簡訊，每當看到我的體重減輕了，她就會拍手叫好，看起來高興得不得了。她還會拍拍我的屁股然後咯咯大笑，並把我的體重記在本子上。但她的情緒並不是一直都那麼嗨，有時當她幫我做無聊的腹部按摩時，我會偷偷睜開眼睛，發現她的視線落在別的地方，盯著牆看。她會把我腹部的贅肉像麵團一樣抓起來又放下去，她正在揉她今天的第二十個酸種麵團。

還有彼得（我確信這不是他真正的中文名字），他的英語是所有工作人員中說得最好的，他正在雪梨科技大學學習，想要取得中醫資格，他說在中國大多數的醫生都學習西醫：「只有少數人做中醫，而且都是在農村執業。」反倒是雪梨這裡的有錢澳洲人，才會對中醫、還有那些在辦公室門上貼著經絡圖的治療師、脈輪調整師、能量淨化師，以及用植物的根和葉子製成神祕藥物的藥劑師產生需求。

彼得曾離開一段時間回中國探望他母親，當他回來後，鉅細靡遺說著他媽媽給他吃的那些美味佳餚——餛飩、餃子、炒飯、烤鴨——完全沒顧及我餓到不行的心情。（再多說點，我求他——餃子是豬肉餡的嗎？蒸的還是煎的？你在新加坡轉機時，有沒有在樟宜機場吃辣椒蟹，你知道那家店嗎？）

診所裡還有一群比較年長、不苟言笑、不會講英語的男性臨床醫生。我是透過按摩手法來分辨他們，每個人的手法都不一樣，但都很出色和精確，只不過我從來沒能藉由按摩放鬆過——他們太用力了，我身上滿是他們按摩後留下的指印。

按摩結束後，他們會在我的額頭、頭皮和腹部扎上十幾針，我的肚子上有著大大小小又黑又藍的瘀青，當他們離開房間後，我會小聲地嘟囔著：「對不起，我親愛的肚子，你做得很好，你毫無怨言地為我吃下去的那些派餅騰出了空間，這就是我給你的回報。」

彼得告訴我，扎在頭上的針是為了擺脫我的頭痛，讓我平靜下來，這樣我就可以好好睡個覺（但我整天都在睡覺）；扎在肚子上的針則是為了幫助我的器官達到最佳功能，但我不知道他們為什麼要在我的腿上扎針，或許跟經絡有關。一些斷食部落格文章指出，很多排毒的疼痛會出現在腿部。經過一週的療程後，我的腹部布滿了一簇簇豔麗多彩的紫色和粉紅色瘀傷高麗菜花。

到了斷食的第五天，我身上的難聞體味再也蓋不住了，那並不是汗臭味，比較像是東西扔在垃圾桶裡太久而腐爛掉的味道。

在一個陽光明媚的日子，我躺在床上，窗戶開著，微風吹了進來，剛開始我還以為是哪個背包客把吃剩的雞肉扔在附近公園的垃圾桶裡。我心想：好臭啊，是誰把肉扔在外面放到腐爛？噁心死了。（其實當時我的腦子不大靈光，所以我心裡真正想的是：好臭的肉，雞肉，噁心，腐爛了的背包客。）

這味道令我想起大學時代發生的一件事，當時我有個朋友去日本過暑假，請我幫忙照看她的車，但是她把車鑰匙帶走了，而我又不小心把一盤肉留在駕駛座的下方。那盤肉在車裡待了一整個夏天，墨爾本的夏天炎熱乾燥、溫度從未低於攝氏四十度。那味道先是難以察覺，然後變得難以想像，搞得整個優雅的派克維爾社區——住戶不是醫師便是大學教授，家家戶戶都有漂亮的花園和嶄新的露台——都被來自我們車庫的奇怪氣味所籠罩。這些肉不僅爛穿了橡膠墊，還爛穿了汽車的金屬地板，最後是車險服務公司的人穿上全副武裝的防護衣過來打開車鎖的。

而我現在聞到的氣味也差不多，爛肉的臭味，情況相當令人擔憂。當我關上窗戶後，我驚恐地意識到，這股臭味不但沒有消失，反而更濃了，而且是來自我體內，就連我的眼淚也很臭。

我很納悶，這是淨化過程的一部分嗎？我向艾曼達．薩莉絲副教授請教這個臭味的問題，她說：「口臭可能跟斷食有關，部分要歸咎於酮體，還有一部分可以歸咎於口腔的水化程度較低，因此唾液得不到補充，導致你口中的皮膚細胞因細菌而腐爛，所以產生了難聞的氣體。」

但她無法解釋我全身的臭味。

劉醫生早已在他的療程資料中對氣味提出了預警，我現在經常查閱這些資料：「你可能會有口臭，因為你的身體正在釋放毒素，你可以盡情地刷牙，但不能嚼口香糖。」不過這本小冊子對體味的問題隻字未提，我只好給皮膚塗上昂貴的乳液，並開始每天淋浴一次以上，但仍舊無法消除體味。

斷食使我變成了一個只能整天宅在家的可憐蟲，幾乎沒什麼社交活動（當你不吃東西時，沒有人願意跟你一起玩）。而我也下定決心，只要我繼續發出這種臭味，就不跟任何人接觸，因為如果我靠得太近，他們肯定會覺得很噁心，搞不好還會嘔吐。我決定當我不得不跟別人互動時，至少要離他們五十公尺，然後用喊的或是透過簡訊溝通，診所的工作人員則不在此列，因為診所本身就有股怪味。

雖然我聞起來像是掀了蓋的下水道，而且腦袋霧霧的，人也覺得痛苦和無精打采，還會在公共場所做出令人厭惡的奇怪行為，眼睛也充血了，我會在深夜偷吃（咀嚼儲藏室裡的東西，然後把嚼過的渣渣吐到垃圾桶裡，用一堆紙巾包住，這是厭食症患者慣用的伎倆），甚至差點被車撞死，但是我變瘦了！而且瘦很大！

到第六天我已經瘦了五．三公斤，這是我有史以來一下子瘦這麼多。體重正從我的臉上、胸前、腹部和大腿上消失，我正在萎縮，就像新鮮葡萄變成了葡萄乾。

雖然我應該感到高興，因為斷食正在產生它的預期效果之一，但我的生活卻陷入有史以來最無聊的情況，我無法專心看電視超過十分鐘，我也無法專心閱讀，除非那是本烹飪書，這樣我才會盯著它看，但那不是在閱讀，而是用眼睛把那些看起來超級好吃的食物圖片「吞」下去。人體的器官會互相「代班」，當嘴巴不能吃的時候，就會改成用鼻子聞，如果聞不到，就改用眼睛凝視，就像你為喜歡但永遠無法得到的人所保留的那種飢渴目光。

我最近讀了大衛．福斯特．華萊士（David Foster Wallace）寫的《蒼白的國王》（*The Pale King*），他在那本小說中大讚無聊乃是通往幸福的道路，說它就像結了冰的登山口，只有通過之後才能到達涅槃。他寫說「沉悶與精神上的痛苦有關」，因為它無法提供足夠的刺激，讓人們得以從「一直存在」的更深層痛苦中轉移注意力。

現在的我就是這樣，只有沉悶和它邪惡的表親——精神上的痛苦——為伴。**在我斷食的那幾週裡，老覺得活著很沒意思，但我很納悶這種想法是第一次出現，還是一直都在，只不過被食物，「以及」一堆瑣事掩蓋住了**。我的意思是，如果你啥事都不幹，不去購物和吃喝，不準備做飯和清理，不上咖啡館吃飯，不跟朋友聚餐，不去參加派對也不喝飲料（所有的飲料哦！），不在陽光下安靜地喝著早晨的咖啡讀著報紙，不參加慶祝活動不去約會，拋開所有的例行公事和儀式，這時寂靜就會突然降臨，而你就能看到、感覺到與明白，百無聊賴（meaninglessness）其實是空虛（emptiness），那還挺可怕的。

5 斷食，是自我挑戰還是自我傷害？

斷食第一週結束時，我開始對斷食產生嚴重懷疑，因為我在凌晨一點被一種很像心臟病發作的疼痛驚醒，我的左胸出現了一陣尖銳並貫穿全身的突發性劇痛（shooting pains），雖然最後它總算變成微小的電脈衝，我還是很擔心，該上醫院嗎？我搜尋了「心臟病發作」的相關資訊，雖然我的手臂還能動，我也能從十開始倒數，但我從未經歷這種流竄全身的疼痛感，而且感覺像是植入胸腔的電子裝置故障了。

但我除了憂心忡忡，還有另一種非常強烈的情緒——尷尬，我想像自己搖搖晃晃地走到急診室，告訴他們我已經六天沒吃東西了；不是的，我不是為了政治目的在絕食抗議，我也沒有精神疾病，更沒有飲食失調，這只是雜誌社委託我做的一項任務——我是個專做養生報導的記者！

我開始懷疑做這些事是否在自我傷害，為了減輕焦慮，我試著深呼吸，並坐在床上直到天亮，因為我怕自己從此一覺不醒。好不容易捱到早上，我立刻發簡訊給劉醫生，他直截了當地回覆我說不用擔心，而且應該像往常一樣去他的診所做一小時的治療，衣衫不整、焦慮不安、目光呆滯的我無力反駁，不知道是該相信自己的直覺，還是相信他。

儘管那突如其來的胸痛把我嚇個半死，**我還是挺過來了，我覺得都已經走這麼遠了，就繼續走下去吧**。今天是除夕，我躺在新鎮（Newtown）某戶人家後院的熱水池裡，我負責照看的小孩正在樓上睡覺，他的爸媽去港口參加跨年派對了。四周的大街小巷都是人們迎接新年的聲音，煙火綻放後，天空靜了下來，卻又蓄勢待發，彷彿暴風雨隨時可能劃破那片寧靜。在夾雜著雨水氣味的空氣裡，我聞到了來自老桉樹的尤加利味。我在午夜時分打開冰箱，看到用布包著、放了一星期卻依然鮮嫩多汁的聖誕節火腿、派餅及巧克力。新年快樂。我關上冰箱，我打開冰箱，我關上冰箱。

後來，我實在太餓又太無聊了，便又走到冰箱前，我告訴自己：只能看一眼。冰箱裡的燈亮了，我的大半隻手已經伸進冰箱裡，並且直達它的深處，像是正在進行腹部手術的外科醫生。我看到一盒鷹嘴豆泥，我打開蓋子，把食指戳進去再拔出來，我已經六天沒吃東西了，舌頭上的鷹嘴豆泥是我從未嘗過的味道。這款超市販賣的鷹嘴豆泥是奶油和堅果味的，鬆軟而不黏膩，我的口中充滿唾液，就像塞內卡在西元六五年寫給盧西留斯的信：「當你吃到一文錢的食物時，你會高興得跳起來。」

當鷹嘴豆泥融化在我的舌頭上很久很久之後，我還捨不得把手指頭從嘴巴裡抽出來，直到只剩下對這種味道的記憶。

我的生活出現了一些變化，我的第一本小說即將出版，我只花了八年時間就寫好這本書，我的出版商非常興奮地打電話給我：雪梨作家節的負責人傑瑪・伯瑞爾（Jemma Birrell）有興趣將我的小說列入作家節的活動中，但她想先跟我見個面，我猜她只是想先確認我是否正常，再決定要不要安排我參加一場小組討論。我沒敢跟出版商說我已經一星期沒吃東西了，而且因為害怕破戒也不曾靠近咖啡館。

「復食症候群」（Refeeding syndrome）是斷食群體裡的一種焦慮，而且它說不定比斷食本身更危險，要是你隨隨便便解決復食後的第一餐，它很有可能成為你此生的最後一餐。

美聯社曾在一九二九年八月二十八日報導一名四十歲的男子克里斯・索伯特（Chris Solbert）在斷食一個月後不幸死亡的事，因為他復食的第一餐竟然狂嗑了好幾個牛肉三明治。我還在養生網站上發現好幾條軼聞，有人居然吃巧克力餅乾復食，結果得了令人難以置信的病；還有個人在斷食二十七天後吃的第一餐是牛排、馬鈴薯、麵包、奶油和咖啡，結果得了劇烈嘔吐症。

身體在斷食期間經歷了許多生物變化，包括酶（用來分解食物）的生成速度變慢，所以復食後不宜快速吃下大量食物，應該讓身體有充裕的時間恢復酶的生成，並在腸道內建立黏膜。

我牢記這些資訊後，便叫了輛計程車載我到北邦代的 Jeds 咖啡館。傑瑪點了早餐和三杯拿鐵（她是分開點的），我試著表現正常，並隨口聊起我的書，我也記得在她吃東西的時候避免看她，以免把持不住。我告訴她小說的內容大概是發生在某個名牌大學裡的殺人案，「然後……」我雖然是對著她說話，但我的視線卻是望向門口，因為我不但會聞到她盤裡的培根香，還能聞到杯子裡的咖啡香；我也很忐忑她能否聞到我身上的排毒臭味，真希望她感冒或鼻塞了。

我也搞不懂為什麼這家咖啡館的客人都那麼能吃，他們看起來就是些整天久坐不動的人，卻都點了一大盤的培根、雞蛋、吐司和酪梨，他們到底是要去做什麼？也許只是去上個瑜伽課，或是到農民市場閒逛，但絕對不是幹農活的。

當傑瑪點她的第三杯咖啡時，我再也忍不住了，我的大腦被爬蟲腦全面接管，我必須立刻滿足我的生物需求，我必須吃點東西；當傑瑪轉頭對服務員說：「外帶一杯超熱的豆漿拿鐵。」我立刻伸出變成鷹爪形狀的手，從她的盤子上抓起一些番茄、炒蛋、麵包皮，並迅速塞進嘴裡。她回過頭來，滿臉驚恐地看著眼前的一切——我手裡拿著她吃剩的食物，匆忙中幾乎錯過了我的嘴，我的下巴沾了一些殘渣，還有一些殘渣掉到我的衣領上；在斷食一個星期後，我終於嚥下食物，並且發出了快樂的呻吟。

我一直是個社交高手，是個能從與人相處獲得能量的外向人。我喜歡外出，我喜歡聚會、聊天和派對——總之就是喜歡跟其他人混在一起。斷食讓我看清楚飲食在社交活動中的比例（我的話可能高達九成），所以斷食期間的「踽踽獨行」是很難熬的，喬治．歐威爾在《巴黎倫敦流浪記》一書中曾說，**飢餓最糟糕的面向是無聊，因為當你拿走食物時，你也拿走了一些人的基本尊嚴**：「你會發現一個人才一星期沒吃上半點麵包和人造奶油，他就不再是個人了，就只剩一個肚子和一些附屬的器官。」

斷食第一週結束時，我餓到快起肖了。但過去的那一週雖然很無聊，卻也頗令我沾沾自喜，因為診所的工作人員和我，全都小心翼翼地研究和翻轉我的身體，彷彿它是件脆弱的聖物；他們試圖用一些神祕的治療方法，好讓它恢復往昔的榮光（我的身體曾有過輝煌的過往嗎？頂多在我小時候吧）。透過斷食來開悟的作家大衛．拉科夫是這麼說的：「我整天不斷反覆思考著吃了多少又排了多少……這是我這輩子做過最自戀的事情之一，而且還是以記者的身分自述的。」

當我覺得自己的自制力夠強，可以忍住不偷吃、不舔食物，或是把食物嚼碎後吐到垃圾桶裡，我就會外出與朋友見面。好友克里斯要來雪梨，並約我在國王十字街碰面，當然要去囉。之前我跟克里斯在墨爾本時，都是相約一起吃午飯，飯後會續攤去喝酒，然後一路喝到晚餐。某些夜晚的城市景觀就像縮時影片那樣快速變換畫面：黃昏時分的公主橋，夜晚一片漆黑的亞拉河，德格拉夫街上的小酒吧，一間大門位在樓梯下方的餐廳，信用卡拿進拿出，零錢當作小費打賞啦。如果我們還不想回家，就一直巴拉巴拉地聊個痛快。

但今晚完全不同，他點了杯啤酒，我只點了杯水，他點了份晚餐，我啥也沒點。這感覺好怪啊，氣氛根本嗨不起來，我低估了人們對於自己大吃大喝但對方卻不吃不喝會有多不自在。如果雙方沒有一起吃東西，氣氛就會變得很不平衡。我納悶這是不是因為我們的ＤＮＡ裡有什麼東西，會令我們不信任那些不願意和我們分吃麵包的人，說不定那是源自於害怕遭人毒害的古老原始的恐懼，所以只有在大家都吃著相同的食物時心情才會放鬆──以免我們當中出現刺客。

這次斷食是我打從十幾歲以來，最長時間滴酒不沾的一次，而且還得學會如何在不喝酒的情況下與人社交。

幸好我跟克里斯的晚間聚會結局還不錯，我們聊著天，他吃了東西並喝了幾杯啤酒，我也忍不住吃了一小勺米飯。我們的友誼並沒有因為我們沒一起喝酒而破裂，事實證明，靠千杯雞尾酒建立起來的偉大事物，即便沒了雞尾酒也不會崩塌。這不禁讓我深思：**靠酒精來建立關係和套交情，是不是有點像你的腿明明沒事卻拄著拐杖？**

斷食的極端性和戲劇性，讓我突然看清楚自己的生活方式，我獲得了再平常不過卻又意義深遠的啟示：**人生苦短，但糟蹋身體的話，壽命會更短**。我還發現我心情不好時，就會想吃熱呼呼的鹹食——例如港式點心！第三個發現則是，我和我認識的大多數人，每天攝取的熱量是我們實際需要的兩倍，而且有高達七成的食物是出於習慣而非肚子餓才吃的。節食的人之所以會咄咄逼人脾氣暴躁，是因為一直處於飢餓狀態，真的很痛苦。

最後一點：天天吃喝玩樂雖然很有趣，但其實還蠻累人的，看來我真的該退出江湖了。在高血壓和膽固醇的夾擊下，我是不可能一直活力滿滿的，但究竟該怎麼調整呢？我在斷食之前每週會外出聚餐五或六次，然後獨處一兩天，以平衡頻繁的社交活動。但現在我整天都跟自己待在一起，我開始覺得厭煩了，這是另一種完全相反的極端生活方式。

在漫長的斷食時間裡，我靠著幻想復食後的新生活來打發時間，我想像自己成了一個勵志的典範：乾淨、輕盈、平靜，一整晚只喝一杯酒（好酒，貴鬆鬆的葡萄酒）。我不再大吃大喝，而是淺嘗即止，有壓力的時候也不會靠吃東西解憂，同伴總是驚訝地問我：「你是怎麼做到的？」我會招手請服務生把麵包籃拿走，然後優雅地回答：「好多年前，我做了一百天的極端斷食，兩星期都不能吃東西，但是我學到了如何好好關照我自己、我的身體以及社會。」我笑著露出潔白的牙齒，雙手疊放在平坦的腹部，然後抿了一小口酒。

我的目的並不是想變瘦，要是我的幻想能成真，**我真正想要的是擁有自制力，這才是值得他人敬佩之處**。但我現在的情況恰恰相反，我毫無自制力可言，我無法對享樂主義說不，我不清楚別人會因此而欽佩還是同情我，但我知道我的想法是互相矛盾的：一方面我覺得**這種生活好有趣哦，繼續狂歡吧**；但另一面的我則覺得唉喲我的老天鵝呀，**你這婆娘越來越老了，難道要一路玩到掛嗎？**

6　身體排了毒，心靈也會變乾淨？

斷食到第八天，我的體重已經減輕了六公斤，腰圍瘦了十二．七公分，手臂、大腿、腰部和臀部各少了二．五公分到七．五公分不等。劉醫師對我的進展相當滿意，還說我的情況已經上了軌道，只要我繼續認真執行他的計畫，我的器官就能回春並發揮其最佳功能，而且我的淨身目標也將達成。

除了體重減輕，我的外表也開始變得不一樣了，原本浮腫脹大的臉、經常喝酒造成的蒼白臉色、渾濁的眼睛全都變好了，我開始看起來健康得「令人髮指」——抱歉，我想不出更恰當的形容詞了。那年夏天，我在老家的車庫裡整理存放舊物的箱子時，意外看到我二十多歲的照片，十五年後的我不僅看起來狀態更好，甚至更年輕。

我的頭髮變得超級有光澤，指甲也變堅韌了，之前它們很容易斷裂、彎曲和剝落，現在卻像是由更堅硬的材料製成，我甚至可以用它們徒手開罐頭。

但最奇怪的是我的皮膚，從前我的臉上明明有些皺紋的，現在反倒變少了（我開始相信酒精和加工食品會對我的皮膚產生一種醃漬的效果——以一種毛骨悚然的方式保存它的年輕）。我那張變瘦了的臉，變得緊繃有光澤，而且非常非常光滑。我的眼睛、嘴巴和額頭周圍的紋路，幾乎是在一夜之間全部消失了，這令我非常害怕，它們到哪裡去了？皺紋怎麼會憑空消失？世界各地的實驗室不是花了數十億美元試圖做到這一點嗎？我曾以為不動手術的話是無法逆轉皺紋的，難道是我睡太多了？我的眼睛清澈透亮，嗅覺也變得更加敏銳，在邦代匯車站的一樓，就能聞到四樓的劉醫師診所傳出來的林中動物腐屍的氣味。

我帶著這個嶄新的臉孔和身體，重新加入雪梨人的行列，我跟派翠克約在雪梨藝術節的開幕式上見面，自從上回我帶著一臉的老人斑和通紅的雙眼、差點在邦代路上兩度被車撞死之後，他就沒再見過我了。雖然會場裡提供了免費的酒水，但我並沒有被誘惑，當你放棄食物時，相信我——酒會變成你最不渴望的東西，我比較想吃洋芋片、披薩、柳丁、菠菜、牛排、焗烤馬鈴薯、玉米片、馬鈴薯泥，而非裝在塑膠杯裡的氣泡酒。

這可是我從孩提以來，第一次看起來顯瘦，我穿著一件漂亮的紅色低胸洋裝，它緊裹著我剛瘦下來的小蠻腰，我頂著精心吹整的髮型，耳朵後面還插著一朵花。派翠克上下打量著我說：「呃，你看起來就像那個什麼……一個來自雪梨東郊的瘦巴巴公關小妞，跟其他人長得一模一樣。」

這番話令我非常洩氣，為什麼我一變瘦就跟雪梨東郊的其他人一模一樣？

派翠克拿著一大杯啤酒、一根巨無霸德國香腸以及現炸洋芋片回來，當他去拿芥末時，我抓了一把洋芋片舔了舔後放回他的盤子裡。它們的味道棒極了，但我並沒有吞下去，所以不算破戒。我告訴派翠克不要吃那堆被我舔得溼漉漉的洋芋片，他不以為意地聳聳肩，彷彿是在說：「你們女孩子就是愛節食！」然後把它們推到一邊。

其他男人對變瘦的我有什麼反應呢？瘦下來更有吸引力吧？真是這樣嗎？我變得更好看了，說不定是我有史以來最好看的樣子，但是**喜歡我的男人並未變多**，就連我原本就認識的那幫男人，也只是含糊其詞地承認我看起來「不一樣了」，或是說我看起來「很健康」，這對老女人來說根本不算讚美，好嗎！

我的體重減輕只引來女性朋友的欣羨，她們在我身上看到了，只要你努力忍飢挨餓、每天喝三帖水藥、把你的食物櫃鎖起來、不出門乖乖待在家裡，你是有可能變身的；而且不只是普通的轉變，是快速且徹底的改頭換面。

當我在海德公園遇到我的朋友艾倫時，她花了半天才認出是我。之前她一直住在紐約，她上一次見到我時，我正在麥迪森廣場花園排隊買 Shake Shack 的培根漢堡，她目不轉睛地打量我：「我的天啊，你現在看起來棒極了，你的頭髮、眼睛、皮膚全都棒透了！你要保持下去，不管你在做什麼，繼續做就對了。」

「但我真的好餓，我好懷念跟朋友聚餐，我好懷念社交活動，我好想吃飯；我很快就可以吃固體食物了，我最想吃……」我列舉出一長串想吃的食物，包括義大利麵、漢堡、辣椒、沙拉、蘋果、燕麥片、炸鷹嘴豆餅、烤雞，但她馬上搖頭反對：「那可不行，布里，你絕不能故態復萌，千萬別再大吃大喝了，現在可是你最搶手的時候哪。」

我的朋友柔伊是名演員，她也有過類似的遭遇，當年她為某個角色減重時說過：「我的女生朋友全都覺得我看起來美極了，我獲得一大票女性的讚美，但我老公卻說我瘦得沒了女人味，看起來太像個孩子了；等到我的體重和胸部又變豐滿時，他才鬆了口氣。」

在電影《蘿莉塔》（*Lolita*）一片中，男主角亨伯特．亨伯特（Humbert Humbert）曾說女人最搶手的巔峰是在九歲到十四歲之間，但我的搶手巔峰範圍小多了：僅在斷食的這三個多月間。畢竟這種近乎仙女般的光芒是無法永遠持續的——我的眼白像拋了光的蛋白石一樣明亮，皮膚閃閃發亮，面容像嬰兒般光滑細嫩。**這是最詭異的自然美，這就是你淨身後的模樣？沒人能理解它究竟是如何辦到的**。

我的體重持續下降，某天減輕了八百五十公克，翌日又減了一．二公斤，第三天又輕了一公斤。如此快速且奇怪的減重，令我感覺很不真實。我去儲藏室裡拿起一包一公斤重的米，感覺真的很重吔，我很難相信每天都有這麼重的「東西」從我身上「消失」，它去哪兒了？

我在第一週減掉相當於一件登機行李的體重，它裡面塞了幾件衣服、幾本書、一些洗漱用品，足夠來個週末的小旅行。這件登機行李分布在我的全身，手臂、肚子、大腿、屁股和臉，難怪我現在感覺行動自如多了。

這也是我頭一次真正意識到，我的身體為了攜帶這件登機行李箱得付出多大的努力。減重後的我感覺身體變輕盈了，可以輕鬆地從某個地方「滑行」到另一個地方，不必再像之前那麼費力地把自己「扛過去」。我的關節也沒那麼僵硬了，做瑜伽之類的活動變得容易多了，身體也更靈活了，輕輕鬆鬆就可以扭動到某些位置，特別是在變換體式的時候。

但**體型突然縮水的感覺很怪，彷彿靈魂上錯身**。你早已習慣原本的沉重軀殼，也早已習慣舊有的尺碼；你的身體早就學會了哪種椅子坐起來最舒服，哪種剪裁的外套穿起來最顯瘦；它還知道如果你跑太快，你的乳房會像裝在襪子裡的肥皂一樣瘋狂地晃動；但沒想到有一天它們居然不再亂晃了——因為可以晃動的東西變少了。

我的思想還沒跟上我的新身體，所以我的心情不是沾沾自喜，而是困惑不已。我像是脫下身上那件沉重的 Burberry 風衣（哇，太棒了，我的肩膀終於可以自由抖動了），但是這個新的體型會永遠屬於我，還是早晚得還回去？

還有其他的變化：我原本長期飽受經痛的困擾，每次來經都得抱著熱水袋蜷縮在床上一整天，但是這回來月經時，所有症狀都沒再出現，艾曼達．薩莉絲解釋：「隨著食物的極度匱乏，原本活躍的雌激素受到抑制，生育能力也下降。從歷史的角度來看，饑荒確實能有效控制人口成長。」

所以雖然我的經痛緩解了，但我的生育力也下降了，哭哭。

斷食的第二週開始了，我原以為到了這個時候斷食應該會變得容易些，誰知第九天的狀況實在太可怕了，我整個人籠罩在一片愁雲慘霧裡，對每個人每件事都看不順眼。我本想為好萊塢明星瑪格．羅比（Margot Robbie）寫篇專訪，幾週前我才跟她在曼哈頓熨斗區（Flatiron）的某家旅館見面聊天，喝了一壺茶還吃了烤麵包，如今回想起當天的情景卻感覺恍如隔世。

我看了看我用手機幫她拍的照片（她的公關看到我拍照曾立刻衝過來阻擋，擔心這張未經授權的照片會出現在某些網站或雜誌上），她雖是素顏入鏡，但皮膚晶瑩剔透、眼神清澈，一頭金髮閃閃動人。我聽說好萊塢的明星長期處於半斷食狀態，否則怎能永保青春可愛？我心中突然感到又嫉又羨，我顯然因為斷食而散發出眾所周知的「負能量」。

斷食部落格說這是一種心靈排毒，當你的身體在清理一層層的毒素時，你的心靈也會跟著變乾淨。我找不到任何科學根據來支持此說法，我只能親身體會。

部落客費倫．布蘭柯（Falon Blanco）的個人斷食體驗是這樣的：「隨著斷食時間的延長，之前曾被壓抑的強烈情緒反應會出現乃是正常的，身體把這些情緒反應帶到表面，也是為了療心……這段期間會很難熬。」

沒錯，真的非常難受。

心靈是透過極度栩栩如生的惡夢來排毒的。由於這些噩夢是如此的逼真，以至於我醒來後仍無法「出戲」，那感覺真的就像我全家人都死了：在斷食的第八晚，我夢見全家人乘坐的汽車爆炸了，變成一團燃燒的火球，燒毀了車子和周遭的一切（我拚了命向他們跑去，想要警告他們，但是烈焰沖天，我根本無法靠近）。

養生部落格文章指出，到了這時候進行的是更深層的排毒，身體要花數年時間才能把毒素清乾淨，我正在由內而外地淨化自己。這幾十年來，我不斷把酒精、化學藥物和各種形式的加工食品，經由喉嚨吞進體內，現在要清理這些深層汙垢，肯定會非常難受，但這是翻新過程中非常嚴肅的一環。建商已經把千斤頂搬進來了，他們將按部就班地摧毀地基、修理所有管道，他們還將掀開並整修屋頂。我既是建物也是租戶——我正在被摧毀與重建，並且試圖在正被拆毀的房子裡生活，我唯一能做的就是堅持下去，讓翻新工作全速進行。

我除了要依靠極低的能量活著，還出現了另一個嚴重的副作用（膽小的讀者可以直接跳過這段）：可怕的腹瀉，我怎麼還有東西可拉？我真的很納悶，因為我已經十天沒吃東西了，難道這些都是二十年來一直儲存在我腸道裡的食物嗎？是我在青春期吃下的漢堡和薯條嗎？這些從我體內排出來的東西很像河流的淤泥，我用「斷食排泄物」的關鍵字在谷歌上搜索，但隨即關閉了我的瀏覽器，因為出現了一頁又一頁的便便自拍，簡直就像一間放滿穢物照的畫廊，實在太噁心了。

我有這麼多的問題，卻只能找到很少的答案，實在很難叫我不要懷疑、不要焦慮。那些主張康復反應的斷食部落格指出，問題本身就是解方，我的身體正由內而外地清理自己，並將清除出來的大量垃圾和毒素倒進我的血液裡，在我將它們排出之前，它們會令我生病。難怪我會這麼痛！**我該慶幸我會這麼不舒服，因為我的身體正在排毒，但事實真是這樣嗎？難道不是斷食害我的身體生病了？**說不定是我喝下的那些神祕水藥害我生病的，劉醫師就是下毒者，診所的工作人員則是他的黨羽。

我的器官之所以會疼，是因為我的身體出現了嚴重的問題，從我體內排出來的那些東西看起來也不像是正常的排泄物。還有第五天晚上出現的神祕胸痛呢？一想起這些我就不寒而慄，還有令我一夜直到天亮都無法入眠的爆汗、以及令人屏住呼吸的可怕記憶。只要我一天不吃飯，我就是在傷害自己，所有的養生人士不是都說要「傾聽你的身體」嗎？我的身體正在發出長達兩星期的驚聲尖叫。

我在邦代海灘游泳，下巴疼得要命，似乎又是海水引發的，噁心感一波接著一波襲來，就像是世界上最糟糕、最持久的宿醉。我在下午五點去了診所，像灘爛泥似地躺在診療床上，渾身都是沙子和瘀青，有些地方痛到無法碰觸。我的肚子現在滿是瘀青，我的臀部黑一塊藍一塊的，看起來很醜，好像我反覆被揍；那些新的瘀傷顏色比較鮮豔，早一點的瘀傷則在褪色，變成像馬鈴薯的棕白色。

今天我實在沒力氣跟工作人員閒聊了，治療我的人很和善，他是個比較資深的老前輩，他對我特別小心，當他要在我的肚子和臀部扎針時，會輕輕地把手擱在我的膝蓋上（哪裡還能下針？我已經「體無完膚」了，到處都是瘀青）。工作人員肯定能從我的臉上和身上看出我的情況真的很糟，我現在除了非常想吃東西，還渴望一點點的溫柔。

我像往常一樣站上磅秤量體重，我竟然在一夜之間胖了一百公克，是因為我吃了兩粒米嗎？那兩粒米加起來頂多一公克，絕不可能有一百公克；哪知隔天，也就是斷食的第十天，我居然又增加了一百公克，這令我非常害怕，我啥都沒吃，怎麼反倒變重了？

量完體重回家後，我直接上床睡覺，而且睡得很沉。現在是下午六點半，不管我體內正在發生什麼事，情況肯定很緊張，我必須停止一切活動，讓它好好完成該做的事。

7 大餓了一場，才發現我們吃太多

第十一天早上我醒來時，本以為會跟平常一樣，因為在床上躺太久而覺得無聊且渾身硬邦邦，以及因為身體太虛弱了，所以無法做任何事情。但沒想到我的專注力和能量居然都高到破表！我從未如此敏銳，我的大腦成了一輛剛出廠的全新勞斯萊斯，意氣風發等著大展身手。

飢餓感不見了，心中的愁雲慘霧也一掃而空，彷彿被一陣強風吹走一切。就像一座巨大的山脈完全被濃霧遮蔽，然後天氣轉好，這座山清晰地露出了它複雜的全貌。

我新發現的能量大部分是精神方面的，當我從邦代匯車站下山走十五分鐘到邦代時，我像個推著菜籃車的老太太似的，走沒幾步路就必須停下來坐在公園的長椅上喘口氣。但是我的腦袋可厲害了！我的大腦可以做任何事情而且速度飛快，彷彿速度超快的寬頻網路。

就像你開始健身後才會意識到自己之前的身材實在太垮了，我對我的大腦也有相同的領悟。之前我從不相信我們的大腦只用了一〇%的說法，但現在我的大腦就像被徹底清洗、調整，並且獲得了額外的零件。發現自己的大腦這麼敏銳真的很開心，宿醉、疲勞、大吃大喝後腦袋的昏沉感，不僅會影響你的身體，也會影響你的生活。我逐漸意識到，它們還會影響到你的大腦以及它的運作方式。我非常確定一點：在我結束斷食之後，身體恐怕會復胖，但我想保持這個大腦——這個可愛、乾淨、清晰、運作超快的大腦。

這就是酮體發揮作用的結果，我的身體已經切換到另一種燃料系統，這個新系統可能比它這些年來所依賴的碳水化合物系統更有效。史蒂夫．亨德里克斯在《哈潑時尚》雜誌上寫道：「有證據顯示，大腦靠酮體運作可能會更有效率……這很有可能就是一些斷食者所描述的幸福感增強，甚至欣喜若狂的原因吧。」

第二週已經過了一半，我也從連茶匙都拿不動變成生產力超高，我開始找工作（我必須賺些錢來購買復食後的食物），我寫了些故事，回了一些電子郵件，我甚至覺得自己已經強到可以約朋友在餐館見面，我可以喝點紅茶！甚至可以只喝白開水！

我比預定見面的時間提早一小時到達，因為我實在太開心終於能走出家門。我跟朋友李約在壽司店碰面，我告訴她我會看著她用餐：「我太興奮能見到你了，所以早到了一個小時，不過沒差啦，反正我也沒有別的事可做！」李看起來有點擔心，但不忘誇讚我那毫無皺紋的怪異皮膚。

這令我想起之前遇到過的那些新手媽媽，她們要麼酒喝得太急，要麼說話像連珠砲似地喋喋不休，或是在一家相當普通的泰國餐館裡興奮莫名，那時的我心想：拜託哦，只不過是吃個泰國菜好嗎，別人會以為你從來沒有出過門，以為你這輩子都只待在家裡……。沒想到現在我竟然也跟她們一樣像個沒見過世面的鄉巴佬，就像一罐被劇烈搖晃過的可樂，打開後就噴得到處都是。到了外面，我既緊張又興奮，高興地抱著我的朋友，彷彿我們多年沒見了。對他們來說，這只是再普通不過的一週，我卻覺得自己好像死過一回了。

現在是斷食的第十二天，我已經瘦了八．三公斤，但精神相當警覺，所以我校對了我的小說。我還再度「動筆」寫作，內容五花八門，從東南亞廢除死刑，到紐奧良的美食推薦。我現在已經練就一身好本領，可以對眼前食物的色香味視而不見、無動於衷，我坐在一家咖啡館裡，喝著綠茶，讀著報紙，對店家擺在一旁放冷的糕點托盤沒有多看一眼（呃，可能有飛快地看了一眼）。那可惡至極的飢餓感已經消失，說不定我可以永遠不吃東西……就像個呼吸派信徒一樣！（斷食到了這個階段，我突然覺得自己跟飽受指責的呼吸派信徒有種吾輩皆為同道中人的親切感。）

但我也料到事情不會就這樣一帆風順，到了第十三天，我突然感覺餓得快要死掉了，到了晚上我甚至因為飢餓而落淚。

到了第十四天，我在下午睡著了，我睡得很沉、很久、很平靜，彷彿不需要氧氣就能在水下游泳，有點像莎士比亞《暴風雨》（*The Tempest*）中的情節：

「水下五尋處躺著你的父親，
他的骨骼已化成了珊瑚，
他的眼睛已化成了耀眼的明珠；
他的肉身不曾消失，
只是受到海水的神奇變化，
幻化成富麗的奇珍異寶。」

我也遭受到海水的神奇變化，變成了富麗的奇珍異寶。只不過這一切全發生在我的體內，所以我只能猜測那裡發生了什麼，每當我的身體再次發生變化時，我就猜想現在排毒到了哪一層，我的體內進行了哪一波清潔工作。

到了這個時候，清潔工人肯定得穿上安全防護裝，因為下面可能跟福島一樣埋著核廢料。但深層清潔就快結束了，廢棄物應該清得差不多了，很快我就可以吃半根黃瓜了。

半根黃瓜！半根黃瓜！我興奮極了，在第十五天的清晨，我甩掉一個像電影般栩栩如生的夢境，一大早就起床。我的興奮程度完全不亞於一個六歲小孩在聖誕節早上的心情，終於等到這一天了！就是今天！早餐（Breakfast），停止斷食（Break fast），然後開齋（Break. Fast.）。我先喝下僧人的瓊漿玉液——加了一勺蜂蜜的紅茶，接著把難聞的水藥放進鍋裡隔水加熱。之後我就可以慢慢走去邦代路那家總是被我嫌貴的水果店，這段路我已經在腦海中演練過無數次了。

好啦，不多說了！我要出發了，我要把頭埋進一盒小黃瓜裡，深吸一口氣，用我變得格外靈敏的嗅覺，選出店裡最新鮮、最清脆、最漂亮的小黃瓜，然後吃掉它！

正確地復食、以避免發生復食症候群，是防止發生任何負面後果的重要方法之一。斷食期間酶的產生會減緩（因為你沒在消化食物），所以當你復食時，還得要小心別讓胰島素飆高，因為這時你將突然從酮體（脂肪適應的代謝）轉換成碳水化合物為主的食物。此過程依靠的是在斷食期間被嚴重耗盡的營養物質：磷酸鹽、鉀、鎂和幾種維生素，特別是硫胺素（維生素B1）。《哈潑時尚》雜誌的報導指出：「身體突然需要大量的這些維生素時，會導致嚴重的急性缺乏症，造成心臟衰竭、低血壓和猝死。」

又是猝死。

反正我要開吃了。首先，我把小黃瓜清洗乾淨，去皮，然後片成白色綵帶般的長薄片。我把它們放在盤子上，帶到日光房享用，陽光照射進來，使得小黃瓜薄片看起來像高級珠寶，黃瓜片上的珍珠色小珠子或種子——不管它們是什麼——則是設計的奇蹟。種子（這些珠寶）棲息在潔白、結實的小黃瓜果肉中，要是我沒那麼餓，我可以盯著它欣賞一整天。

之所以選擇小黃瓜來開齋，是因為現在我的腸子極其乾淨，在所有可以吃下肚的食物中，它是最不可能導致猝死的。它的口味、氣味和風味都很平淡，但充滿了水分和纖維，而且足夠輕脆爽口，能為我的牙齒提供一些工作，讓它們再次咀嚼。

我必須坦承小黃瓜並非我的夢想美食，我真正想吃的是熱呼呼的油炸物或爆漿起司之類的東西，但是以目前而言，這就夠了。

我已經堅持了整整十四天沒吃東西，這令我相當自豪，但我還未真正擺脫困境，我現在正進入排毒的第二階段——它在許多方面比前十四天更危險。我必須堅持一個非常嚴格的飲食計畫，靠半根小黃瓜（這是我一整天可以吃的所有東西），再加上可怕的水藥，隔天可以吃五十公克水煮雞肉，第三天可以吃一顆雞蛋。

斷食或採取限制性飲食的吸引力——這算不算是種吸引力就見仁見智了——有一部分要歸功於**你可以重置你的味蕾**，這就像把你的電腦強制重新啟動或是直接把系統升級，你強制關掉它，把那些渴望高鹽、高油和高糖的有問題部分驅逐出去，讓你的身體變得想吃沙拉、蔬菜和大量的水。這麼一來你再也不需要靠意志力強忍，只須聽從你的新渴望，它們會把你引向有機蔬菜的走道。斷食診所的行銷人員用電子郵件告訴我，排毒將重新啟動我的系統，我會變得想吃健康的食物，但是這種情況只發生在她身上，我卻依然故我。

我還是很想吃各種垃圾食品，主要是油炸的鹹味速食，例如炸雞翅。不過我的食量和對酒精的態度，倒確實從根本上重置了；我在斷食的後期階段曾參加一些聚會，我既沒吃也沒喝，反倒有點驚恐地冷眼旁觀別人的情況（我以前也是這樣嗎？），在一整晚的過程中，人們的行為會變得每況愈下，他們一開始還人模人樣的，然後在開喝了一兩個小時後，就會站得離我太近，口沫橫飛地不斷說著同樣的故事（我以前也會這樣嗎？）。晚宴剛開始時，我會小心地避開開胃菜（「哦，沒有我想吃的，謝謝」），但其他人卻像想要滋事的幫派分子，到處尋找可以吃的東西——任何東西。

我在斷食的時候，並不會有高人一等的優越感，只是很意外人們居然吃得下這麼多東西。由於我的身體正在用它自己的脂肪（以及肌肉和骨骼）當作燃料，而且我是靠水藥維生的，一天只要吃超過兩小份蛋白質、碳水化合物和蔬菜，對我來說就很奢侈，甚至是太貪吃了。所以當我復食時，我的胃口變得非常小，朋友們立刻把我吃的食物分量上傳到 Instagram——竟然有人吃這麼少，實在太難以置信了，他們還把「正常分量」的飯菜放在旁邊當作對照。但是當你幾星期以來一直靠水藥和小黃瓜維生時，吃一根綠豆芽和只有半張信用卡大的魚，就已經算是盛宴了。我的胃已經縮小了，我能細細品嘗每一小口的魚肉。

至於酒精的情況就更驚人了，當我恢復喝酒後，光是一兩杯黃湯下肚，就會在隔天給我帶來全世界最難受的宿醉，令我驚嚇不已。兩杯酒就搞得我全身無力，我那已經被清乾淨的身體，現在遇到糖、酒精和化學品時就會嚇到不知所措，這不禁令我認真思考起容忍的本質。我原本充滿毒素的身體，對付大量的酒精和垃圾食物遊刃有餘，但斷食之後，我卻變得跟詩人一樣敏感，這就是淨化後的情況嗎？你會變得弱不禁風？

當初我會願意嘗試斷食並非因為過敏（例如麩質不耐受或腹脹或溼疹之類的過敏），而是神經太大條了；我的身體不是一間寺廟，而是一座畜牧場，裡頭有髒兮兮的動物通過，還有一些暗盤交易。畜牧場是個充滿活力的地方，它很忙碌、嘈雜且一直在運作，有用的事情在那裡發生，但它們的理念與寺廟相去甚遠，而且肯定很不乾淨。

到了第十七天，小黃瓜的魅力開始減弱，而且我也厭倦了味道一成不變的水藥，更厭倦了每天去診所治療和秤重的例行公事，但能量還是繼續回到我的身上。今天我去海灘跑步時流的汗居然不臭了，我的眼淚也不再有異味，厚厚的舌苔也在消失，取而代之的是健康的粉紅色，我開始渴望吃一些東西。

我的身心都感覺很好，但是缺少靈性上的啟蒙，我在斷食期間，既未出現幻覺也未見到幻象，更未產生天人合一的感覺。硬要說的話，**斷食令我把注意力全放在自己身上，全神貫注於我的身體和發生在它身上的一切，如此自戀肯定無暇理會任何靈性體驗**。

在斷食的第二階段，我將參加一個靜修會，在那裡我每天必須冥想數小時，我希望斷食灌輸給我的紀律能夠延續到冥想中。但冥想是種運用身心技巧、專注於心念的練習，我在餓肚子期間，從未有過那種與神靈更加接近的絕妙經驗，我感覺這種情況在斷食的後期也不會發生。

到了第二十天，我想放棄排毒計畫的心情達到了最高峰，胸痛再次襲來，它們在凌晨四點把我驚醒，並且直到天亮都未能再入眠。我好像守護了一個病人一整晚，只不過這個病人是我自己。我打電話給當初委派這個任務給我的那位編輯，並告訴她我很擔心斷食的副作用，我感覺快要心臟病發作了，我非常害怕，她要我立即停止報導，並且盡快去看醫師。

我的醫師並沒有發現我的心臟有什麼問題，卻幫我預約了乳房 X 光檢查和心電圖檢查，這令我更加焦慮：乳癌？心臟病？我只不過是想幫我的人生排個毒罷了，怎麼會搞成這樣？我的家醫科醫師則比較樂觀，他說斷食早就存在了，而且人類本來就很擅長斷食，因為人類很不容易在野外取得食物。

但我卻輕鬆不起來，我大聲對我的醫師說：「我曾經作弊。」我坦承在除夕夜偷嘗了鷹嘴豆泥，偷吃了克里斯的兩粒米，還有傑瑪的一些早餐，但他聽了反而非常高興：「要是你沒作弊偷吃，我才會擔心咧，那也太不像你了嘛。」

斷食計畫結束過了很久以後，我和艾曼達．薩莉絲談起第二次的驚人胸痛事件，她直言不諱地表示：「我覺得這情況聽起來很危險，你感覺自己像是心臟病要發作了，這件事是否與清除毒素有關？如果你長期不攝取足夠的食物，它有可能會殺死你。」

我的身體正在吃自己的肌肉，且有可能是心肌，我差點就心臟病了，而且是兩次。

我在等待我的乳房掃描結果，如果我得了癌症怎麼辦？我必須找個人談談，但不是劉醫師、也不是我的家醫科醫師或我的編輯。在我開始斷食之前，我曾在墨爾本的一次烤肉會上，遇到一位朋友的哥哥，他說他的同事希瑟曾做過劉醫師的排毒法，而且改變了她的人生。以前希瑟是個闖禍精，不是在比賽中喝醉，就是跌出行駛中的電車，或是凌晨三點在麥當勞排隊時跟人打架。但現在的她很瘦而且很乖巧，她成了劉醫師的皈依者，在某種程度上，算是我想要變成的那種新的我。

他還當場開了手機的擴音器，讓我和希瑟直接對話，她向我保證，雖然斷食是她這輩子做過最困難的一件事，但絕對是值得的。希瑟給了我她的電話號碼，以及三個電郵地址。她告訴我，斷食如此困難，所以我需要有個導師，而她很樂意當我的導師，她說：「歡迎你隨時來電，我會隨時候教。」

所以從我開始斷食以來，我每隔幾天就會跟希瑟聯繫一次，發送一些故作輕鬆的訊息：「姐，最近在幹麼呀，我好餓啊，我待在家裡無事可做……」

但現在我發送過去的訊息不再那麼輕描淡寫了，而是像饒舌歌王阿姆寫的歌詞：「嘿，回個電話給我，就是現在，求你了，我好像心臟病發作了。」

「嘿，你在哪裡？又是我啦，你不是說我可以隨時打電話給你嗎？呃，我正在給你打電話，你，你……」

啊人咧？

我從未收到希瑟的回覆，在這次的整個排毒過程中，我認清了一個事實：我非常需要一個朋友，但我沒有，這是個我必須獨自面對的困境。後來我的文章登出來之後，許多人找上了我，那些斷食超過五天、身心非常痛苦且亟需幫忙的人，他們想知道這玩意兒有用嗎？我會沒事嗎？我總是迅速回覆，並且感同身受地安慰他們：「**你會平安無事的，一切都會好起來的**。」

我的編輯不斷發電子郵件給我，詢問我是否復食了，並告訴我辦公室裡的每個人都很擔心我的安危。幾天前我去費爾法克斯的總部見她時，每個人都對我的變化大吃一驚，一位編輯甚至認為我的身高縮水了，斷食居然令我變矮了！艾曼達．薩莉絲後來告訴我，如此極端的排毒有可能導致身體為了維持生命而吃骨頭，造成脊椎骨因骨質疏鬆而骨折，並使身高縮短幾公分——所以我說不定真的變矮了。

我的朋友薇芙曾是名護理師，她陪我一起去拿我的胸痛檢查結果，我坐在副駕駛座上瑟瑟發抖。她打開信封查看 X 光片，癌症的檢查結果為陰性，心電圖也是正常的，體重則持續下降。

我繼續去看劉醫師，他告訴我接下來的「進展會很慢」，但他會讓我恢復到「理想的體態」。雖然在治療過程中我只見過他幾次，但我知道他都有在監看我每天的體重，所以我其實有點想要取悅他，我這麼認真斷食不是為了自己，而是為了劉醫師。斷食結束的幾個月後，我在整理日記時看到裡面寫滿了這樣的內容：「我出門吃了點雞肉河粉，真不敢相信，**劉醫師會怎麼想？**」那年的上半年間，每回我要吃美食的時候，就會不由自主地想到：劉醫師會怎麼想？

或許當我們在做一件像斷食這麼重大且充滿危險的困難事情時，我們確實需要有位權威人物的監督；**為了持之以恆，我們必須創造出一個令我們害怕的惡人或是嚴父的形象，讓我們不敢偏離正軌，或是一個我們想要取悅、渴望得到他認可的人物**。

我離開雪梨去我爸媽家玩，他們住在沿海小鎮菲利港（Port Fairy），他們每天晚上都會做一堆美食，但沒有我的份；我很不開心，卻也只能乖乖把一包包的水藥加熱後喝掉。

這個夏天很溫暖，所以他們過得非常開心，吃完早餐的雞蛋和培根後，沿著海灘來個長長的散步，然後在路邊的咖啡館喝杯拿鐵。下午則坐在門廊乘涼，那裡有個移動式飲料櫃，還有幾壺皮姆酒、起司和餅乾，烤肉的香味四溢，冰得透心涼的啤酒瓶滲出粒粒的水珠。

為什麼總要等到失去天堂後，你才會意識到它的存在？

高高的衣櫃裡還放著我的舊衣服，我套上一條二十年前的舊褲子，輕輕鬆鬆就能把拉鍊拉到底，不會卡在半路上，此事令我非常開心。人們會在街上攔住我，但他們讚嘆的不是我的體重減輕，而是奇怪的凍齡，跟整型手術的「換臉」完全不一樣，我的臉是突然間、有點恐怖地「煥然一新」，這張臉比我的實際年齡少了十到二十歲。

8 追求養生，是全球性的飲食失調症

所以斷食到底是好事還是壞事？

你得到的答案會因人而異甚至南轅北轍——取決於你提問的對象；**養生「專家」把斷食視為治病的良方，但主流醫學卻把斷食視為疾病**。像五二輕斷食法已獲得許多醫學界人士的認可，但是我嘗試的這種長期且極端斷食法，則被視為從水蛭、放血和催吐時代留下來的前現代邊疆醫學（pre-modern, frontier medicine）。

但時不時出現的一些斷食研究，包括斷食對高血壓的影響，或是對癲癇、某些癌症的免疫細胞反應的影響，全都獲得神奇的結果（別忘了，病人並未吃藥也未接受治療，只是不吃東西而已）。看來我們要取得科學界的共識還有很長的路要走，至於要讓醫學界和養生界取得共識就更難了，因為他們的觀念是截然不同的。

但我對餓肚子治病的方法還挺有興趣的，馬克．吐溫曾提出餓死感冒或流感的意見，還說飢餓是最佳靈藥；雖然這種說法有時被證明是正確的，但長期斷食仍被視為一種不被主流醫學認可的另類療法。美國在一九三〇年代所做的研究顯示，斷食後再採取高脂飲食，成功減少了癲癇的發作；而且在人工合成的胰島素問世之前，透過斷食來減輕兒童糖尿病症狀的

早期試驗，也顯示成功的跡象。

在一項較近期的試驗中，美國南加州大學（USC）的老年學暨生物科學教授兼長壽研究所主任的瓦爾特・隆格（Valter Longo），正在研究斷食如何讓免疫系統受益，尤其是那些正在接受化療的癌症患者。他的研究發現了幾件事：長期斷食能提升化療的療效，二〇％癌症已經完全擴散的實驗小鼠、與四〇％擴散範圍有限的小鼠，在結合斷食與化療後，癌症完全治癒，而那些只接受化療的小鼠則全都死了。

隆格在二〇一四年告訴《每日電訊報》（*Daily Telegraph*），當你長期沒吃東西時：「系統會試著節約能源，其中之一就是大量回收不被需要的免疫細胞，尤其是可能受損的免疫細胞……結果所有的免疫細胞都變得更年輕，且功能也變得更好。」

隆格發表在《細胞》（*Cell*）期刊上的研究報告指出，長時間斷食意味著身體會使用它儲存起來的葡萄糖、脂肪和酮體，而且還會分解大量的白血球，從而觸發了以幹細胞為主的新免疫系統細胞的再生。

隆格的研究仍在持續進行。人體試驗也在進行中。

至於我個人的親身經歷是這樣的：在美國的時候，我的身體不大妙，因為我抽菸喝酒、嗑藥、吃很多垃圾食物，而睡眠和運動量則雙雙不足。我還記得某次我在賭城拉斯維加斯通宵玩樂，直到黎明才搭計程車趕往機場，我明知一定趕不上飛機，卻還是一直催促司機：「開快點，再快點！」司機從後視鏡裡看了我一眼，輕輕地說：「小姐，要是你有管好自己，就不會發生這種事了。」

時間快轉到十二月，我在紐約，天氣很冷，我覺得自己生病了。當時我在曼哈頓一間僅半坪大且沒有窗戶的公寓幫人照看一隻貓，並試圖哄騙那隻貓玩牠主人用空衛生紙盒做的玩具。我全身痠痛不已、力氣全無，我覺得自己好像一個九十歲的老奶奶，但最終靠著斷食幫我重拾活力。

在我開始斷食的時候，Instagram 也出現一堆標榜「潔淨飲食」的年輕正妹，她們多半是身材纖細而且很有錢的白人美眉，經常在全球各地的頂級名勝度假。她們不吃糖、麩質或乳製品，她們明明不愛吃，卻總能做出美輪美奐、令人垂涎三尺的奇亞籽布丁。這些網美發的照片不是在做瑜伽倒立，就是在遊艇上搔首弄姿。有時她們還會發表一些金句，令當時餓到快虛脫的我很受鼓舞：「別拿食物獎勵自己，你又不是狗。」我盯著這句話看了很久很久，螢幕在我黑暗的臥室裡閃閃發光。

但與此同時，另一個相反的趨勢也在走紅，全國各地最時髦的新開餐館紛紛推出男子漢食物——漢堡、炸雞、肋排、炸肉片、薯條以及乳酪通心粉。到非連鎖的小型餐廳吃飯突然變得很酷（而且很貴），顧客會在食評中談到某家餐館用的是田納西州來的油炸鍋，以及各式各樣豬油，還不忘推薦跟餐點最速配的啤酒，這些正是我最喜歡的垃圾食物。還有熱量破表的怪物奶昔——在梅森罐裡裝滿了含糖的牛奶、糖漿和巧克力棒以及一堆甜甜圈，想要嘗鮮的顧客大排長龍。

當你想到外面吃飯時，**你可以選擇昂貴的現榨果汁和沙拉吧，也可以選擇同樣昂貴且熱量很高的正宗美國南方菜。現在哪裡還有正常的咖啡館？感覺整個社會都患上了飲食失調症**。

就連老牌的正經報紙的第三頁和第五頁——有時甚至連頭版——都不得不讓位給新的食品趨勢，這些一窩蜂的食品新趨勢，很像是廚師、咖啡師和編輯聯手挑戰讀者，比比看誰最頹廢或最輕浮，就看我們這些讀者願不願意買帳了。

現在人人都成了美食家（或想成為美食家），大家爭相介紹餐廳、食材、廚師、新的備料方法，以及最近發現的超級食物。在這樣的世界裡，無怪乎 Broadsheet 會成為澳洲成長最快的媒體，它每週都會發布最熱門餐廳的開業消息，並詳細介紹咖啡豆的祖先，或是二十世紀初的奶油攪拌器再度流行。當 Broadsheet 報導墨爾本或雪梨的某家新餐廳開業時，第二天就會出現顧客大排長龍的情況，這種現象被餐館老闆們稱為「Broadsheet 效應」。

我曾在二〇一五年受邀為《澳洲衛報》（*Guardian Australia*）撰寫餐館評論，這工作很棒，但我始終很內疚自己居然在幫忙推廣一種過於奢侈、浪費和輕浮的生活方式，這是一個社會變得過於富裕而不利於自身的徵兆。我喜歡美食，也喜歡上餐廳吃飯，但是周而復始地在各種得獎餐廳（hatted restaurants）裡打轉時，我真的覺得這種生活太頹廢了；況且不止一位業內人士告訴我，這些年的感覺很像衰亡前的羅馬。

每個精心設計的菜單上羅列了十多道精緻且分量極少的菜，每道菜都用了數十種食材，其中一些食材相當稀罕，必須遠赴中美洲人跡罕至的偏遠森林才能找到；然後這些稀有的食材被飛機運往半個地球外的某家餐廳，裝飾在甜點百匯上，被食客毫不在意地吃掉，完全不顧把它們「從產地直送到餐桌」（paddock to plate）這一路上消耗了多少能源。

如果你不喝酒，餐廳會有「果汁品評師」（juice sommeliers）幫你選擇跟食物最速配的果汁，每人「只須」加收一百四十美元。

還有不得取消政策。

也一定會有「主廚招待」的「開胃小菜」（amuse-bouche）。

餐盤是由一位投資銀行家轉行的陶藝家設計的，是他在澳洲諾斯科特（Northcote）用從西愛爾蘭的高威（Galway）進口的窯燒製而成的。

其實菜才上了四分之三的時候，你就覺得吃不下了，你必須像羅馬人一樣清空你的胃，以便為甜點騰出空間。

這些餐廳有價值連城的酒窖，和長達數月的等待名單，在丹麥知名的 Noma 分子餐廳用餐，或是在英國的肥鴨餐廳（Fat Duck）品嘗廚師的拿手菜，一人要價六百美元。

肥鴨餐廳的服務員會蹲在你的餐桌前，親切地告訴你，你點的羊肉是在澳洲吉普斯蘭

（Gippsland）的農場長大的。

隔壁桌的客人正把他們的食物上傳到 Instagram。**餐館不再是餐館，而是旅遊目的地和在社交媒體上炫富的一種形式——因為你無論如何都訂不到。**

某晚我為墨爾本的三間餐廳寫了食評，包括 Zumbo 的甜點品鑑會，結果我才坐上一輛計程車，褲子就裂開了。

當下我就決定，是時候開始寫點別的東西了。

澳洲人每年扔掉八十億美元的可食用食物，其中大部分是水果和蔬菜。從超市購買食物的行為，讓許多綠色植物死在了冰箱的貨架上，一起死掉的還有我們對健康的渴望。最終被扔進垃圾桶的不是一包包的洋芋片或巧克力——澳洲人每人每年吃掉三十二公斤巧克力。企業斥資數十億元研究及開發消費者愛吃的垃圾食品的甜蜜點——例如玉米片或巧克力棒當中的糖、鹽和脂肪的完美比例。

然後企業再花費數十億元的廣告預算，把這些加工食品推銷給我們，而且賣得很便宜，畢竟跟穀物飼養的牛肉或有機甘藍相比，它們的製造成本並不高。這有什麼問題嗎？問題是我們買了那些大力推銷給我們的加工食品，並且開懷大吃時，我們其實會覺得很羞愧。

我相信我並不是唯一一個抱持著罪惡感大吃大喝的人，**我們總是在大吃大喝後深感後悔，於是決定不吃不喝來「贖罪」**。週末時狂吃披薩、洋芋片，狂灌啤酒和白葡萄酒，到了週一早上就不吃東西來「打平」，縱情享樂之後就斷食懲罰自己。

其實這種大吃大喝之後不吃不喝的做法（all-then-nothing），並非是現代才有的新鮮事，但是原始人在飽餐一頓之後斷食是自然發生的，因為當時的食物供應並不穩定，不過後來卻被納入宗教和儀式中（羅馬人會在飽餐後催吐）。

如今處於後宗教、後儀式時代的我們，有許多人會根據派對日曆過日子——澳洲的聖誕季從十一月初舉行的墨爾本杯*開跑，一直到一月二十六日的澳洲日才結束。在這段漫長而炎熱的享樂時光，我們每天晚上都會出去喝酒和暴食，對別人奉上的泡芙、古柯鹼、香菸或香檳酒統統來者不拒。現在是夏天，再來一杯，好的，謝謝，再來更多，更多，更多。或許是貪婪，或許是習慣，或許是有樣學樣，因為其他人都這樣做，所以我們也肆無忌憚地一連樂上三個月。

然後到了二月，排毒週期開始，我們渴望變得乾淨，市場已經準備好了——市場一直都是如此。澳洲和東南亞都有排毒SPA，他們不給你吃東西，卻收取高昂的費用。所有的健身房都打出「新的一年、全新的你」廣告，市面上有著各式各樣的體能訓練營、私人教練和高蛋白飲品，以及藥房販售的排毒療程。還有一大堆節食書籍、飲食計畫，以及請來蜜雪兒·布里吉斯（心態）、莎拉·威爾遜（無糖）和彼特·伊凡斯（原始人飲食法）擔任講者的網路論壇。其中有些排毒計畫需費時十二週，似乎在呼應戒酒匿名會提出的戒酒十二步驟計畫。

所有的彼特和莎拉和蜜雪兒都在這裡幫助我們、祝福我們，在聚會結束時等著把我們撈起來，並向我們承諾，如果我們按照他們的方案去做，不再大吃大喝（看在老天爺的分上，這次就試試吧！），那麼我們就會恢復平衡和活力。

這一切都帶著逆轉和救贖的想法，我們又重蹈覆轍了（一而再地），**總是在暴飲暴食和忍飢挨餓這兩個極端間擺盪**，為什麼這麼多人無法過著中庸的生活？我們到底想追尋什麼？

在享樂主義和淨食之間有道陰影，排毒期通常會伴隨著一些情緒，主要是內疚，有時則是自我厭惡、責備和報復、裸體恐懼症、刻意避開鏡子和緊身衣；不過有些朋友或其他人嘗試過新年許下採行新飲食的願望，結果還真的有效。我在即將離開紐約之前，也曾經歷過以上各種醜陋情緒，我討厭我的皮膚和我穿的衣服（但我也討厭不穿衣服），幸好我就快要回家了，才不至於因為自我厭惡而感到絕望。因為當二月來臨時，我就要去排毒了。

---

* Melbourne Cup，澳洲最重要的年度純種馬大賽，在每年十一月的第一個星期二舉行。

大約十五年前，在淨食、線上養生計畫和 Instagram 出現之前，我曾讀過一本名為《晾衣繩節食法》（*The Clothesline Diet*）的書，這本書一直伴隨著我。我關心的並非飲食本身，而是書中提到的那些女性的故事，她們靠著在自家後院的晒衣繩間走動來減重。這些婦女有的住在沒有健身房的小鎮，或是家中有年幼的孩子，抽不開身做運動，有的是經濟十分拮据，有的則是體型太壯碩不好意思在公開場合運動。這是一本描述工人階級的書，樸實無華而且並不勵志。這些婦女要照顧年幼的孩子、年邁的父母，以及**除了她們自己的所有人**——就像凱特琳．莫蘭（Caitlin Moran）的《如何做個女人》（*How to Be a Woman*）書中這段令人難忘的文字：「飲食過度是照顧者選擇的癮症，這就是為什麼它在所有成癮行為中排名最低。這是把自己搞得一塌糊塗，但同時還能保持完整運作的一種方式，因為你必須如此。」

《晾衣繩節食法》以第一人稱敘述這些婦女變胖的過程，相當扣人心弦：在去學校接送孩子的路上，會經過麥當勞得來速，買個漢堡在停車場三兩口吃完；深夜吃個宵夜；偷偷進食；一天吃兩次晚餐——一次陪孩子吃，另一次陪丈夫吃；把孩子送上床睡覺後，在電視機前吃光一袋棒棒糖或洋芋片；喝茶時吃些點心，卻在不知不覺間嗑完整包餅乾。伴隨著這一件件小奸小惡而來的是嚴重的自我厭惡。

這本書激起一種感覺，**在未來（其實就是現在）我們將面對的搏鬥、考驗和勝利，其實來自我們自己，而戰場則是我們的身體**。此情況已在《超級減肥王》（*The Biggest Loser*）之類的節目中出現了，而且節目的一大重點是敘述我們是如何走到這個地步，我們要如何讓自己脫身，以及我們要如何重新取得掌控權，我們要如何變得乾淨。

在這個極端自戀的時代，我們要爭取的勝利並非針對外部力量或不公不義，不是公共或社會的勝利，而是私人的小事，我們要戰勝自身的胃口以及軟弱的性格。

我很納悶有多少人在餓著肚子，我懷疑到處都有我的斷食同伴，我從各個報亭販賣的雜誌就會看到她們——那些人在一星期內就減掉五公斤，立刻就能穿上比基尼。但幾個月後再拿起雜誌，她們又被打回原形——大腿上有個羞辱身體的紅圈，那是新的紅字。

養生產業和節食產業是截然不同但又相互重疊的兩頭野獸。節食是指在相對較短的時間內遵循一套養生之道（regimen），以達到減輕體重的目標。而養生產業則是把攝取營養視為你該做且應將它內化的東西，所以它沒有終點，而且重點是很少提及減重，因為身心靈的全面健康才是它的成功標誌。他們偏好使用「淨化」一詞而非「變瘦」，評判健康與否的標準不光是體重，還有膚色和光澤，它還附帶一個道德因素：食物是地產地消的嗎？是有機的嗎？是零殘忍（cruelty free）的嗎？是穀飼還是草飼？是否有使用工業化耕作方法加工？它的種植是否取代了原生作物？

養生——至少在 Instagram 上——其實就是在炫富。你的飲食方式表明你是某類人，有著特定的價值觀、智力水準和消費能力。你吃得越潔淨，你的等級就越高。正如海莉·傅蘭（Hayley Phelan）在《Vogue》雜誌上寫道：「養生是新的奢侈地位象徵……如果五年前的地位象徵是一個Céline包，那麼今天的終極地位象徵，可能是一件SoulCycle健身房的連帽衫和一杯綠拿鐵。」海德莉·傅利曼（Hadley Freeman）也在《衛報》上寫道：「矯揉造作的苦行僧式養生，現在成了一種主要的時尚趨勢……追求『養生』，正中了文氏圖（Venn Diagram）上介於渴望、自愛與苗條之間的關鍵點。」

養生還涉及社會階級，窮人是不會花四十美元買什麼喜馬拉雅粉紅岩鹽的。

這令我想起多年前和一個朋友的孩子們一起逛雪梨某家超市的事。這位朋友家境富裕，非常講究食材，喜歡吃有機產品。當時我們走在堪稱肥胖的一家人後面，那位母親不斷把洋芋片、巧克力和冷凍食品放進他們的手推車裡，朋友的孩子們都笑了，還對他們指指點點，但他們不是笑這一家人「胖」，而是笑他們「又窮又胖」。

《N+1》的編輯馬克·格雷夫（Mark Greif）寫道：「當我們的食物供應變得簡單之後，我們就想方設法讓它變得困難。」他還指出：「飲食（dieting）必須要能減重，彰顯個人的吸引力與社會階級，還要滿足罕見的、困難的和昂貴的種種幻想，這使得改善健康的研究共識——適度飲食以及多運動，變得複雜了。」他更說：

「老實說，我懷疑二十一世紀初生活在一個富裕國家的道德觀，其實是不要太在意你的健康、你的飲食、你的運動和你的悸動，活在當下才是最重要的。我們應該好好享受我們的好運，在活得夠長後死去——我們要問的是，這段期間我們究竟想做什麼？」

養生是件一再重複的乏味差事，而且會消耗大量的時間和金錢，這難道不值得你我深思，其中有多少是真正有幫助的？二〇一六年在奧地利舉行的全球養生高峰會上，確立了十大養生趨勢，其中有個樂觀的標題是「從歇斯底里的超級食物和飲食趨勢到理智的飲食」，大會發布的資料指出：「過去幾年人們近乎瘋狂地追求下一個超級食物或飲食趨勢，以至於專家們認為，這個不斷改變飲食方式、並且嚴守食物清規戒律的時代，很可能是一種**全球性的集體飲食失調**。」

說明飲食複雜化和食物清規戒律的最佳例子莫過於「淨食」（clean eating），它源自於人們對攝入毒素的恐懼，以及對食物之天命（providence）和純淨的執著；淨食業已成為飲食世界的一種黃金標準，需要嚴格的紀律和監督。想要持續淨食，你還得有錢有閒，因為你的生活作息得圍繞著它來安排，但從來沒有人點破這麼做有多瘋狂，事實上，這種生活方式備受重視，或許這就是全球性的集體飲食失調。

極度講究淨食有可能演變成所謂的「健康食品痴迷症」（orthorexia nervosa），這個名詞是由美國醫生史蒂芬．布拉特曼（Steven Bratman）在一九九七年提出的，他形容這種飲食法是：「採摘超過十五分鐘的蔬菜就不吃了，而且每一口都要咀嚼五十下。」布拉特曼將此情況定義為「對正確飲食的病態執著」。

營養師塔妮雅．費拉雷托（Tania Ferraretto）則指出，現代人對淨食的執著令健康食品痴迷症的病例增加，她接受美國廣播公司採訪時表示：「人們從許多不同的來源獲得他們的（飲食）資訊，而**這些來源大多數其實是非常不可信的，甚至有可能是危險的**。」她說健康食品痴迷症經常被忽視，因為這些患者看起來很健康，但實際上他們並不健康。

在Instagram上，淨食標籤的相關貼文已超過兩千八百萬則。

三十五歲的倫敦人卡莉．阿姆斯壯（Carrie Armstrong）自從八年前被病毒襲擊後，便開始著迷於「淨食」。據《衛報》報導，當時她臥病在床，連從枕頭上抬起頭來都沒力氣，醫師也表示束手無策。她為了讓自己能更快地自然復原，開始在網路上研究另類療法和飲食。

她說：「我首先想到的是，難怪我會病得這麼重，因為我一直沒有好好注意飲食。後來我得知戒除肉食和戒糖，以及戒碳水化合物，能產生徹底的改變，於是我就開始了。」她開始吃素，後來更轉向全生全素，拒吃所有的動物性食品以及經過烹飪的東西。她的體重在十八個月內從七十公斤下降到四十公斤，連月經也不來了，她還「徹底迷上了排毒和淨身」。

二〇一六年八月，一名雪梨婦女在哺乳期斷食而被法院判處十四個月的有期徒刑、緩刑兩年。她這麼做是為了治療兒子的嚴重溼疹，她在一名自然療法醫師的建議下，先是採取限制性飲食，然後是斷食。當這名婦女在二〇一五年將她八個月大的兒子送到醫院時，他瘦弱不堪且嚴重脫水，兩眼凹陷，鈉含量低得危險，且「手腳彎曲」。法官伊恩・蓋伊指出：「如果沒及時送醫就診，孩子恐怕會在幾天內死亡。」這名婦女的家人注意到母子的體重雙雙下降，於是要求她停止斷食，但她並未照做。某次她擅自修改了只能喝水的規則，連續三天只吃西瓜（我認為這根本是作弊）。

邦德大學（Bond University）的實證醫學專家克里斯・德爾馬（Chris Del Mar）教授告訴《衛報》，由於法規並未明文限制哪種人可以自稱為自然療法醫師，所以當局幾乎「不可能」監管自然療法業。

他說一個生病的孩子在接受自然療法時，他的父母可能沒有意識到，孩子的病其實是求醫的結果而非原因，於是進一步尋求自然療法，因而造成了所謂的康復反應悖論（healing crisis paradox）。

9 讓飲食成為一場合理的享受

那麼我是如何排毒的呢？借用海明威的小說《太陽依舊升起》（*The Sun Also Rises*）裡的一個角色麥克的話說：「先是逐漸地，然後是突然地。」

在頭三十天裡，我幾乎完全遵守斷食的規定，但因為限制實在太嚴格，我真的熬不下去，所以之後直到第八十三天為止，我踐行的其實是一個相當一致但經過修改的版本。斷食結束後，我外表看起來以及自己的感覺都很好——說不定是我這輩子看起來狀態最好的一次，而且活力和能量皆十分充沛；我總共減重約十二公斤，膽固醇和血壓也都恢復正常，並且不必再服用降血壓和降膽固醇的藥物。

可惜這樣的紀律並未能一直持續下去，我的自制力和小食量僅僅維持了三個月，那陣子我不但回復到十八歲的小蠻腰，衣服的尺碼也小了好幾號。但沒多久之後，一切就又回復原狀了，把我推回到斷食前那些壞習慣的罪魁禍首，竟是我這些年在邦代夢寐以求的那樣東西——一份工作。

當你認真想要找份工作，而且你也真的得到那份工作時，你最需要的東西是燃料，每天只吃一顆豆子、一塊巴掌大的清蒸魚片、半根小黃瓜、五十公克的水煮雞肉，你恐怕連大門都走不出去。

如果你無處可去、沒有工作，身邊也沒有男朋友或家人，那麼你大可整天躺在那張噁心的床上，靠著臭氣熏天的呼吸來減重；你大可以一直處於古怪的酮症狀態，直到你的骨頭、被褥和底下的一切都被燒毀為止。

但你遲早得重新回歸這個世界，我的新工作把我帶回墨爾本。我非常緊張、腎上腺素狂飆，我在機場拚命排練我的面試台詞，這時我心想：或許喝杯咖啡能讓我的注意力更集中。接著我便意識到我根本不需要找藉口破戒，斷食大神劉醫師又沒在身旁盯著我，他根本不需要知道此事；如果我想喝咖啡，就去買杯咖啡吧。所以我走進 MoVida 點了一杯澳式拿鐵（flat white），咖啡一來，我便迫不及待地低頭就飲，看起來好像我在向一個乳白色的神靈祈禱。

俗話說有一就有二，我在墨爾本有些會議，開會時人們習慣喝咖啡，如果你喝花草茶或白開水，那你就是自外於這個城市，沒人會把你當本地人。

有了工作之後，食物很快便隨之而來，接著是酒。我搬到聖基爾達（St Kilda）的某間公寓裡，早上六點便開始在城裡工作。冬天來得很早，所以你很需要那些能讓你暖起來的東西，例如準時抵達柏克街的輕軌電車、溫暖的車廂、一盤熱騰騰的炒蛋、不停供應的咖啡——喝完的空紙杯堆積在新聞台上，杯上的人名拼錯了。腳下的落葉嘎吱作響，當你快步走過格雷街時，遠處傳來輕軌電車轉彎並滑進菲茨羅伊街的聲音。冬天的背景音樂是美國歌手貝克（Beck）的《晨間時光》（*Morning Phase*）——憂鬱、悠揚、對結局的頌讚。

那是尼格羅尼酒的冬天——加了冰塊和柳丁片的調酒，兼具酸、甜、苦味，頗像老人刮完鬍子後抹在臉上的鬍後水。今年也是吃松露的好年分，它們無所不在——雞蛋、披薩、義大利麵、湯，我全吃了個遍。

我已經忘了雪梨和墨爾本之間的細微差異，我通常會把雪梨跟養生聯想在一起，而墨爾本則比較偏向室內生活，就連那裡的瑜伽教室也似乎偏暗，室內的盆栽和拱形窗戶都比較少，感覺很像待在子宮裡，彷彿攤屍式*和鑼的回聲會一直持續下去。

回到墨爾本後，我再次對酒和食物心懷感激，我意識到它可以帶來多麼大的安慰，這並不是件壞事；在那些不順心如意的日子裡，只要一想起熱騰騰的美味飯菜，就能讓我度過難關，能吃東西真的太棒了。

連日來我一直在新聞週期（news cycle）的數位現場上不眠不休地辛勤工作（那真是個可怕的週期——ISIS和沙漠斬首事件、伊波拉病毒的傳播、女孩遭到西非的頭號恐怖組織博科聖地〔Boko Haram〕綁架，以及馬航的飛機失蹤且被擊落），工作好像永遠都做不完，全靠咖啡提神、靠酒精幫我放鬆。我在辦公室附近的巷弄酒吧裡喝酒，並在那裡認識我的同事們，**活在當下是最重要的**。

幸好我還沒扔掉以前的「胖」衣服，我的體重最終回到我開始斷食前的數字，降下去的東西最終還是會升上來的。在我停止斷食幾個月後我便復胖了，我的血壓讀數也回到高點，所以我又再度開始服用降血壓藥。不過我的心態確實變了：現在我明白如果我真的想減重，我是可以做到的。**但我做了個選擇——吃喝我喜歡的東西、享受食物，讓飲食成為生活的核心。在合理範圍內，對任何食物來者不拒**，從前我不會以這種方式看待食物，但現在我決定這樣做了。

劉醫師建議我再次進行全套斷食——不吃東西，只喝難聞的水藥，但我已無心於此，我已經淨化了——我好不容易到達那個奇蹟般的境界，感覺所有的毒素都已排出體外。要達到這個級別的淨化，相當於山達基教徒的「開悟」（going clear）——最高的啟蒙狀態，一個只有極少數人能夠進入的特殊地方。

但我不認為我有辦法再來一次，排毒是孤身一人去到一個不毛之地，那裡的環境惡劣、土壤堅硬，頭頂上是個熾熱到會晒死人的無情天空。我現在明白了，為什麼寓言故事中的神祕主義者和聖人總是在沙漠中斷食，因為那是個孤獨的苦地，沒有分心事物可提供慰藉。但我已經走過了，我並不想再走回頭路。

---

* shavasana，瑜伽課程結束前的大休息。

回春曲第二樂章

///

體態輕盈

Lean

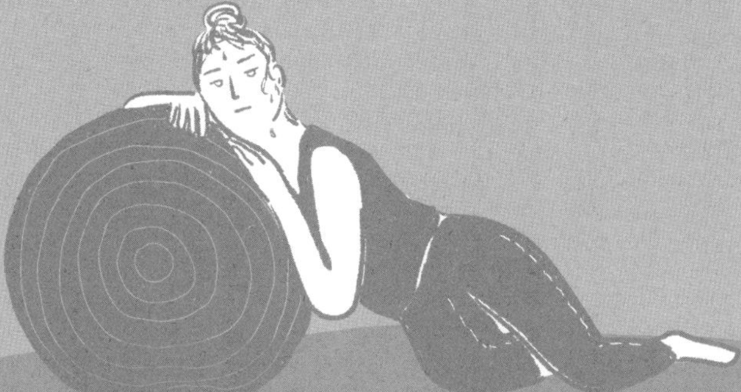

熱瑜伽教練畢克藍對我說：

「練了我的瑜伽，

你就可以變得像他們一樣。」

但是我並不想變成他們那樣，

我只想「像我自己」。

10 人人都在瘋瑜伽

此刻我正坐在某個擁有無敵海景的酒店套房裡，壯闊的雪梨港美景一覽無遺、盡收眼底。房裡有兩名瑜伽教練，他們看起來容光煥發、活力四射，他們是熱瑜伽（亦稱畢克藍瑜伽）的創辦人畢克藍．喬杜立（Bikram Choudhury）的得意弟子。

我是去酒店採訪畢克藍的，因為他即將在澳洲開設他的第一家瑜伽教室。他在一九七〇年代開發出一種新形式的瑜伽，讓學員們在一個溫度高達攝氏四十度、溼度高達四〇％的房間裡練習瑜伽，據說這種熱度可以讓人做更深度的伸展，還能防止受傷。一堂課持續進行九十分鐘，包含二十六種體式以及兩組呼吸練習。畢克藍的熱瑜伽在名流圈中極富盛名，他本人更是在全世界透過特許經營而名利雙收。他是自身品牌的堅定守護者，如果他懷疑你盜用或剽竊了他的「招式」（move），他就會提告。

當天稍早時我已經跟一位攝影師參觀了他們的瑜伽教室，教室裡熱浪襲人，空氣中瀰漫著像氨水混合溼校服的味道。房間裡到處都是肉體，大多數人身上只覆蓋了幾英寸的布料——短褲或比基尼底褲加上背心，男人則光著上身。學員們全都閃閃發光，像是旋轉烤肉架上的烤肉。就連教室裡的鏡子也被蒸得「大汗淋漓」，鏡子把學員的人數放大了兩三倍，讓人以為教室裡有數百人在熱帶地區進行著複雜的排練。攝影師汗流浹背地沿著教室的邊緣移動拍照，忙著做筆記的我也是滿臉通紅且渾身不自在。房間裡的氣氛太貼近、太緊張了。我們拍完了需要的照片後立刻離開教室。

此刻我們已經來到酒店的套房裡，正在跟弟子討論瑜伽教室拓點計畫的畢克藍．喬杜立，上下打量著我。

他說：「你需要練練畢克藍瑜伽，你太胖了。」

我一時為之語塞，然後他繼續提起一些體型巨大的女人——那種病態肥胖的女巨人！——自從練了他的瑜伽後，現在變得跟那兩個坐在他腳邊的瑜伽教練一樣體態輕盈。他們看起來雖不年輕但也不老，寧靜但略顯空虛——就是某人在一間很熱的屋裡花了大量時間鍛鍊後該有的樣子。

他說：「練了我的瑜伽，你就可以變得像他們一樣。」

但是我並不想變成他們那樣，我只想「像我自己」。

我怒氣沖沖地結束了採訪，並打定主意反對所有的畢克藍瑜伽。

「去你媽的，畢克藍！」當我經過他的瑜伽教室時，忍不住氣呼呼地小聲咒罵著，瑜伽教室的窗戶被熱氣熏得發燙，散發出惡臭。

我在做完我那溫和舒適的非畢克藍瑜伽後，便跟班上的同學一起去了一間咖啡館喝拉茶，並且開始點評畢克藍。

「他那完全是商業行為，簡直是瑜伽速食。他把他的瑜伽商標化了，你必須先在洛杉磯之類的地方受過訓練，然後才能教人，名人都是這樣做的。」

瑜伽同好只要一聽到洛杉磯和名人就嗤之以鼻。

「我見過畢克藍，那個發明熱瑜伽的人，他住在雪梨港的一個五星級酒店裡。」

瑜伽同好只要一聽到五星級酒店和海景房就嗤之以鼻，而畢克藍說我胖的事，我隻字未提。

我對畢克藍瑜伽的貿易制裁持續了好幾年，我找了個私人教練教我做皮拉提斯。我決定學習如何跑步，但是——就跟老人一樣——不靈光的臀部壞了我的計畫，於是我改練游泳、開始跳尊巴（Zumba）、做階梯有氧（Step），結果我又受傷了，我因為在短時間內瘋狂運動導致很長一段時間動不了。後來我又嘗試練健身操（gym-hop），我興沖沖地辦了信用卡直接扣款，後來又跟銀行協商取消直接扣款。我偶爾會遇到一個練熱瑜伽的人，令我回憶起我和它的創始人那次不歡而散的會面，不過那記憶也隨著時間的流逝而逐漸變淡。

我開始回想：畢克藍和我——我倆究竟有啥過節？或許他那殘酷的做法只是想幫我，說不定他真的很關心我的健康，況且誰讓我是帶著宿醉去採訪他的？也許他是出於好意，也許他是為了我好，也許現在我該放下武器了。

於是，在我首次見過畢克藍的六年後，我終於踏進了他旗下的某間瑜伽教室，就位於墨爾本菲茨羅伊區強斯頓街的某棟樓上，並且上了我生平第一堂熱瑜伽課。

我想像這應該就是出生時的感覺吧，我的皮膚變成了鮮豔的粉紅色，身上的液體有股隱隱約約的羊水味。我以胎位上翹的姿勢仰躺著，有股強烈的衝動想要哭喊媽媽。

人在嘗試新鮮和奇怪的事物時，往往會感覺時間出現一種非線性的特質——它會拉長、會變多，就像一團在你手中解開和捲繞的毛線。我生平第一堂熱瑜伽課究竟已經上了一小時還是十小時？還要多久才會結束？我有種事不關己的絕望感，因為我在上課前就已經被告知，無論情況如何我都必須留在教室裡。教室裡的溫度幾乎達到了攝氏四十一度，雖然我很討厭這麼熱，但我必須忍受這種高溫。

教室裡大概有三十個人，全都盯著前方鏡子裡的自己，他們全都穿得很少，而且幾乎都有紋身，在一小時的時間裡，所有人都大汗淋漓，而且是那種黏答答的汗。

我看著汗水從我身體的某些部位滴下來，我從不知道這些地方也會流汗，更別提是汗如泉湧了。汗水從我的小腿、腳底、手臂內側、頭髮、耳垂不斷流下，當我倒立時，汗水順勢流進我的嘴裡，我一不小心把它吞了下去，它雖有橄欖油的黏稠度，不過嘗起來確實是汗水的味道。

其他人的汗水在教室裡滴滴答答地閃動，我前面的那個人在墊子上俯身做鷹式，結果他的腳汗滴到我臉上；我隔壁的同學則像一匹剛比賽完的賽馬，他的馬尾辮把一股汗水甩到我的墊子上。

教練們全都戴著麥克風站在教室前方發號施令，感覺像是場軍事演習：「腿要像鋼筋混凝土一樣有力！」許多體式都依賴收縮，「鎖住你的喉嚨！」然後放開，在高溫下大口呼吸。

上完課在更衣室裡，幾乎沒有人說話，也沒有人進行眼神交流，就像一次糟糕的一夜情，你迅速完事並關上了門。但在上完這第一堂課後，我身上發生了一些不可思議的事，我感到欣喜若狂，而且不是一般的腦內啡飆高，更像是吸了毒的那種興奮。我感覺一切事物都是如此的美好，我的心情十分平靜，我的身體則感覺像是由裡到外被擰過、沖洗和拉長了。

我開始每週兩次、三次、五次——只要一有空就去練熱瑜伽，因為它能讓我體驗到邪教、宗教或運動所承諾的喜獲新生的感覺，更棒的是每一次都感覺像是第一次。

課堂上的情況千奇百怪，有時會有人哭了，或是病了，他們想要離開，或一臉迷茫地站起來，但下一秒卻又躺下去做出復原臥式（recovery posture）。

在我結束第一個月的密集課程後，我的體重下降了，而且感覺身體變強壯了；全身——尤其是四肢，不論是看起來還是感覺起來——都像是被拉長了。

我還覺得瑜伽調高了我的頻率，當我完成某個高難度的體式時，我開始會接收到類似靈性的、以職涯為導向的訊息，彷彿畢克藍本人正用他那粗暴、刻薄的說話方式告訴我，我的人生路該怎麼走。

某節課我正在做一個高難度的後彎時，突然感覺靈感如洪水般湧現；當我完成駱駝式時，一個來自內心的權威聲音命令我必須回到法律界，重新培訓自己成為一名訴訟律師（barrister）。由於那個訊息非常具體，所以那堂課結束後，我便在一星期內火速買了課本、報名參加考試，並上起了函授課程，我還找了間事務所待著，開始認真準備考試。換句話說，**我因為在瑜伽課上得到一個真知灼見，而徹底翻轉了我的生活。**

有次一位資深律師請我吃午飯，此時我已經勤讀民事訴訟法、證據法和刑法六個月了，他問我：「你為什麼想成為一名律師？是什麼事情令你決定轉換職涯跑道？」我沒敢告訴他是因為畢克藍的「建議」。

但最後不論是學習法律還是畢克藍瑜伽，我都沒能堅持下去，六個月後我搬了家，要多轉兩趟電車才能到瑜伽教室，所以我就懶得去了。後來我甚至搬到紐約，並且放棄了法律課程的學習，之前讀過的東西似乎全都沒有留在我的腦子裡。

斷開畢克藍瑜伽後，我只記得那些令人討厭的事情：擺在運動袋裡的瑜伽服又溼又重，而且聞起來臭乎乎的，即便我已經洗過了；還有我明明洗過澡了，身上聞起來還是有味道；還有瑜伽教室的臭味，它那溼漉漉的地毯（木地板太危險了，你可能會在汗水上滑倒而發生事故），不管洗得多乾淨，總還是有一股嘔吐物的臭味。所有這些瑣事都讓我不想再去練畢克藍瑜伽。

我一點也不想它。

但我的身體卻從未忘記它，只要你每天都做某件事——即便只做了一個月——都會在我們的肌肉和它們的記憶中留下印記。即便到現在，只要一聽到有人說「弓箭步」，我的身體就會出於本能地想從臀部往下蹲。我還會以正確的方式彎曲和伸展身體做一些體式，看起來好像有個天使進入我的身體，輕輕地移除了我的肋骨。

這一切都要歸功於畢克藍。

有許多人是從瑜伽踏入養生產業的，而且瑜伽在過去十年間進入了主流。不論是哪個城市或市郊的主要街道，只要抬頭往上看，在某座狹窄的樓梯上肯定會有一間瑜伽教室，有時是畢克藍的熱瑜伽，有時則是嘻哈瑜伽或哈達瑜伽。二〇一五年，IBIS市調公司的澳洲瑜伽業報告指出，瑜伽在過去十年裡快速發展，現已成為澳洲增長最快的運動，人氣度在過去八年裡翻了一倍。

就拿我現在住的邦代來說吧，已有十幾間瑜伽教室，我記得以前只有一家——位於北邦代的法堂瑜伽教室。教室裡彌漫著焚香和海洋的氣味，還有老舊瑜伽墊的汗味與橡膠味，教室前方飄著破爛的西藏祈禱旗。在薄霧籠罩的寒冷靜夜裡，你可以聽到海浪拍打本巴克勒角（Ben Buckler Point）的聲音。

來上課的年輕人不多，大部分是年長者：有錢但背痛的老嬉皮，他們曾在印度或峇里島度過成長期，有著高深莫測的靈性修為。這些紮著馬尾的老嬉皮通常是獨自前來、鮮少結伴而行，他們很像是每週都蛻皮的蛇，以一種搖擺不定的盤繞、鬆開、緊緊盤繞的方式變換著體式，彷彿他們一輩子都在做這件事，彷彿他們過去幾世一直都在做這件事。他們的練習感覺很像是碰巧在公共場合做一些非常私人的事情，而且這個公共空間是寂靜無聲的，百葉窗被拉上了，燈光暗淡，海浪聲高昂而接近，教室裡有種人們在大教堂裡獨自祈禱的安靜氣氛。

每次上完課，我都覺得自己的身體獲得了伸展並且恢復活力，像是我身體裡發生了好事，所以我便繼續去上課。

後來隔壁開了一家非常酷的有機咖啡館，於是一群較年輕的人開始來上課，這群人顯然更健康、更會打扮且話更多，但外人勿近。於是新的部落出現了——嬉皮和雅痞的奇特融合，他們被稱為「中產階級式的波希米亞人」（bourgeois bohemians），對這群人來說，瑜伽不僅是種運動而且是一種生活方式。他們喝著印度拉茶和綠拿鐵，邊聊著去哥斯大黎加做瑜伽禪修的事，他們的瑜伽墊一字排開，明亮而挺拔，就像靠在門上的雨傘。

這個團體的出現早於 Instagram 的網美族和淨食者（cleaneaters），他們是連結當時和現在的一座橋梁，是養生的某種風向標；**他們甚至成為我們的外表、衣著以及其他各方面的模範——我們該做什麼、如何成為理想的人**。

現在這個部落已經進一步壯大，而且當年僅限於北邦代那個角落、洛杉磯、紐約、哥斯大黎加、峇里島烏布（Ubud）和舊金山這些養生之都的美學，現在已經擴散到市郊和鄉鎮。

這種美學把運動服當成是預設的制服，上面一定要有梵文、伊斯蘭教神祕主義詩人魯米（Rumi），或愛爾蘭劇作家貝克特（Beckett）的詩句或名言刺青—— Fail again, fail better

（再摔倒一次，摔得更漂亮）。他們最喜歡的養生美食是冷壓果汁、沙拉、早餐碗和催芽杏仁（activated almonds）。當然還少不了正念應用程式、淨食、瑜伽禪修、瑜伽老師培訓、瑜伽和衝浪文化的融合；海景豪宅的花園裡必須擺尊佛像；要價一百二十美元的瑜伽墊；lululemon 瑜伽服飾的二手市場、鹼性水、椰子水、椰子。

羅伊摩根公司（Roy Morgan Research）在二〇一六年提出的市調報告指出，年滿十四歲以上的澳洲人中，每十人就有一人在練瑜伽，二〇〇八年的數字則是每二十人有一人練瑜伽，當時最盛行的是有氧運動。

但現在練瑜伽的人數是做有氧運動者的兩倍以上。瑜伽也比乒乓球、保齡球、投擲飛鏢、跳舞、足球、板球、網球和高爾夫更受歡迎。在這段期間內，女性練瑜伽的人口比例成長近一倍，從八％成長至一五％。

而且此趨勢是全球性的，據《瑜伽雜誌》（*Yoga Journal*）指出，在美國有兩千零四十萬人練習瑜伽，比二〇〇八年的一千五百八十萬人增加甚多；瑜伽市場在美國的年產值達到三百億美元，在全球的年產值更高達八百億美元。

二〇一五年，瑜伽在澳洲僅是個十億美元的產業，境內三千間瑜伽會館僱用了大約一萬兩千人，但現在許多瑜伽會館變得像高檔的 SPA，試上一堂課的費用在三十美元以上。最近我去了雪梨蘇里丘區（Surry Hills）的一間瑜伽會館，它搞得跟座高級影城一樣，顧客可同時享受瑜伽和按摩。店家在整面牆上排滿了巨大的螢幕，播放著直升機或無人機拍攝的壯觀場景——在野外奔跑的鹿、從峽谷奔流而下的瀑布、黃昏時分在天空中飛翔的鳥群。有個瑜伽教練的助手會走在我們身後，揉搓我們的背部，或是在攤屍式的時候，幫我們的頭部做個宇宙無敵舒服的按摩。

另一間位在拐角處的瑜伽會館則安裝了昂貴的喇叭，它會從地板發出聲浪，沒有音樂，只有這種振動與你的呼吸以及所謂的「內部電流」互動。來賓可以自由使用價值四十五美元的 Aesop 產品，在巨大的蓮蓬頭下沖洗身體，然後用一條像是剛從烘乾機裡拿出來的熱浴巾擦乾身體。整裝完畢後就到布置得很有品味的休息室，用一只要價數美元的漂亮小杯子喝茶或椰子水。這不禁令我喟嘆：**原本是地球上某些最貧窮的人在練習的瑜伽，現在已經離它的起源很遠了**。

11　當失落的我遇上瑜伽

我生平第一堂瑜伽課是在一九九九年於某個偏鄉小鎮上做的，小鎮面對著酷寒的南冰洋，經常有咆哮的狂風從南極襲捲而來。它曾經是個捕鯨鎮，但現在成了一座深水港，鎮上有座鋁的冶煉廠。這個憂鬱、粗糙的工人階級小鎮，散發著某種詭異的氣息，只有像我這樣來自外地的陌生人，對於細微的差異和氣氛都很敏感，才能感覺到隱藏其中的不安暗流。

我是為了一份工作搬到這裡的，我在鎮上既無親友，也沒有駕照。我的工作很難，我只是個初出茅廬的法律助理，可能太年輕且太青澀了，根本無法勝任我承接的案子，所以我曾經工作過度且準備不足。真想讓各位看看我在法庭上的風采：最佳辯手的聲音、不合身的套裝，兩腿因為穿著過高的高跟鞋而不停顫抖，幸好最後終於找到我自己的節奏。

即便辦公時間已過，我仍有一堆工作要做，聽打信件、備忘錄、建議、閱讀資料、研究資料、簽署文件。在溫暖的夏夜，我們幾個人會趁著天全黑之際，相約在停車場見面，喝點小酒或抽點大麻。我們穿著廉價的套裝，剪著難看的髮型，在逐漸變暗的夜色中，低聲聊著我們的檔案和客戶，抱怨那些還不付錢的客戶，但也為他們感到擔憂，那個有毒癮的竊盜者不知會變成怎樣？還有那個被毆打卻不敢申請保護令的妻子？那個爸媽為了爭取監護權而撕破臉的孩子？有時我們會去當地的一家小酒館Truncheon，那家店在當地可是「赫赫有名」，時不時就會上報：有人被刺傷了、爛醉如泥的不可靠證人、在黑暗角落進行的毒品交易、賣酒給未成年人（一群才十六歲的足球隊隊員在店裡狂喝便宜酒）。

我剛搬到那裡時，住在精神病院後面的一輛露營車裡，裡面擺著薄到不行的塑膠床墊、尺寸不合的床單，會令人產生幽閉恐懼症的狹小空間；夏季時露營車裡熱得像個蒸籠，深夜裡會有可怕的怪聲把我嚇醒；還有我每天早上得在公用淋浴間洗澡，穿上套裝、絲襪和高跟鞋。後來我搬到一間離辦公室不遠且附有花園的房子，於是週四晚上在Truncheon的飲酒聚會結束後，我就不必在露營車停車場的廁所裡狂吐，而是直接醉倒在後花園裡的明亮星光下。

但當時我才二十三歲，第二天起床後「又是一條好漢」；呃，其實只是我自以為沒事。這些荒唐的行徑像白蟻一樣鑽入木頭裡，造成內部腐爛，要到多年後結構崩潰時，才會看到損害程度有多嚴重。

我就是在非常失落的那一年首度接觸瑜伽的，當時我不知該何去何從，我經常覺得自己很無能，什麼都幹不了，而且不擅社交，我覺得自己被困在這小鎮上，對未來感到焦慮。（我就只能這樣了嗎？難道我念了那麼久的書就只是為了幹這個？）那一年我整整胖了十五公斤，可能的原因包括壓力、飲酒、久坐工作，還有一些令我感到絕望的事情：同一批人在法庭和監獄裡進進出出、未付的罰款、有效的逮捕令、警察的反感、律師的憤世嫉俗、荒涼的小鎮，以及冬天刮過主要街道的刺骨寒風讓路上的行人絕跡，把人關在屋裡好幾個月。

新世紀伊始，在那個偏遠的沿海小鎮裡，既不見養生活動，也沒有lululemon，更沒有冷壓綠拿鐵或要價一百五十美元的高檔瑜伽墊，鎮上甚至連間書店都沒有，但那裡竟然有瑜伽！這是我生平頭一回參加的瑜伽課，但來的人似乎全是運氣不佳的倒楣鬼，身材高大但身體柔軟的老嬉皮們，緩慢地轉換著各種體式，並像電影《藍絲絨》（*Blue Velvet*）裡的壞蛋法蘭克．布斯，用力從氧氣瓶中吸氣般發出嘈雜的呼吸聲；但是我這群鄉巴佬同學們，竟然領先時代潮流在練瑜伽、冥想、自己種菜和醃菜、身體不適時看自然療法醫生、相信有機——這些玩意兒在二十年後，全被邦代的業者冠上「保健品」的名號，而且需要花大把銀子才能購得，太陽底下真的沒有新鮮事。

來上瑜伽課的學員們，全都隨意穿著羊毛運動服或園藝工作服，課程結束時我們會拿醫院的毯子蓋住自己，這些毯子是我們在冥想之前從高高的櫃子裡拿出來的，所以當你展開毯子時，會有一團灰塵揚起，但是蓋起來卻莫名其妙地舒服，這裡的瑜伽課跟時尚完全沾不上邊。

到現在我還清楚記得我們的老師，他的體型跟鎮上的運動型男士截然不同，他的體格雖不壯碩但很結實，他的脊椎挺拔筆直，小腹微凸，像剛懷孕的少女。當他示範側角伸展式時，我可以看到他T恤下的肋骨。我是跟室友一起去上課的，我們下課回家時總是邊走邊笑著說，他在課堂上一直說「泰起」屁股是什麼意思？泰起是誰？他的屁股長什麼樣子？我們那時還不懂梵文，所以不知道老師說的其實是「山式」（Tadasana），反正每隔一段時間，他就會要大家「泰起」屁股，這時全班同學就會拖著疲憊的身軀站起來，調整好他們呼哧帶喘的呼吸，而我倆則在偷偷傻笑。

每當我待在瑜伽教室時，外面那個令人壓力山大、嚴酷艱難和充滿威脅的世界，就會軟化並且沉沒。窗外閃耀著月光，教室裡點著蠟燭，但沒有音樂，只有離港的貨櫃輪船發出穩定的咻咻聲，還有它們那低沉且拉長的喇叭聲奏出的航海小調。

瑜伽意味著用一種有別於我平常習慣的方式運動，它既不像跑步那樣快速且一步接著一步。也不像在堅硬地板上進行的英式籃球（netball），會被眼前那個身材比你高的女孩，像個凶狠的法西斯信徒伸出右臂阻擋，讓你急停和急起；打個球還得用運動膠帶綁住手指，整晚場上不時響起尖銳的哨子聲，還要忍受刺眼的聚光燈和寒冷的夜晚。

但**瑜伽卻是柔中帶剛，既有挑戰性卻也講究臣服，只有你和你的身體**，沒有球也沒有哨子。它動了我身上從未想過要動的部位——我的上臂內側和側腰、大腿內側和肩部肌肉。上完我有生以來的第一堂瑜伽課後，我體驗到了一種前所未有的新奇感覺：深沉、想睡、平靜卻又警覺的感覺，彷彿我在另一個沒那麼紛亂的王國裡醒來，這是服用了鴉片類藥物後那種感覺的放大版，你心裡的柏林圍牆倒下了（但你根本不知道它的存在，像是分裂的自我癒合了，且唯有在這種情況下，你才知道你的自我是分裂的）、邊界崩潰了、疼痛和怒氣消失了。一種嶄新的能量流淌在我全身，內心的緊繃獲得舒緩，我感覺跟自己的實體自我（physical self）連結了。那晚我睡得很深很沉很平靜，相比之下，我之前的睡眠品質真的糟透了。

我此生第一堂瑜伽課帶給我的完全是身體上的收穫，日後我將從其他老師那兒學到梵文與靈性方面的教誨。

我從二十歲出頭就開始練瑜伽，雖然時勤時惰，但始終沒有斷過。我總是隨身攜帶一個提袋，裡面裝了柔軟寬鬆的衣服，如果我在下班回家的路上經過一間看起來很順眼的瑜伽教室，就可以隨時進去上一堂課。

我不僅曾在紐約、倫敦、柏林、峇里島和德州上過瑜伽課，甚至還去了斯里蘭卡、印尼、澳洲的小鎮希爾斯維爾（Healesville）、非洲的藍山、夏威夷和泰國等地的瑜伽中心靜修。不論是在鄉村小鎮還是曼哈頓中城這樣的繁華商業中心，我都會去練瑜伽；而且我對瑜伽場地完全不設限，所以不論是叢林、沙漠、健身房、辦公大樓的會議室，還是臥室、地下室、酒吧、海灘、草地、水泥地、木地板、沙地、教堂和退伍軍人俱樂部，我都練過瑜伽。

就算教練說著我根本聽不懂的外語，我也能跟著做瑜伽；不論我生病或宿醉、快樂或悲傷、胖或瘦、身材姣好或走樣、破產或富有，還在尋尋覓覓或心滿意足，我都照樣做瑜伽。

我並未「皈依」於任何特定的門派，所以我做過畢克藍瑜伽、熱瑜伽、哈達瑜伽、昆達利尼瑜伽（Kundalini）、流瑜伽（Vinyasa flow）、聲音瑜伽、城市瑜伽（Urban yoga）、嘻哈瑜伽、空中瑜伽（Aerial yoga）和重金屬瑜伽。我跟過的老師有印度教徒、穆斯林、無神論者、非裔美國人、英國人、法國人、義大利人、西班牙人、澳洲人、美國人、印度人、印尼人和波蘭人，他們有的很年輕，有的年紀很大，有的介於兩者之間，且人數高達數百人。我練瑜伽的心態就是哪種瑜伽都可以做，任何時間任何地點想做就做，對老師和學員一視同仁。

我花了那麼多時間做瑜伽，有什麼成果嗎？呃，說實話，還挺少的。除了當年密集練習畢克藍瑜伽的那段期間，練瑜伽從來沒能讓我特別瘦過，但我確實感到身體變得比較柔軟。我想問題出在我從來沒能真正掌握它的訣竅，所以才會花了這麼多時間卻沒有任何改善。我的領悟是：我恐怕永遠無法進階到高級瑜伽班，我只喜歡上陰瑜伽課程*或初學班，練練基本功。我的情況證明了，**做某件事長達一萬小時未必能讓你變得很擅長做這件事，僅意味著你花了大量時間做這件事**。

對我來說，練瑜伽是種薛西弗斯式的體驗，我一直努力想要爬上山頂，卻連山腰都沒上去過。我經常感到厭煩和沮喪，我的身體，特別是我的手臂、臀部、肩部和背部（基本上是膝蓋以上的所有部位），缺乏基本的靈活性，所以很多體式都做不來。我到現在都無法盤腿坐，或是單手觸地的三角式，我也不會肩倒立或頭倒立（我只能「雙腳上牆」）。

---

* yin class，通常包括一系列被動的地板體式，主要鍛鍊下半身的臀部、骨盆、大腿內側、脊柱下部。

我老是需要停下來休息或是喝口水，老是跟自己討價還價：「如果我現在做嬰兒式，那麼我就能在最後給它來個適當的能量大爆發。」或是：「如果我只做半伏地挺身而非全伏地挺身，說不定大家就不會注意到我沒跟上，我是班上唯一一個身上沒有刺青的人，也是唯一一個穿著廉價運動褲和普通T恤的人。」（我最喜歡的是我在二〇一〇年為工黨議員輔選後拿到的那件寬鬆綠色T恤，上面寫著支持做事認真的在地人麥克．戴利。）

說到我練瑜伽的糗事還真不少，我曾在費里曼圖（Fremantle）的某個高級瑜伽課上，被教練要求在學好基本功之前不要再來亂了。但我練瑜伽已經六年了吔！

某次在斯里蘭卡靜修時，一位力大無窮的教練原本想要示範把我拉起來成一個後彎的姿勢，哪知他先是哼了一聲，然後用力一拉，結果我被摔在地上，旁觀的學員全都嚇了一跳；這就像你在觀看一位奧運舉重選手嘗試硬舉，結果他卻因為用力過猛而害自己的椎間盤塌陷。我還曾在峇里島受過傷，不是因為練瑜伽，而是因為我沒有看清方向，結果撞翻了祭品：一碗油，然後因為踩到油而在地板上滑行，全班同學為了憋笑差點得內傷。

儘管鬧了這麼多笑話，我還是繼續回去練瑜伽，因為我知道它對我有好處，即使我看起來完全沒進步，我始終做不好站立拉弓式，但是當我停止做這個體式時（我曾做做停停好幾次），我就會變得像個老婦人一樣彎腰駝背、身體僵硬，將來我老了患上關節炎差不多就像這樣吧。

所以我繼續回去練瑜伽，繼續坐在教室後方的墊子上，咬緊牙關苦撐到課程結束，這時我就可以得到我的獎勵——攤屍式：它能讓我感覺到身體好像沒入地板（穿過木板、混凝土，進入土壤裡），一波波的能量流貫全身，就像陽光掃過水面。這時我的腦中會萌生一股深深的安寧感，心海平靜無波，令我想起了藏傳佛教大師紐修堪仁波切（Nyoshul Khenpo Rinpoche）說的一段話：

「且讓這顆被業力和負面想法搞得疲憊不堪的心，在自然的和平中好好休息吧。」

那說的不就是我嗎——**被負面想法搞得疲憊不堪，說的不就是我們所有人嗎？**

12 屬於這時代的完美療癒和消遣

時間來到二〇一六年，我也進入了一種無欲無求的舒心狀態，瑜伽是我唯一的運動方式，而且我只做到能夠阻止身體僵化的程度，並不打算練到能讓身體產生任何有意義變化的地步。所以我的練習頻率大約是一週兩次，我想我這輩子恐怕要一直停留在初學者的水準，即便我練習瑜伽已經超過十五年了。

不過我身邊那群中產階級波西米亞瑜伽愛好者的人數卻不斷增加，在我混跡的社區裡，處處可見她們的身影，而且她們的瑜伽技術比我高明很多，我很納悶我們究竟差在哪兒。

首先，她們的外表看起來就是不一樣。我在邦代看到的大多數人都不再穿著合身的衣服了，如果你在早上的通勤時間來到公車站，大家幾乎都是運動裝扮——瑜伽褲、無袖運動上衣搭連帽衫，夏天穿人字拖，冬天穿運動鞋。大家一派輕鬆，都穿著運動風的休閒服，而且該怎麼說呢……大家看起來都很有錢的樣子，彷彿有錢到沒必要在乎是否穿著整齊。

沒錯，她們一定很有錢，她們不必靠男人過活、不必在早上八點等公車、不必穿上一些粗糙不舒服的廉價套裝去上班；相反的，這群人有充裕的時間去上大量的健身課程，有充裕的金錢去購買一條要價一百美元以上的彈性褲。她們是有機蔬果店的常客，我的臉常被她們身上背的瑜伽墊掃到。她們也愛騎著輕便摩托車或自行車在海邊的狹窄街道上溜達，下課後則聚集在咖啡館裡，喝著一杯十美元的果汁或印度杏仁奶。她們的身材都很苗條，但不是骨感的瘦，而是肌肉結實的精瘦，是種健康又美麗的瘦。

我常看到她們一早就帶著狗兒、衝浪板、男朋友和孩子出現在海灘上，或是在黎明時分在南邦代的水泥地上打坐冥想，或是週日下午在冰山餐廳大啖牡蠣佐冰鎮白葡萄酒，我心想，**我要跟她們吃一樣的東西**。

她們所展現的不僅是身體上的健康和活力，還包括靈氣和智慧，**這種健康看起來很隨興且毫不費力，這不就是美好生活的化身嗎？**但究竟要怎麼做才能達到那樣的境界？要從哪裡開始呢？

然後，某天上完瑜伽課後，我在教室裡看到一張傳單，宣傳一個為期六週的「現代瑜伽士專案」（Modern Yogi Project），它承諾的結果正是我一直渴望到達的境界！它一定能讓我從一個平凡無奇、未經開化的瑜伽笨蛋，轉變成一名閃閃發光、身體柔軟有彈性、充滿智慧的現代瑜伽士。

我立即付了幾百美元報名，還買了一本厚厚的教科書。在接下來的六個星期裡，我將一週練習瑜伽六次、每天冥想、做一次小型排毒、參加每週一晚上的課程、寫日記，以及完成一堆「自我探索」問卷。我將撼動、檢查、補充我的身心靈，讓它再次充滿活力，然後像蝴蝶一樣搖身一變成為一名「現代瑜伽士」。雖然我也希望能變苗條，但我不會膚淺地大聲嚷嚷出來，這是懸掛在我們面前的一個更深層次的轉變。

開課的第一天是週一晚上，我們坐在瑜伽靠枕上圍成一圈、蓋著毯子，拿著我們這間瑜伽學校「帥哥你好」指定的教科書《現代瑜伽》（*Modern Yoga*）。教室裡還有三十二人，男生只有兩人，其餘全都是女生。她們個個看起來容光煥發、身體健康且身材姣好，我敢打賭她們根本不需要來上這個課。她們全都穿著運動服，許多人穿著尺寸十號以下的昂貴彩色瑜伽褲。我看到圓圈的中間放著一碗水果，我猜有可能是健康零食或某種供品，我問我旁邊的女孩：「你有帶供品來嗎？」

這堂課的主持人亞當．懷汀（Adam Whiting）問我們為什麼會來這裡：「請大家最多用四個字說明你來上這個課程的原因。」亞當是美國人，他把長髮捲成一個髮髻，他跟許多瑜伽教練一樣，長得很好看。他告訴我們，他從不把電子設備放在臥室裡，而且起床後的頭兩個小時，亦即從早上六點到八點，他不看社群媒體。他每天都會在下午三點三十三分冥想，不論人在哪裡，他都會立刻停下手邊的事情，向宇宙致謝，他會說一段簡短的感謝詞，並邀請身邊其他人跟他一起說。

我有好多問題想問他，他用什麼當鬧鐘？他是自然醒來的嗎？當他和 3C 設備「共處一室」時，是如何抗拒查看電子郵件的誘惑？剛起床的頭兩個小時裡，他都做些什麼？為何選在下午三點三十三分感恩？我舉起手，問了他幾個問題（給各位參考：他用的是電池驅動的老式鬧鐘）。但我們的課程必須進行下去，在場的三十三名學員都必須說出自己的名字，然後回答那個隨興提出但很有意義的問題：「你為什麼會在這裡？」

我為什麼會在這裡？

我為什麼會在這裡!?

當我們輪流說出答案時，聽起來既像是被截斷的禪宗經文，也像是未被回應的祈禱，更像是浴室鏡子裡的自我肯定詞。

安心。

連結。

信心。

自由。

放手。

屈服。

愛自己。

其中有些答案完全出乎我的意料，我沒想到這群漂亮又健康的可人兒，竟會說出那樣的答案（許多人早已經每週練習瑜伽三至四次了）。她們的回答暗示著她們的內心有一口痛苦的井、一塊黑暗的腹地、一些私人的掙扎。

愛自己、接納自己，學員們繼續說著，有些人的聲音甚至帶著一絲顫抖。

在所有的運動形式中，瑜伽給出了最大的療癒承諾：包括身心兩方面。人們帶著破碎的身體和心靈去練瑜伽，並把自己交給練習瑜伽的治療潛力，那是他們在跳尊巴或做混合健身（CrossFit）或四十五分鐘的高強度循環訓練課（F45）時得不到的。

我的答案是「全勤」，亞當噗哧笑了出來，但我並非在搞笑，我真的是為了全勤而來這裡上課的。總之，我首先想從這個專案得到的成果就是全勤，我想要且必須全勤。這些年我老是花錢去上各式各樣的課程，但熱度通常只能持續三分鐘，一旦興趣減弱我就會退學。我參加的那些專案全都承諾會在某種程度上改變我的人生，或者讓我走上新的道路，而我也總是像今晚趁興而來，但是從第二週開始就會無功而返，隨即走回不健康的老路。

但我發誓這次一定痛改前非。

瑜伽是在西元前七世紀起源於印度，它包括身心兩方面的鍛鍊，以及呼吸技巧和冥想。在印度教長達七百多節的梵文經文《薄伽梵歌》（*Bhagavad-gita*）中，黑天*曾定義了瑜伽的三個分支：業力瑜伽（行動的瑜伽）、梵天瑜伽（奉獻的瑜伽）和淨土瑜伽（知識的瑜伽）。

多數西方人只知道其中的第一種，亦稱哈達瑜伽。《紐約時報》的作者蘇克圖・梅塔（Suketu Mehta）指出，我們把瑜伽定義為純粹的身體形式是錯誤的，且是有局限性的：「在施食處當志工是瑜伽，在福音合唱團中高聲讚美是瑜伽，試圖理解星系如何移動以及窮人沒鞋穿也都是瑜伽。」

今天在西方世界練習的現代瑜伽，主要是一種身體層面的練習，包括一系列的體式、姿勢和呼吸練習。但西方的瑜伽已經發展成一個哲學體系，對生活方式提出建議，並為個人成長、對世界做出反應和承擔責任提供某種框架。對許多人來說，這些元素讓瑜伽更偏向宗教而非運動。

瑜伽在很多方面成了**我們這個時代的完美消遣**——冥想讓我們得以在日趨緊張和擁擠的資訊時代找到和平和寧靜；瑜伽老師們在課堂上提及的一些至理名言，則在傳統宗教式微的情況下，為學員們提供了可貴的道德課程；瑜伽體式的伸展、屈曲以及令人爆汗的各種動作，則是我們對抗每天蜷縮在電腦前八至十小時的最佳對策。

我很認同瑜伽老師兼部落客傑布朗（J. Brown），對於我們為什麼要做瑜伽所提出的看法：

---

* Krishna，印度教最重要的神祇之一。

「練瑜伽的最終目的是為了讓身心安好與欣賞生活。我們做的那些呼吸和移動練習，不過是為了緩解不適，以及鼓勵大家提出有利的觀點。練習能促進親密關係、改善人際關係，令生活更加愉快。瑜伽的實際應用早已存在多年，不應被狂熱者或企圖謀取利益者所掩蓋。」

諸如此類的情況在養生產業的每個領域還有很多，但我們要暫且打住，稍後再更深入談論這方面的問題。

在那個寒冷的週一晚上，亞當在昏暗的教室裡走動著，跟大家說明未來六個星期的學習情況；他預先警告大家，整個學習過程不會是一帆風順的，大約到了第三或第四週，我們的心情就可能變成「媽的，我好累，根本沒法專心冥想」，而且會產生挫敗感。「所以你們現在就把這些東西扔掉吧！我們要用體式來獲得永恆的滿足感、幸福感與和平。」

他所說的體式是瑜伽練習的身體層面——例如下犬式之類的姿勢。

「我們透過瑜伽理解自己，瑜伽教給我們的工具可以用來創造一個開悟的人生，也就是充實的人生——讓我們獲得堅定不移的滿足感。或許有人會認為，想要在永無休止的動盪生活中，發自內心地感到滿足，根本是瘋了，我們將會討論如何達到此境界。」

雖然瑜伽和冥想是通往此境界的主要途徑，但亞當強調冥想才是重頭戲，他寧可我們錯過一堂瑜伽課，也不願我們停止每天冥想，他說：「冥想就像搭乘子彈列車前往幸福國度。透過冥想，你可以跟推動地球上所有人並將我們聯繫起來的生命力連結在一起。如果你遵循你的心，那麼生命的法則（Laws of the Dharma），那個（集體）能量就會為你效勞。當這種情況發生時，道路就會鋪好，宇宙就會打開。」

亞當提到了詩人兼哲學家愛默生（Emerson）的信念：「世界會為知道自己要去哪裡的人開路。」

「這道理聽起來很神奇，大家肯定會覺得『太棒了，我就是想要這樣』。但它的真實含義是你必須練習冥想，最好是在太陽升起之前，早上六點就起床，直到八點之前都不要碰任何電子設備。」

我考慮買個數位鬧鐘，我平常醒來後做的第一件事——在我的眼睛徹底張開之前——就是查看 Instagram，然後是推特，然後是臉書，然後是電子郵件。我一整天的社群媒體作息是：看內容、評論，然後再把內容發布回龐大無情的數位矩陣，這其實是個很不健康的迴圈。而且這個循環通常開始得很早、結束得很晚，我通常每天會在 Instagram 和臉書上發表一到兩篇文章；在推特上則是狂發，自二〇〇九年以來，我已經發了四萬五千則推特，它在某種程度上已經成了我的內心獨白和半成形想法的數位延伸。我希望我能像亞當那樣，把手機趕出臥室，但現在這個小螢幕卻從早到晚與我形影不離，且伴著我入睡，查看手機是種成癮症，我當然不是唯一一個有這種毛病的人。

第二天我從一堂陰瑜伽課開始，我很喜歡陰瑜伽，它很柔和、很緩慢，而且結束時我通常會進入一種昏昏欲睡的可愛狀態。陰瑜伽的姿勢通常要維持四十五秒到兩分鐘，高階班的話時間會更長，但做完後四肢沉重的深沉睡眠與好夢隨之而來。陰瑜伽課不會有突如其來的動作且無須用力，相反的，你置身在軟墊、折疊的毯子和靠枕上，像個受了傷的芭蕾舞演員般倒在地上。教練不斷提醒我們，陰瑜伽的伸展其實是在鍛鍊我們的筋膜（結締組織）。

我已經忘了陰瑜伽有多讓人感到舒緩和平靜，從教練的 iPod 流洩出來的鋼琴聲，陪伴著我做鴿子式（我在長靠枕上伸展我的頭和脖子，我的左膝夾在我身下，右腿伸到身後）；我心想，啊，太棒了。雖然有點不舒服，但這我也可以辦得到——每側各躺個兩分鐘，在黑暗的房間裡對著那個稍嫌粗糙的長靠枕呼吸，縈繞在頭頂上方的鋼琴和弦聲，就像某種聽覺上的祈福珠串。我完全沒有出汗，甚至沒有移動——然而這個幾乎靜止的練習仍然產生了一些作用，我的呼吸開始變得困難，我的臀部肌肉開始疼痛。這是個開髖的體式，這些年來我聽到許多瑜伽老師說臀部是儲存情緒的地方，所以有時候做這個體式會啜泣是正常的，他們說這是一種「釋放」。

由於教室很暗，所以我張大耳朵尋找輕柔的啜泣聲，但沒有聽到。我原本就很質疑老師說臀部會儲存情感的說法，這聽起來也太蠢了吧，簡直就像說儲存記憶的地方在右腿一樣。身體確實是個儲存設備，但僅限於物質，我們的脂肪、血液、骨骼、器官、細胞；所以即便你認同人體會儲存情感的概念——自我療癒作家露易絲·賀（Louise Hay）及科學家布魯斯·利普頓（Bruce Lipton）皆認為，出現在身體的症狀，其實是發生在你的潛意識當中的事情之證據——但為什麼是臀部？

健康資訊網站（Naturally Savvy）說臀部是「身體存放垃圾的抽屜」，它們是身體的穩定器：「但它們也是身體存放悲傷記憶、財務恐懼、人際關係困境以及家庭問題的儲存單位。只要每天花點時間全心關注你的臀部，你就能釋放焦慮、恐懼、憂鬱和悲傷。」

好吧……但為什麼在一個滿是陌生人的房間裡，把身體趴在小腿肚上兩分鐘，就能讓這些儲存已久的老舊情緒釋放出來？這簡直是巫術、迷信、偽科學嘛。

但說真的，有時一整個星期都過得很不順心，但是當我跟班上其他同學一樣、把身體伏趴在我的小腿肚上時，一股情緒不由分說地湧出，它們不是來自於我的臀部，而是我的腹部，於是我便不由自主地開始啜泣了；就像一個原本緊閉的閥門被打開，我哭到一條褲腿沾滿了鼻涕和眼淚，變得溼答答的。我的臉緊貼著瑜伽褲，哭到背部和腹部都在顫抖，我能感覺到悲傷在體內流竄，它不像舞蹈或驅魔那麼強烈，比較像打在堤防上的國王潮汐*那種來來回回的拉力。

這時我會很希望教室裡播放的鋼琴聲或其他歌曲的聲音夠響亮，能蓋過我的啜泣聲，我還希望同學們也都在啜泣，這樣就能淹沒我的哭聲。在黑暗中、在那漫長的幾分鐘裡，你身體裡的某些部分同時被拉伸和收縮，並釋放出一些東西。

我請教亞當關於情緒和某些體式，例如鴿子式，兩者之間的生理學關聯，為什麼人們做這個體式時會流淚？

他的回答是：「我對這個現象的成因做了點研究，有可能是因為你做的那個體式超越了臀部的淺層肌群，所以產生了更好的運動效果。」

亞當認為我們可以從幾個不同的角度來看待此現象，首先若從脈輪（chakra）系統的角度來看：「當海底輪（root chakra）被堵塞時，我們可以透過運動、意念、伸展或感知來刺激該區域，來釋放身體的能量。」不過此舉也有可能帶來情緒或感覺，甚至是生理上的釋放：

> 「如果你看一下髂腰肌的肌肉組織（在做開髖動作時會運動到它），你會很驚訝它居然這麼能『動』，甚至被稱為靈魂的肌肉。髂腰肌的下段會接到與運動有關的大腿股骨，中段則位在所有的生殖和消化器官後面，上段連接到脊椎，並與橫膈膜緊密相連。髂腰肌在運動、消化、生殖、保護、呼吸和自主神

經系統皆有作用。它是那種既可以刻意與神經系統連接的肌肉，也可以繞過大腦的有意識想法，更偏向爬蟲腦區來運動，因此學會用瑜伽體式來操縱髂腰肌是非常重要的。」

儘管我不太擅長瑜伽，但多年來我一直覺得練瑜伽是有益的，因為就像亞當說的——**瑜伽會讓你運動到身體中不會被運動的部位，並刺激血液流動。瑜伽幫我睡得更好，且似乎能讓我達到身心平衡**，我喜歡它讓我能專心一小時（或更長時間），然後在課程結束時給我一個放下的空間。

我太需要這種紀律了，我總是想太多，大腦受到過多的刺激而無法集中注意力；我很難注意到細節，而且很容易有怠惰和焦慮交替出現的情況。網路上的測試說我有成人過動症，但我從未尋求治療，要是我服用了治療兒童過動症的利他能（Ritalin）會怎樣？總之我從童年時起，就一直是個雜亂無序的傢伙，我曾在倫敦柯芬園（Covent Garden）做過一次塔羅

---

* King tide，指太陽、月亮與地球連成直線的引力作用，使得海水漲潮高於平日的自然現象。

牌占卜，占卜師很委婉地說我的能量一直「不集中」。

有幾年我似乎無法留住任何東西：工作換來換去、男人在我的生活中進進出出，我偶爾會在賣出幾篇文章後口袋滿滿，通常是名人的採訪報導，或是思考青春的長篇大論，但其餘大多數時候我都活得很拮据。我有三十五個退休金帳戶，但因為要支付帳戶管理費，所以本金逐年減少，每個戶頭都只剩十幾元。我三十多歲的時候就活得像個落難貴族，為了逃避腐敗的政權和憤怒的債權人，不斷更換租來的居所。最初我落腳曼哈頓，之後住過的地方有三十幾處：巴塞隆納、倫敦、柏林、紐約、雪梨、墨爾本……。我一直在旅行，但都是隨遇而安、漫無計畫的，我是個無法安定下來的浪漫主義者，雖然有點絕望，但是對於自己有辦法到處跑的能力還是挺得意的。

我花了十多年的時間，淨幹些自己力有未逮的事，雖然很興奮但也很疲憊。朋友們折服於我的魅力，也愛聽我那些瘋狂的故事，但這些年下來也差不多到頭了吧？我的意思是，說真的，一個人可以搞丟錢包多少次？或是把筆電忘在咖啡館的桌子上，或是房門上鎖了才發現鑰匙、手機和錢包全在裡面，或是在音樂節上搞丟信用卡？

套句瑜伽的說法，**我需要某種練習或嚴格的制度，來讓我活得更腳踏實地**，要是還能讓我變瘦那就更棒了，這可是個了不得的收穫。

現代瑜伽士專案的課程安排相當緊湊，包括瑜伽課、冥想和寫日記，簡直跟做兼職差不多。這意味著我要麼減少外出，要麼安排在不會跟瑜伽課表衝突的時間外出，所以我會跟朋友說：「那我們就約早上八點二十分見面一起吃早餐吧，因為那時我的必修課結束了。」或是：「我可以跟你約晚上七點四十五分，在瑜伽教室附近一起吃晚飯。」瑜伽課表成為我安排未來六週生活的原則，我經常在手機上更新我的行事曆，總之，我會排除萬難每週上足六節課。

亞當還說，除非我們不舒服或受傷了，否則不妨以流瑜伽課為主，這是充滿動力的課程，上完會流很多汗；唯有辛苦付出才有收穫，認真練習才能擁有精瘦的瑜伽士體格。陰瑜伽則是每週一次的享受，是週日晚上的放鬆。

所以到了第三天，雖然我覺得自己不夠健康、不夠靈活、肢體不夠協調，還是硬著頭皮逼自己去做流瑜伽。我告訴自己不能作弊，不能六個星期都只做陰瑜伽。我們必須在瑜伽教室的白板上記錄我們的出席情況，我的名字旁邊出現一排空白，警示我得加把勁了。

流瑜伽很難，這是一種運動連結呼吸的動態瑜伽形式，它的體式結合了力量、靈活性、敏捷性（先把身體蹲低，然後一躍而起）、注意力、平衡感、強大的核心肌力以及有氧能力。所以練習流瑜伽的好處包括提高靈活性、專注力、調理心血管和增強肌力。比起其他動作較為緩慢的瑜伽形式，例如哈達瑜伽或陰瑜伽，流瑜伽會燃燒更多熱量。

我特意挑選了我以為上課人數會比較少的中午班，我照舊待在教室後方，感覺既煩躁又疲累。我的同學個個都像兼職模特兒似的，不苟言笑、神情專注地沉浸在她們個人的「養生方舟」裡。我也不落人後專心練習，卻發現我完全無法做任何體式，我的左半身僵硬到不行，想要盤個腿嘛，左側的膝蓋卻硬生生飄在空中，抗拒任何向下沉的動作，彷彿它被一個浮動裝置高高托起似的。我的臀部像個生鏽的指南針，在某一點卡住了，一丁點都無法往下移動，我練了十六年的瑜伽根本沒用，我的身體依舊硬得像塊木板。

反觀我前面那個美女，優雅地從站姿前屈轉換到烏鴉式，這是個十分講究平衡的姿勢，你全身的體重幾乎都集中在你的手腕和前臂上，但她居然沒出半點汗，真的令我羨慕到流口水。我滿身大汗、筋疲力盡且氣噗噗地離開教室，我想我的身體恐怕是以特定的方式固定住了，世界上任何一種瑜伽都無能為力。

現代瑜伽士專案的第一週在各式各樣跟瑜伽有關的活動中匆匆過去了，我每天的生活都被瑜伽教室的課表占據，每個早晨我為了抽出十五分鐘冥想，隱隱約約感到有股壓力。但一週後我確實注意到身體開始出現一些變化，記得那天是一年中最冷的一天，早上醒來時只有六度，我的公寓是沒有暖氣的，但是當我下床的時候，我輕輕鬆鬆就能彎下腰從地板上撿起東西，這可是前所未有的感覺哦。我的身體沒那麼僵硬了，彷彿有人在我體內塗上了潤滑油，雖然我的關節還沒有完全潤滑，但經過六天五堂課的鍛鍊之後，差別還是很顯而易見的。或許訣竅就是要連續密集地上課，而非三天晒網兩天捕魚，否則練再多年的初階瑜伽也沒屁用。

冥想也逐漸成為一種習慣，亞當對它的熱情是很有感染力的，況且如果你不急著趕去任何地方，做做冥想也挺不賴的。在明亮而短暫的黎明時分，我坐在床上閉起眼睛，十五分鐘後當我睜開眼睛時，天已經亮了，我走進廚房開始煮咖啡。

但如果我不是一起床就冥想，事情就會亂了套：冥想練習變得敷衍了事、充滿壓力且心煩氣燥。某天我睡過頭，試圖在火車上冥想，但旁邊有人在用手機聊天，車上有廣播，而我則感覺自己好像在公共場所做些隱私的事。我的冥想會出現在Snapchat上嗎？我擺出聖潔的姿勢，彷彿要領受生平第一次聖餐，我把雙手疊放在膝上，閉上眼睛，嘴部表情像微笑般柔和。但我也很怕坐過站，所以每次車一靠站我就會睜開眼睛：埃奇克利夫、國王十字、馬丁廣場、市政廳。在火車上我只能練習微冥想，而且充滿了壓力。

到了第七天，我又回去練陰瑜伽，我的四肢感覺很輕盈很放鬆。我現在已經很熟悉陰瑜伽了，就像把所有東西都折疊收納並放慢速度的山洞或櫥櫃，有種安息日的感覺，這是休息的一天，把手機放下，與家人和朋友一起吃頓飯，並以緩慢、可愛的瑜伽課結束這一天。

第一週的星期五，英國民眾做出一個震驚全球的舉動：投票選擇脫歐；一位愛爾蘭籍的老師在上課四十五分鐘後，聊起了他對此事的看法。當時我們正在做鴿子式，向一個未知的神靈鞠躬，我沒在哭。他在變熱的房間裡走動並告訴我們：「**你可能不喜歡改變，你可能抗拒變化，你可能不同意它，你可能認為變化是件壞事，一件非常糟糕的事情。但是變化已經發生了，而且你無能為力，要抗拒它是毫無意義的。**」他的聲音很沉重、很悲哀，他嘆了口氣說：「事情就是這樣囉。」

人生何嘗不是如此。

13 — 在瑜伽裡，你能原諒自己嗎？

瑜伽的變革力量完勝其他任何活動或運動形式，你可以把騎自行車或跑步等運動稱為一種生活方式，因為有許多人非常愛好它們，並從中獲得友誼、娛樂和身分認同；但瑜伽具有其他運動方式所欠缺的靈修特質，亞當是這麼說的：「瑜伽體式是我們邁向恆久的滿足、幸福與和平的一種方式。」

朋友們，這可是相當難能可貴的承諾哪。

有時我需要讓自己相信這些靈修的東西，有些老師會在上課時傳授他們的人生智慧，上完他們的課後，我會覺得自己學到了一些重要的東西。但是其他老師——主要是連鎖健身房的老師——卻只能觸及瑜伽靈修層面的皮毛，他們要麼根本不懂瑜伽的哲學源頭，或是缺乏適當的語言來說明，也可能是他們的深度不夠。他們只是來健身房教課，或是幫別人代課教些槓鈴、尊巴或水上有氧運動。這令我想起已故記者暨作家阿爾．吉爾（A. A. Gill）曾寫過的一篇關於印度的文章：「大量西方人來到印度，在雜亂的環境中尋找適合的東西；他們把瑜伽當成一項運動，就像他們也把走路到地鐵站當成是在做有氧運動。」

在某堂特別有氧的流瑜伽練習結束後，一位染著銀色鮑伯頭、穿著豔粉紅色芭蕾舞衣的老師要我們進行觀想（visualisation）：「請想像你在一間位於湖邊的漂亮房子裡，這是一棟價值數百萬美元的房子，太陽正從屋內的多扇玻璃窗照射進來，請感受陽光照在你的臉上。現在你在一輛法拉利跑車裡，它的速度極快，你敞開車篷，並且大聲播放音樂！」

他們有些人說的一些東西根本是狗屁，荒謬的概念，像是憑空生出來的各種新時代的靈修素材，然後試圖用隨機取得的偽生理學片段把它們黏在一起，根本經不起解剖細究。比方說吧，有人宣稱坐姿轉體可以淨化腎臟，也有人說某個體式可以按摩肝臟，真的嗎？證明一下吧，最棒的瑜伽老師未必是肢體最靈活的人，而是經過烈火淬煉、然後浴火重生的人，帶著苦樂參半的人生智慧要分享給大家。

亞當就是一位很棒的老師，他從不標榜自己要講些什麼至理名言，但是他講的東西，似乎都言之有據而非隨口胡謅。某天下課後，我們在邦代的一家素食店一起吃午飯，他告訴我他成為一名瑜伽老師的始末。

時間要回溯到二〇〇一年九月，當時他只是個剛從音樂學校畢業的青少年，在紐約市中心某家保險公司找到一份工作。工作的內容並不繁重，主要是把保單輸入電腦。但通勤上班是個大問題，他每天要從皇后區搭乘地鐵，並經過世貿中心的遺址去上班，那裡每天都有喇叭大聲廣播九一一恐攻事件，路上有人發送尋找失蹤者的傳單，而且到處是灰塵。

他在保險公司工作了大約八個月後，怪事發生了：「我搭電梯下到一樓大廳準備回家，電梯門打開，我才跨出第一步就感覺天旋地轉，我只好趕緊靠在牆上。一位好心的朋友把我送上回皇后區的火車，我平安回到家，但暈眩的感覺不斷出現，而且越來越嚴重。起先我還以為是吃壞肚子、脫水、鼻竇炎，或諸如此類的毛病。」但後來不舒服的症狀越來越多，「腿麻、頭痛、失眠，我開始意識到此事非同小可。」

亞當去看了家醫科和神經科醫師，他們幫他做了完整的檢查，脊髓穿刺、X光、核磁共振、掃描，都未發現任何異狀，最後有位醫師告訴他：「你的身體是健康的，但你的精神不是。」他最終被診斷為創傷後壓力症候群，紐約的醫師在九一一事件後看到了很多的類似症狀。

他們給亞當開了六個月的抗憂鬱和抗焦慮的藥，並要他在六個月後回診；他很高興藥物奏效了，症狀消失了，但他決定「接下來要在不吃藥的情況下治癒自己」，因為藥物會有鈍化作用。

然後他發現了冥想，但事情的發展並非一帆風順：「我因為恐慌症和焦慮症所以充滿戒心，我無法真正放手，生活的各個方面都令我感到不安，以至於我在靜坐冥想時只會感受到恐怖。」

於是他去找一位教瑜伽體式的老師，她說：「你得先從鍛鍊身體的瑜伽開始學。」他聽從對方的建議。

「那是個非常深奧的身體練習，確實以心為本。我就是從這裡感覺到我外在的硬殼開始融化，身體的鍛鍊會讓內心的對話安靜下來，但我卻是先練體式再冥想。我清楚記得冥想的效果，那是一堂九十分鐘的瑜伽課，結束後進行三十分鐘的冥想，它讓我獲得久違的安心感，那份安心感是無法用語言表達的。」

今天是第二週的開始，我感到一陣嚴重的焦慮，這一週的白天很短、天空很暗，天空中飄著陣雨，彷彿蒙上了一層紗，我的身體因為連日的運動而疼痛不已。在出席週一晚間的例行會議（它很像分享坐談和大學輔導課的混合體）之前，我在一家咖啡館裡喝著印度茶，突然被一股深深的恐懼感籠罩，我感覺到好像有糟糕的事情即將發生，我愛的某個人即將死去，我覺得這不是妄想而是我的直覺，且這個直覺幾乎完全出自身體的感官。

我坐在咖啡館裡，像是在等著焦慮化為人形現身我眼前，並拉開我身旁的椅子坐下來，告訴我一些非常可怕的事情，這種可怕的感覺似乎在問：「你準備好了嗎？你最害怕的事情就要發生了。」

我一直坐在那裡，等著那個陌生人現身並坐下來，等到茶水都變涼了；我試著用冥想課學到的呼吸方式，讓我的心平靜下來，最終並沒有任何人入座。當我走進瑜伽教室時，正好趕上團體討論到我們在生活中，會抗拒那些可能阻礙我們獲得快樂的事物。

本週的主題是「選擇」，我們的小冊子上寫著：「**無論在任何時候、任何處境，你都可以選擇當個快樂的人，所以現在就開始吧。**」

此刻焦慮和恐懼彷彿是個新的器官，落腳在我體內某個空洞裡，我心裡惡狠狠地想著：別以為你能待下來。但我沒有說出口。

上完第二週的課後，我數了數今年我晚上外出的天數，竟然已經超過一百天，現在才六月初吔，我得放慢腳步才行。但是我去過好些個地方、見過許多有趣的事物！

我曾在午夜時分與魔鬼魚在夏威夷附近的溫暖海水中同游；也曾在黎明時分乘坐熱氣球飛越大沙沙漠（Great Sandy Desert）；曾在太陽升起時，騎著哈雷機車繞過沙漠中的烏魯魯基地（Uluru）；還曾爬上國王峽谷（Kings Canyon）的邊緣，在我眼裡它看起來就像一個紅色的月亮火山口；我曾在約克角（Cape York）西部某個原住民養牛場裡、只有雨季才會出現的池沼裡游泳；我還曾見識過珍稀鳥群在天空中飛舞的壯觀場面；我曾在泰國的叢林中與陌生人一起喝下奇怪的蘑菇飲料，並在黃昏時隨著史汀（Sting）的歌聲翩翩起舞！我曾逛遍馬來西亞檳城的喬治城區街道，只為尋找一家神祕的咖啡館，他們會把你的自拍照放在你的咖啡奶泡上。

我還曾對一間只看了五分鐘的房子出價，它位在一個我路過的小鎮上，也許我是想結束幾十年與別人合租、遲遲未一人獨居的漫長青春期。這是間老房子，感覺像是一八六〇年代建成的，歪掉的玻璃窗、傾斜的天花板、粗糙未拋光的地板，藤蔓爬滿了陽台。黃昏時分，袋鼠會在房前吃草，方圓幾英里內只有鳥叫、小河裡的蛙鳴，還有經過的火車聲。我直盯著房地產網站上的房屋圖片看了好幾小時，希望它能變成我的；儘管障礙重重且不切實際（它位在鄉下，我又不會開車），但我始終無法把它從我的腦海中抹去。

那個冬天，欲望無處不在，像噴泉一樣奔湧而出，我在某次聚會上對一個男人一見鍾情，我的手機都被他的簡訊「炒熱」了，我為了回簡訊搞到指頭受傷，我用了所有的表情符號，手機經常顯示電量快要耗盡。我可以看到對方正在打字，手機螢幕上出現的小點點，看來很像沉在水下的某個人氧氣快要耗盡時的氣泡。

這整件事令人興奮也令人疲憊，卻是發生在我們相見卻無法相聚的某個虛擬空間裡。老師們在課堂結束時分享的至理名言，都鼓勵大家要擁抱不確定性，因為人生無常，沒有人知道我們的未來會發生什麼事，結果會是怎樣。唉，這真的是知易行難啊。

週二晚上我在上完一堂高強度的瑜伽課後，連在大休息時間都氣喘吁吁，我的馬尾被汗水給滲透了。下課後我急赴帕丁頓（Paddington）趕場參加一間餐館的開業，我在那裡見到了我的朋友提姆，我告訴他我很焦慮、無法入睡，感覺自己運轉得很快、很害怕，瑜伽和冥想雖然很好，但沒能趕走焦慮。「幸好我還有一些從前留下來的鎮定劑。哦，還有，我對一間位在某個鳥不生蛋地方的房子出價了！」

他建議我一個星期不要喝酒，吃大量的水果和蔬菜，設法多睡點，並且繼續練習瑜伽和冥想。

「好的。」我們坐在餐廳的二樓，帕丁頓高低不平的梯田和安靜的後街，像條拼布繡被子呈現在我們眼前，外面一片寧靜祥和。

有人端著一盤雞尾酒走了過來，看樣子很像是貝利尼酒（Bellinis），這琥珀色的液體十分神奇，只要喝一口就能讓焦慮消失無蹤，就像阿司匹靈溶化在水杯裡，於是我服下了我的解憂藥。

第二天我們圍坐在瑜伽教室裡，中間放了一盤水果（我現在知道那是準備給大家吃的，並不是供品）。現在是冬天，所以除了瑜伽服，大家肩上還披著披肩和斗篷。

亞當環視眾人：「你們享受冥想嗎？」

他的問題獲得一些人的熱情回應。

一位穿著鳳梨圖案緊身褲的婦女說：「我把鬧鐘定在每天早上四點四十五分。」之前她都是在海灘上練完瑜伽後直接去上班，但現在她會練完瑜伽和冥想後才去上班，與我不同的是，她並未嘗試在公共交通工具上冥想。

雖然很多同學都為了冥想而早起，但她們發現要天天冥想並不容易，人人都能一週上六堂七十五分鐘的瑜伽課，但是一提到每天冥想十五分鐘，我們突然就「抽不出時間了」，**也許是因為冥想的結果並非具體可見的**。

對於 A 型人格者*，或是生活在二十一世紀、心靈飽受過度刺激的任何人來說，冥想可能是令人沮喪的，因為看起來你啥事也沒做，就只是呆坐在那裡，你甚至不打算思考任何問題，例如晚餐要做什麼菜，感覺沒有好好利用時間。

一名英國婦女則說：「我的腦袋一直在喋喋不休。」周圍的人都紛紛點頭表示附和。

亞當解釋：「喋喋不休和一心不亂一樣重要，沒有喋喋不休，你就認不出一心不亂的狀態，也就是思想風暴之間的平靜。」他告訴我們那些僧侶只為了獲得一秒鐘的平靜無波而打坐數小時，冥想的重點是接受你當下的狀況。「腦袋喋喋不休是正常的；你只需要意識到此刻的自己是動盪不安的，且會來回起伏不定，但是當你透過冥想達到一心不亂的境界時，世上沒有任何東西能與之相比。」

---

* 一九七四年，美國著名心臟病學家梅耶．傅利曼（Meyer Friedman）與雷伊．羅斯曼（Ray Rosenman）率先將一般人的性格分為兩大類，一為A型性格，另一類為B型性格，A型性格的人競爭性較強、急躁、缺乏耐心，B型性格則與之相反。

但是我們還有更多問題想問。

「睡覺是在冥想嗎？」

「不是。」

「喝醉了能冥想嗎？」

「有時就讓它過關吧。」

「冥想前可以運動嗎？」

「如果你能在冥想前燃燒掉一些表層的能量，未嘗不是件好事。」

每個人都非常重視體位法，這是成為一名瑜伽士的身體層面。我們一星期有六天會到瑜伽教室練習，努力撐過那些極其艱難的課程，即便感冒的人也不敢偷懶。因為自己在家練習比較困難，就連A型人格的人似乎也很不願意在瑜伽教室以外的地方練習，我當然也不例外，在家裡練的時候，我隨便做兩三個下犬式，就算完成一天的功課了。

就像劉醫師的斷食診所一樣，我們似乎需要有個監工、一個公共空間以及約診。在家裡獨自一人練瑜伽、沒人監督時，我們就會興致缺缺想要偷懶。

現代瑜伽士課程上到這個階段，亞當要我們注意能量洩漏的情況：「我們必須阻止能量洩漏，所以本週的練習是原諒某人。」

大家紛紛發出呻吟聲。

亞當說：「我最受不了的事情之一就是瑜伽老師說原諒就是『放下』，**因為原諒不只是**

『放下』，而是逐漸把電荷放光，直到一點不剩。」他停頓了一下，同學們都已平靜下來，教室裡出現一股凝重的氣氛，我猜大家都在思考該原諒誰；有些人不由自主地抽噎起來，眼裡有種遙遠、悲傷且懷念的神情。寬恕是個可恨的婊子，但我由衷相信，它會讓你釋懷、放你自由。

亞當問：「**你能原諒自己嗎？其實那才是最困難的。**」

14 為什麼瑜伽練越多，反而越想享樂？

到了第三週，我終於找到了每天冥想和練習瑜伽的節奏。瑜伽教室的工作人員現在都認識我了，所以會叫名字打招呼。我平常都躲在教室右後方的門旁邊，每節課結束時，我都會徹底擦拭沾滿汗水的瑜伽墊，清潔和收拾現在已經成為日常儀式的一部分，感覺好像做了幾回合的拜日式。雖然焦慮仍然存在，但我會設法繞開它。

上午十點左右是卡瑪老師帶領的流瑜伽課，上一整堂運動肩膀的課程，會讓我一連痛上好幾天，但是扭動「側腰」的課上完後，則會覺得很舒服。寒冷的早晨我仍會乖乖起床冥想，然後每天都要跟我的房貸經紀人通很多次電話，他不斷要求我提供各式各樣的文件：報稅單、在職證明以及銀行對帳單。下午我去海灘，天氣太冷了不能游泳，於是我坐在沙灘上喝著咖啡，發簡訊給那個在派對上認識的傢伙，來來回回、來來回回，並且抽空瀏覽新聞。

美國奧蘭多（Orlando）博斯夜店發生恐怖攻擊，四十九人死亡、五十三人受傷。法國國慶日一名ISIS支持者駕駛一輛十九噸重的卡車，衝撞上街慶祝國慶的人群，造成八十六人死亡；幾天後，ISIS恐怖分子再次襲擊法國，在教堂裡殺害了一名天主教神父。土耳其政變失敗，造成三百人死亡、兩千一百人受傷，效忠土耳其總統艾爾多安（Erdoğan）

的部隊逮捕了六千多人，將三萬六千人免職，折磨和強姦了數百人。在日本，一名對殘疾者懷有病態恨意的男子，闖入一家護理中心，刺死了十九人。至於澳洲，競選活動已接近尾聲，心灰意冷的選民被迫從一堆爛候選人中選出最不爛的那一個。

雖然今年才過了一半，但人們已經非常擔心二〇一六年會變成有史以來最糟糕的一年。我不知道我與日俱增的焦慮，是否跟日益瘋狂的新聞事件有關聯，還有我每天更新及查看新聞網站和推特這麼多、這麼多、這麼多次，是否也對我的心理健康很不利。

雖然我無法遠離新聞（特別是越來越曲折離奇的美國選情），但我已經開始對我在瑜伽教室以外的生活做出積極的改變，第三週的現代瑜伽士課程，鼓勵我們要「活得真實」與「聚焦於自己的夢想」。

教室的宣傳小冊子問我們：「你會在生活的哪些方面找藉口？你躲在哪裡？你是否已經準備好要坦然面對生活中的某個方面？」**唯有勇敢揭露那些不為人知、感覺丟臉的事物，我們才能進化到一個更真實的版本**。本週的功課是退一步思考，用一種慈悲和超然的心態觀察自己。

我是個專門撰寫親身見聞的記者，我寫日記二十年了，參加過幾十次靜修，所以我以為我對觀察自己並不陌生；但其實我跟大多數人一樣，會自欺。誠實面對自己有可能是痛苦的，說不定還要坦承自己有需要改變的地方，更何況江山易改、本性難移，不過老師告訴我們，瑜伽和冥想可以幫助我們完成這項任務。每天的瑜伽例行練習，有一部分是把不舒服的感覺變得舒服，並在不舒服的感覺衝擊你時，仍舊心無旁騖地坐著。這些不舒服的感覺，有可能來自於做某個瑜伽體式時的身體不適，也可能來自於冥想時浮現的情緒不適。所以本週要學的功課是：雖然這聽起來很矛盾，但**只要我們學會與不適共處，這些不適感終究會消散的**。

有時候我們會很想查看手機來繞過這些不適感，但這麼做其實是在作弊，**你在找藉口嗎？你躲在哪裡？**這一週老師教我們要誠實面對所有的感覺，而非逃避。

我開始注意到我的身上出現了一些變化，而且它們並非現代瑜伽士課程「宣傳」會有的功效，比方說吧，如果我每週認真練瑜伽六次，我就不大想吃垃圾食品，我的身體會渴望吃到真正的食物和大量的營養物質。午餐時，我會主動把香腸麵包換成沙拉，而且我會去冷壓果汁店買一杯要價十美元的綠拿鐵當作課後的犒賞。不過話說回來，這樣的養生法還挺傷荷包的。

由於運動量突然增加，我的身體也發生了一些變化，是的，我確實變瘦了！別人也注意到這個變化，所以讚美之聲不絕於耳（但我聽到別人的讚美便樂不可支，顯示我在放下執著和放下自我方面仍有待加強）。朋友和同事都說我的頭髮變得更有光澤、眼睛更加清亮、皮膚更光潔，衣服也變寬鬆了。我越來越像那些光顧邦代有機商店的瑜伽士們，身體健康容光煥發，而且當我轉身去看一顆桃子時，會有個倒楣鬼的手臂被我的瑜伽墊掃到。

最令我這個萬年瑜伽初學者感到欣慰的是，在短短幾週內，我的體能有了明顯的進步。

我發現某些體式變容易了，我的髖部正在逐漸打開，盤腿打坐時，我的膝蓋已經能更貼近地面。我變得更強壯更靈活，我的腿和手臂變瘦了，我的背部變得挺拔有力，之前軟弱無力的核心肌群也變強了。我的平衡力提升了，我的注意力、集中力和耐力也都在提高。之前一堂六十或七十五分鐘的課，我才上了十五分鐘就巴不得它趕快結束，但現在我已經可以輕鬆上完九十分鐘的課，甚至是兩小時！人體的適應力竟然如此之強，令我驚嘆不已，當然啦，還是有幾天會感覺比較難熬，但有些課程我已經能輕鬆完成了。

奇怪的是，我在練瑜伽的時候也會感覺自己是空白的，彷彿課程本身就是一種我不必思考的冥想，我整個人關機了。我最喜歡的是課程結束時的攤屍式大休息，我感覺全身像是被強效除油的洗潔精洗過一樣，我內心的焦慮一掃而空。我不確定那突如其來的焦慮，是否跟我瘋狂練瑜伽和冥想有關，抑或純屬巧合。我只知道自從開始上現代瑜伽士的課程，我的能量飆升，大多數晚上只能睡四小時左右，說不定這些運動令我的系統短路，或是擾亂了我的荷爾蒙。

我在網路上找到那些用第一人稱寫的瑜伽文章，大多都有個熟悉的敘述：**瑜伽不但拯救了他們的人生，還帶來了平和、健康、幸福、靈性與人生的意義**。他們進入瑜伽教室時往往處於人生的谷底——肥胖、破產、被拋棄——但是當他們在瑜伽教室努力奮鬥一番之後，他們的人生發生了轉變。

二〇一六年十月，xoJane.com上的一篇文章引起了我的注意，它的標題是：「我還以為瑜伽、冥想和Instagram可以幫助我從被強暴的創傷後壓力症候群痊癒。」文章的作者是住在雪梨的菲比·盧姆斯（Phoebe Loomes），這篇文章對瑜伽的觀點，似乎跟我們平常聽到的說法有點出入。她提到出事那天的行程一如既往，早上六點起床後晨泳，接著在旅館的木質露台上做瑜伽，她還記得那天她曾給某人一個非常瑜伽的建議：「你可以克服一切，你需要的一切都在你的身體裡。」

沒想到那天晚上，菲比就慘遭酒吧的經理下藥並強暴。出事後的頭幾天，她一如往常地練習瑜伽。「我對發生在我身上的事情非常生氣，但我決心繼續走我的開悟之路……所以我答應自己不再去想它，只要我發現自己又在回想當天的事時，我就不斷重複念我的咒語——放下吧、放下吧。」

我聯繫了菲比，並約她在雪梨共進午餐，想聽聽更多關於瑜伽幫助她和傷害她的詳情。她告訴我當初會練瑜伽的原因：「二十三歲的時候，我經歷了一次非常糟糕的失戀，我想用酒精和藥物來對付它，但並未奏效，於是我開始鍛鍊身體。當我開始做瑜伽後，很快就減掉很多體重，十八個月內減了十六公斤。」

但菲比說，順利減重不能完全歸功於運動，因為她的瑜伽教室鼓勵素食，所以她有吃素。

她並不覺得吃素很困難，因為就像我發現的那樣：「當你努力鍛鍊身體，想讓自己變得健康，並且看到效果時，就會比較願意限制飲食。」

「回顧過往，我在飲食和控制方面有很大的問題。我人生中的其他很多東西都是我無法控制的，分手後我失去了社交生活，能夠在瑜伽教室度過漫漫長夜對我來說是種解脫，因為這樣我就不必花腦筋思考要做什麼事情。當時找到這個新社群的我似乎有點瘋狂，現在回頭看，我可能有健康食品痴迷症的毛病，而且飲食不能獨攬所有的功勞，還應該包括靈修，當時我找到很多答案，這不是件壞事。」

沒想到後來她在美國慘遭強暴，菲比在被強暴的三天後就回去做瑜伽了。有幾天她覺得自己受到了創傷，但是她努力讓自己克服它，她告訴自己：「這就是瑜伽的神奇之處，任何事都可能發生在我身上，我會沒事的，我有一整套的工具，我可以應付。」

五個月後，當菲比回到澳洲並參加一個瑜伽靜修會時，強暴的影響才開始顯現。

「和我一起做瑜伽的每個人都有創傷和焦慮，我聽著他們的故事，心想——『你根本不懂什麼是創傷，你並未經歷過我所經歷的任何事。』」她對那些人占用她的時間感到憤怒，失去對他人的慈悲心是創傷後壓力症候群的常見症狀之一，她坦承：「那是我第一次意識到自己根本無力應付。」但菲比仍然拒絕承認這一點。

靜修營結束後，她的生活開始分崩離析：「我開始破壞一切，我因為憤怒和無法對任何人懷有憐憫之心，失去了很多友誼。那時候真的很難受，因為我學習的瑜伽教導我們要對人慈悲、善良和輕聲細語，我卻無法做到。」

後來是一個沒有練瑜伽的好友對她的行為舉止起疑，於是找上了她：「當時我在酒吧參加某個朋友的生日聚會，我卻人在心不在，於是她走過來問我『你怎麼啦』？」

菲比告訴她，自己一直想自殺，不知如何是好。

「我真的很難接受自己是個受害者。我是個瑜伽士，這個身分在我的人生中、在Instagram上就是我的完整敘述，我不想失去它，它不光是一種身分，也是我的自我。」後來菲比搬去跟她的朋友一起住，並開始接受創傷後壓力症候群的心理治療。那大概是兩年前的事了，現在她仍繼續練瑜伽，但已經體認到其局限性。

「人們在生活中需要這種靈性指導，我的人生也需要它，我曾經一度迷失自我，但我很高興現在我找到了答案和神聖的東西。」但她也坦承，**指望瑜伽能解決她所有的問題是錯誤的**：「如果我是個基督徒，而且我被強暴了，我是不會去找教會的。所以問題不在瑜伽身上，它已經幫我解決了其他的問題，例如糟糕的分手，但是後來我經歷的事情嚴重多了，光靠瑜伽並無法治癒創傷後壓力症候群。」

所有的研究都指出，瑜伽是個很好的工具，有助於減少普通的焦慮。哈佛大學心理健康通訊引用了二〇〇五年發表的一項小型德國研究，讓二十四名自認「情緒不佳」的婦女，持續三個月每週上兩堂九十分鐘的瑜伽課，對照組的婦女則維持正常的活動，且被要求在研究期間，不要開始運動或進行任何紓壓計畫。雖然所有參與者並未被正式診斷為憂鬱症，但是在過去九十天裡至少有一半時間曾經有過情緒困擾。

研究結果顯示，練瑜伽滿三個月的那組婦女表示：她們感覺在壓力、憂鬱、焦慮、精力、疲勞和健康方面皆有改善。憂鬱症改善了五〇%，焦慮改善了三〇%，整體健康狀況評分則提高了六五%。當初抱怨有頭痛、背痛和睡眠品質差的各種不適，瑜伽組也比對照組更容易解決。

要是我有足夠的時間和金錢，而且沒有焦慮來搗亂的話，我想這個每天練瑜伽和冥想的習慣，將會是我通往更有活力和生命力的最佳養生道路。當我一週只做幾次瑜伽時，要不了多久——也許只過了一天——就會感覺身體「卡住了」，覺得疲勞和僵硬，好像血液、氧氣、身體、我的生活都無法順暢流動，我整個人由裡到外全部卡住了。中國人說那是「氣滯」，但不管是什麼，如果我沒有每天運動，我就會感覺停滯不前。反之，如果我每天都有做瑜伽，我就會充滿活力，甚至是太有活力了！有了這些多出來的能量，我就會一直出去玩。

現代瑜伽士專案進行到第三週時，我出席了新南威爾斯藝術館的芙烈達・卡蘿（Frida Kahlo）畫展的開幕夜，會場準備了免費的香檳和迷你墨西哥捲餅，女士們身穿長裙、把頭髮高高盤起，在畫廊裡走動參觀。後來我與墨西哥大使和一群卡蘿學者共進晚餐，侍者不斷送上龍舌蘭酒以及一瓶瓶的葡萄酒。一陣子之後，外面下起了大雨，街道上一片狼藉，我召來的優步司機在車裡大聲播放著托托樂團（Toto）的〈非洲〉（Africa），載我去格列伯區（Glebe）趕下一攤聚會。優步司機說他已經住不起雪梨了，但他不知道自己還能搬去哪裡生活，而我心裡則一直惦記著瑜伽教室的課表，並在心裡暗自盤算著：「如果現在是凌晨三點，那我顯然沒法去上八點的課了……。」

一週過了一半，我又在一個甲基安非他命（methamphetamine，亦稱冰毒）的論壇上，喝了太多紅酒，還嚐遍各種起司，我很納悶為什麼有人會服用這種該死的藥物，卻渾然忘了我也經常管不住自己。之後《衛報》辦了一場聚會，歡送一位即將搬到印度的同事，大夥兒不知喝了幾輪的酒，還在院子裡抽菸，我們得拉高外套的領子以抵禦寒風。每當我喝下一單位的酒精，便有一小塊焦慮隨之融化。這陣子我的身體因為每天運動和伸展而舒服地疼著，我不管到哪都會攜帶運動包，裡面裝著有點潮溼的瑜伽服，感覺像隨身帶著一袋溼土。

日子繼續過著，我參加了更多更多的聚會，享受了更多樂趣！也繼續做了更多瑜伽！我經常記憶模糊地搭優步回家，因為沒吃飽而難以入睡，不得不在凌晨四點吞下一顆鎮定劑，把一切都壓下去，這樣我就不用再看到太陽升起了。我練習了更多瑜伽和更多冥想，上某些課時我的汗水狂飆，多到眼睛都張不開了。汗水不斷從我的頭上湧出，浸溼我的頭髮，頭髮纏在一起變得亂糟糟的。我在家裡不停清洗瑜伽服，在日記本上亂塗亂寫，還聽了一堆迷霧聖父（Father John Misty）和寇特妮・巴奈特（Courtney Barnett）的歌，歌詞淨是對這世界和偶像崇拜表達了溫和而疲憊的厭惡。

到了週日下午五點，我累到無法下床，累到無法動彈。雨水拍打著窗戶，大海成了一條灰色的線，遠處的白浪不斷捲起然後消散，消散後又捲起。聯邦選舉已在昨天舉行，我也跑遍了雪梨的各個角落，寫下了民眾的心聲，最後還去了滕博爾在索菲特酒店的勝選派對。酒店大廳擺放著奇怪的企業藝術，現場設置了三道安檢，還提供苦味香檳和油膩的開胃小餅乾。現場準備了大電視報導得票情況，但沒人在看。

現在已經過午夜了，滕博爾在宣布勝選時氣呼呼的，所以發表了一篇很糟糕的演講。記者們都喝得爛醉如泥，且感到越來越無趣。我也喝醉了，和一個同事在樓上的套房裡待了大半個晚上，喝著送到房裡的紅酒，聊著人生的意義。其餘的時間我則搭電梯在各樓層間穿梭，偷偷打探保守黨的祕密聚會。穿著塔夫綢長袍、操著私立學校口音的女孩們在酒店大廳的棕櫚樹下哭泣，男孩們則是汗流浹背、焦慮不安且怒氣沖天。

我不知道什麼時候在什麼地方弄丟了我的信用卡。我在凌晨兩點回到家，小睡片刻後在凌晨五點醒來，準備提交我的報導。我查了一下瑜伽課表，並圈選了一堂陰瑜伽課，無論發生什麼事，我都不能錯過瑜伽課，我必須每週練習六次，否則……否則……否則……我就不能在瑜伽教室的出勤板上打勾了，也無法如願蛻變成一名現代瑜伽士，一個整天被社交生活追著跑的現代瑜伽士。

若你跟睡魔搏鬥、想要起床，陰瑜伽是唯一的選擇，不管起床時的精力多差，你都會沒事的。那天晚上，愛爾蘭籍的瑜伽教練談到了面（side），不論是身體的面還是人生的面，你都不能偏廢某一面，別只顧著鍛鍊好的、輕鬆的、靈活的那一面；這是否意味著我們不應該一味地發揮我們的長處，而應以同樣的力道探索我們的弱點？我很納悶這是否跟週一晚上的教誨，以及自我反省有關：「你在找藉口嗎？你躲在哪裡？」老師告訴我們，兩面——左和右，陰和陽，善和惡，活動和休息——都要花時間練習，這樣它們才會一起進步，我們必須平等對待兩者，不能偏愛其中一個。

諸如此類的瑜伽談話充滿了比喻和隱喻，當你躺在瑜伽教室裡，敞開心扉認真聆聽老師們的教誨，課後就能把這些道理應用在人生中的任何事情。這讓我想到了我那誓不兩立的兩個面——努力養生和縱情享樂。**我瑜伽練越多，享樂的衝動就越強烈；我越冥想，就越需要靠吃藥來幫助我入睡**，這也太莫名其妙了吧，難道它們真的是「一山不容二虎」嗎？我狂野不羈的那一面令我感到內疚，但這說不定是現代瑜伽士最現代的一項特色了，我會早起練功，還愛喝有機綠拿鐵，但我也很愛夜生活，經常徹夜流連在外狂喝雞尾酒。

我並非唯一一個「雙面人」，在邦代的瑜伽教室，特別是星期天晚上，我常聽到人們聊起他們在週末吸食古柯鹼，整晚只睡了兩小時，然後靠練瑜伽來矯正他們的毒癮，這就是邦代司空見慣的養生悖論。前奧運游泳選手傑夫・赫吉爾（Geoff Huegill）也在因持有古柯鹼服刑半年、因行為良好而獲得假釋出獄後，便和擔任公關的妻子宣布他們將投身於養生事業。

當時身穿運動服貌似純潔無辜的他，在邦代的某次大規模緝毒行動中被員警拖出家門。

還有住在東郊的部落客麗莎・史塔克布里吉（Lisa Stockbridge），也因販運古柯鹼而被定罪，她在一場聽證會上抱怨監獄的生活條件欠佳，據《每日電訊報》報導：「這位自稱是時尚生活大師的部落客還說，因為她對許多食物有不耐受症，所以監獄的伙食害她掉頭髮，導致她偏頭痛和情緒起伏。」

「我沒辦法吃糖、小麥、乳製品、酵母和任何加工食品。」史塔克布里吉告訴《每日電訊報》的記者。

邦代顯然借用了一些郊區的魔力，例如有機香皂之類的產品，向澳洲銷售它的養生產業，但同時也向雪梨銷售它的夜生活。這種雙面人的行為不禁令我啞然失笑，但邦代的悖論未必是虛偽的，其他社會同樣有辦法做到自律和放縱兼容，卻不顯得精神分裂或相互矛盾。就拿希臘來說吧，他們從酒神戴歐尼修斯的時代起，便一直過著縱情享樂後再努力工作的生活方式。基督教則是在大齋節後舉辦復活節慶祝活動，不論名稱是嘉年華（carnival）還是「腦滿腸肥的星期二」（Mardi Gras），都是在縱情狂歡後開始齋戒。

作家芭芭拉・艾倫瑞克（Barbara Ehrenreich）在二〇〇六年出版《在街頭跳舞》（*Dancing in the Streets*）一書，用「集體同樂」（collective joy）一詞來形容那些透過戲劇、音樂或舞蹈來忘卻自我的集體活動。她認為人類特地從生活中為節日騰出空間的現象，至少已存在一萬年了，例如你可以在澳洲原住民的岩石藝術中看到慶典儀式時的集體同樂。其他類似的例子還包括在城鎮廣場舉行的五朔節花柱舞大典*，或是在沙漠舉行的火人節（Burning Man），或是在格拉斯頓柏立的當代表演藝術節（Glastonbury Festival）。

希臘悲劇大師尤里比底斯（Euripides）曾寫道：「只要葡萄收成的喜悅出現在眾神的盛宴上時，跟著眾人一起舞蹈，隨著笛聲一起歡笑，煩惱自然就會跑掉。」這就是當時人們的狂歡方式，眾人能從短暫但激烈的狂熱中，忘卻自我和憂慮，並在狂歡結束後重返高度有序的生活。

這些以社群為基礎的節慶一直持續到中世紀以後，並為社群注入了活力和力量。艾倫瑞克也順帶說明了此情況是如何在十七世紀式微的，當時清教主義†和資本主義扼殺了集體同樂的習慣，人們的敬神和信神都變得更加壓抑和安靜無聲。

但其實我們凡人需要不時地忘卻自我，否則我們會被逼瘋。過去我們曾經試圖在愛情、戰爭、宗教或毒品中忘卻自我，但現在我們透過努力追求身心靈的完美——乾淨、輕盈、平靜——來忘卻自我，**我們這麼拚不就是想要戰勝死亡和疾病嗎？養生不就是對無法避免的損失進行徒勞無功的對抗嗎？**

當我每天早上四點醒來就無法入睡時，我曾找上一位治療師，她很密切地關注我的狀況，因為她擔心我為了變成一名瑜伽士太過拚命，最後搞到整個人廢掉。她的擔心不是沒有道理，我曾一連數晚徹夜狂歡，突然決定在一個遠得要命的鄉下，離我現在住的地方幾千公里遠，而且半個人也不認識的地方，買下一間老得要命的小屋；經常搞丟錢包和信用卡；那個男人只會狂發簡訊給我，但在現實生活中卻完全看不到他的蹤影；夜裡必須吞鎮定劑助眠；沒來由地大哭；瘋狂出席派對、抽菸並且感到焦慮。

她告訴我：「**冥想和運動會激發出你的真實感受，那些令你開心的事物——冥想、健康的飲食、練瑜伽——會幫你排除痛苦。**」這就像重新開始排毒，我正在經歷一場心靈的康復反應。

她說：「你要認真觀察極端的情況，看它們能否和平共存？努力養生與盡情享樂並非誓不兩立的。」

---

* maypole，慶祝五朔節（May Day）時，人們會手拉著從柱子頂端垂下的彩帶並繞著此柱跳舞。

† puritanism，極端拘謹的道德觀。

「嗯，嗯，嗯。」我坐在她的諮詢室裡邊附和邊「振筆疾書」，我的運動包包就放在腳邊，我上哪兒它都跟著。

現代瑜伽士專案已經進行一個月了，我也給自己下了禁足令，禁止自己老是往外跑。外面正下著雨，這一星期的新聞全是關於川普的選情轉好、一個手無寸鐵的美國黑人在美國被槍殺、員警被抗議者槍殺，以及澳洲選舉結果出爐後政局仍持續呈現不確定狀態長達一週以上。一國黨（One Nation）的領袖寶琳．漢森（Pauline Hanson）趁著這一波右翼民族主義情緒高漲的浪潮，重返參議院。

今晚的瑜伽教練是個美國人，口音很像莉娜．丹恩（Lena Dunham）。教室的燈光昏暗，暖氣轟隆作響，我在做某個體式時拉傷了腰部，我可以感覺到微弱的脈動，我躺在地上，試著正確感受我的呼吸以及疼痛的消失。教練在我們身旁邊走邊說：「我最近覺得很沮喪，現在是隆冬，天氣很冷，我認真想了想最近世界上發生的那些糟糕事，我認為是因為缺愛造成的。」她伸出手去糾正某人的姿勢：「大家拚命抑菌，生怕在公車上碰觸到彼此，但我們都是由相同的東西組成的，我們全都是舞動的細胞組成的；所以我們應當相親相愛，以熱心和慈愛待人，如果某人不友善，那是因為他們身上遇到了不好的事情，所以要愛他們，向他們釋出善意。」

雖然我並沒有在做開髖的動作，而且我也不喜歡碰觸公車上的陌生人，但是躺在瑜伽教室地板上的我，發現自己哭了。

15 其實你不一定適合做瑜伽

我現在對於練功已經越來越得心應手了，我每天都迫不及待想要進入冥想環節，那個讓我們心靜二十分鐘的空間（從原本的十五分鐘延長了五分鐘），在接近尾聲的時候，一切的煩惱都被排空，時間失去了它所有的張力。

我的飲食習慣正在自然而然地改變，既沒有人把任何方案硬塞給我，也沒有人規定任何飲食計畫，但我卻毫不困難地放棄我以前最喜歡的食物，並轉而做出健康的選擇；我沒有大張旗鼓搞個斷捨離儀式，也沒有最後來一次大吃大喝（雖然我明知以後肯定會後悔），要是我早知道事情可以這麼簡單就好了。

過去無什麼不歡的那些東西、那些我的「最愛」——肥死人的漢堡、洋芋片、巧克力、義大利麵、一天三杯大拿鐵——突然間已經不再討我歡心了。某天早上我學到了個教訓，千萬別在上課前十五分鐘吃一頓豐盛的早餐。在溫度上升到三十度的瑜伽教室裡，我感覺胃裡的東西（酪梨、吐司和咖啡）一直想往上竄，而且從我身上流下的不像是汗水，感覺更像是油膩膩黏答答的毒液。做倒立和捲腹（crunches）時是最難受的，所以這堂課大部分時間我都是躺著，拚命忍耐著不要吐出來。

現代瑜伽士課程有個果汁排毒（juice cleanse）環節，但我沒做這個，他們也沒有大力推銷。亞當在週一晚上的例會中說，他曾遇過經常做果汁排毒的瑜伽士，但他認為如果不明白斷食排毒的真正涵義就肆意為之，它有可能演變成另一種形式的飲食失調。我是過來人，我已經受夠排毒了。

到了第五週，我做的這些運動讓身體出現了一些磨損的跡象，一些陳年的疲憊感再度出現了，我的左側髖部很疼。於是我去看物理治療師，他把全身的體重直接壓在我身上，我疼得滿頭大汗。他認為我左邊的傷是因為我關閉了臀大肌，以及過度使用髖屈肌群（front hip muscles）造成的。這是練瑜伽造成的損傷，是重複性而非突發性的傷，有可能是因為做了太多的戰士式。當我走路時，感覺就像有一隻無形的手把我的髖關節從左腿拉出來（哇！好可怕又好奇怪的感覺），但我也有點沾沾自喜，這豈不意味著我已經加入了某個菁英運動員的世界，**那裡每個人都有運動傷害**。

即使別人沒問，我也會主動告訴他們：「你可能已經注意到我走路的姿勢有點怪……你能相信我是因為做了太多瑜伽而受傷的嗎？不是很嚴重啦，但我猜每天都做流瑜伽就會這樣。」

沒想到我並不是唯一的傷兵，一星期後我在邦代的一家美甲店修腳（練瑜伽有個問題，你會花很多時間盯著你的腳），另一位顧客認出了我，我倆隔著蠟療室的隔板聊起天來，她也是現代瑜伽士課程的同學，但因為臀部受傷而不得不退出。

在週一的會議上，一位女士向我走來，當時我正在跟大夥兒分享我的特殊損傷消息：「我走路時會發出喀嚓喀嚓的聲音。」結果她說她跟我一樣每天都練瑜伽：「我應該算是上癮了！」現在她兩邊的臀部都「廢」了，只要一跑步就覺得自己的腿快要脫落。班上的一些女生也說，要是有什麼事情害她們不能每天練瑜伽，她們就會變得情緒激動不安，就算受傷也無法阻止她們練瑜伽。

我很想知道人是否有可能對練瑜伽上癮，當你身體的不同部分「廢掉」時，強忍痛苦繼續練瑜伽，就像毒蟲明明已經找不到血管了，卻還是硬要注射毒品。

《紐約時報》在二〇一二年發表了一篇關於瑜伽傷害的報導，記者採訪了擔任瑜伽老師近四十年的葛倫．布萊克（Glenn Black），他認為「絕大多數人」應該徹底放棄瑜伽，因為很可能會受傷。

會受傷是因為他們本身具有「潛在的身體弱點或問題，所以很難避免受到嚴重的傷害」，他認為這些人根本不該練瑜伽，而應做些專門為他們量身打造的運動，來強化他們身體不夠強壯的部分：

「瑜伽適合身體狀況良好的人，或是用它來治療。我這麼說肯定有人會有異議，但我真的認為它不應該被用於一般性的課程……有些剛來紐約的老師，還搞不清楚狀況就對著那些身體有很多問題的學生說——『好的，我們今天要練習這一組體式。』這樣是不行的啦。」

布萊克指出，大部分每週上一或兩堂瑜伽課的人，他們的身體並不適應由經常蹲著或盤腿而坐的印度人所發明的體式，因為我們大多數人一天至少有八小時坐在辦公桌前盯著電腦工作。**當我們去到一間人數眾多的瑜伽教室，跟程度不同的人一起練習瑜伽，並試圖把身體蹲低或扭成它根本不習慣的某種體式時，我們很容易就會受傷**。

布萊克還提到，他曾看過一些「相當可怕的臀部」，例如美國有位女老師的髖關節完全不能動了：「她的杵臼關節已經嚴重退化到必須進行髖關節置換。」還有些老師的背部糟到必須躺著教學。

文章中提到的其他傷害包括中風、因頭部和頸部移動過快造成的揮鞭式頸部創傷、頸椎間盤損傷、肌肉拉傷、肩袖撕裂；還有人在畢克藍的熱瑜伽課程中，因為在高溫下過度拉伸，而造成肌肉、軟骨和韌帶損傷。

此刻的天空是煤灰色，窗外葉片掉光的樹枝敲打著窗戶，樹上色彩繽紛的吸蜜鸚鵡被灰色襯得格外明亮，但它們叫了幾聲便飛走了。我經常在凌晨四點左右就醒來，我索性躺著冥想，凌晨五點交通便開始了，汽車飛馳而過發出咻咻的聲音，遠處的車頭燈，三八九號公車在溼漉漉的路上小心翼翼地轉著彎。

現在我的生活完全繞著瑜伽課表打轉，如果我沒有每天練瑜伽，我就會覺得怪怪的，甚至覺得很痛苦。即便感冒了，我還是會努力練瑜伽，服用一個朋友從美國帶回來的一些強效藥物，雖然害我一連三個晚上沒睡好，但我並不介意，只要有足夠的體力去練瑜伽就行了。

我又去做了一次按摩，痛到我幾乎無法承受，按摩師在我的背上走來走去，用他那粗大有力的手，深挖我的腹股溝、拉鬆我的大腿，我的身體非常緊繃，全身汗流浹背，我很希望有東西可以咬住。

我很擔心我的坎培拉之旅，要是我找不到一間好的瑜伽教室該怎麼辦？我在馬努卡區（Manuka）找到一間教室，但是它的步調很慢很無聊，學員看起來都是中年公務員，而且他們放的音樂也不對。我很懷念我的「帥哥你好」瑜伽教室，以及那幫酷酷的孩子們，他們好看的臉蛋和緊緻的身體，他們熱烈奉獻的精神，還有他們身上穿的昂貴運動服，他們總是用誇張的擁抱問候彼此，而且看似非常享受生活。我雖然不是他們其中的一員，但他們是我嚮往和追求的理想。他們其中有些人擁有自己的 Instagram 專頁，而且獲得無數的讚，就像供奉給印度教神祇的小供品。

但是當我心情不好時，我就會質疑這些備受崇拜的養生偶像，現代瑜伽士難道不是在炫耀一種相當不現實的過瘦體型嗎？畢竟，一般人哪會有那麼多閒工夫每天去上九十分鐘的瑜伽課？他們豈不是注定要令我們這些凡夫俗子望塵莫及？我們整天追逐這個名為養生卻難以捉摸的東西，是否只是在浪費大把的時間和金錢？我們找對地方了嗎？更重要的是——**養生會令我們快樂嗎？**

即使現在我每天都練瑜伽，並且定期冥想，但我發現它並沒能令我更快樂，雖然它的確讓我變得更結實了。每節課結束後也確實會有腦內啡興奮（endorphin high），而且陰瑜伽課確實能讓人感到平靜，但整體而言我還是感到不安和焦慮，非常不踏實。

上課到了第六週，在某個陽光明媚的冬日，我在課後沿著坎貝爾大道散步時，突然渾身顫抖，就快哭出來了。那時是七月，氣溫二十三度，我卻覺得一切太亮太熱了。空氣既乾燥又平靜，衝浪初學者正試圖駕馭那些能量不足的小浪。這天是星期二，大多數人都在工作，而我在做什麼呢？為什麼我會淪落到生活中只有瑜伽的地步？買房子的事就要成為泡影了，我的房貸經紀人找不到一家銀行願意貸款給我，我的財務歷史令他們困惑：某一年收入十萬美元，隔年卻只賺了兩萬美元。

外頭的一切看起來是平坦的、靜止的、炎熱的、金閃閃的，而我卻正在從我的每一個幸福高點往下走，那間鄉下小屋並非唯一泡湯的事……那位老兄也已經不再發簡訊給我了，我在臉書上看到他和另一個女孩在一起，我感覺像是被人打了一拳。我關上電腦，走進房間，拿起一根陳舊的香菸，我在窗邊抽著菸並且哭了起來，我把所有精力都花在他身上卻被甩了；即便現在的我因為拚命養生而看起來狀態不錯，但失戀的滋味並不會變得更容易承受。

從坎貝爾大道往上走，我到了邦代外送最熱門的 **Porch and Parlour** 咖啡館，點了一份十九美元的有機蘑菇餐，以及一杯十美元的綠拿鐵。我打算用「#cleaneating」、「#bondi」的標籤把我的餐點、綠拿鐵和海灘照上傳到 **Instagram**，我開始有了一點點瑜伽肌肉，但我仍是整間養生咖啡館裡看起來最悲傷的養生者。

我不時在咖啡館裡看到其他像我這樣的人，雖然身上散發出未加修飾的悲傷，但仍帶著一股勁。他們坐在窗邊的凳子上，或是坐在共用餐桌的邊緣，他們自帶氣場的悲傷，形成了它自己的氣候系統。我還曾在置物櫃旁，或是下課後在瑜伽教室的更衣間裡，與那些努力追求養生的男孩和女孩有過短暫的目光交會，而我看到了他們眼中的悲傷。

但我卻在 Instagram 上看到他們把標籤貼好貼滿，就連睡覺時的妝髮都精心打扮，我心想：有必要這樣人前貴氣人後哭泣嗎！這未免太本末倒置了，去你媽的，**拜託你們真實一點好嗎！**

與此同時，日子依舊一天天過著，邦代海灘以外的世界也變得越來越瘋狂、越來越刻薄：眾多名人英年早逝，令人感覺自己正站在時代更迭的歷史板塊上；美國總統大選的競選活動正如火如荼地進行著，共和黨的候選人川普誓言當選後會將穆斯林從美國驅逐出境，他還說墨西哥移民都是強姦犯和罪犯，並威脅要建造一堵巨大的邊境牆。他的造勢大會情緒爆棚、令人害怕、不可預測且充滿暴力，就連一向說話公道的人都忍不住將川普與希特勒相提並論。

至於英國方面，民眾被無良政客的謊言和錯誤資訊洗腦，要求他們投票支持退出歐盟，但歐盟的建立不僅僅是為了促進貿易和人員的流動，也是為了確保一戰和二戰的類似事件不再發生。西方的民族主義和排外心理正與日俱增，敘利亞的戰爭業已造成大規模的難民危機，到今年年中，已有超過三千名敘利亞難民在穿越地中海的艱難旅程中溺水身亡。

而今年的夏天也創下有史以來高溫天數最長的紀錄，秋天彷彿忘了到來，時序直接進入冬天。占據我大部分時間的網路世界，正逐漸演變成一個越來越殘酷的空間，對女性尤其如此；我已經不再閱讀我的《衛報》專欄的讀者留言，那些惡言惡語令我心痛，但我仍將不改初衷、秉持著當初吸引我進入這場遊戲的愉快心情和自由繼續寫下去。

市場是沒有道德感的，毫不在意的市場力量，絕不會放過任何有利可圖的東西，哪怕是極具嬉皮精神且不崇尚唯物主義的瑜伽也不例外。每間瑜伽會館和它的老師，通常只是想盡一己之力打造一個瑜伽社群，它們雖然標榜這是個「有愛的」社群，卻仍與高舉著養生旗號大賺其錢的資本主義系統掛鉤；一堂要價二十美元以上的瑜伽課人滿為患，瑜伽老師的培訓費用動輒數千美元（從三千美元起跳，最高可達一萬美元），靜修的價格也同樣高貴且昂貴。

獲利的不只是瑜伽會館而已，咱們來看看瑜伽墊市場的情況吧：根據市場研究公司 Technavio 的資料顯示，北美地區的瑜伽墊銷售額，預計將從二〇一六年的一百一十億美元攀升至二〇二〇年的兩百億美元（這只是墊子的部分哦）。市場研究公司 NPD 集團的資料顯示，包括瑜伽褲在內的運動休閒服飾的銷售額，在二〇一五年已高達三百五十億美元，創下歷史新高，且占整個美國服裝市場的一七％。澳洲也有同樣的趨勢；維多利亞大學為澳洲體育用品協會所做的研究預測，澳洲的運動服飾銷售額將繼續成長，到二〇二〇年將達二〇％以上。

據《GQ》雜誌報導，Lorna Jane 品牌的瑜伽褲一條要價一百一十美元，lululemon 的褲子則受到「一群具有健身意識的女性與忙碌媽咪們的崇拜」，lululemon 的瑜伽裝備形同收藏品，某些系列的運動褲或短褲，則跟珠寶或名牌服飾一樣昂貴。一條 lululemon 的禱告念珠要價一百零八美元。

這家公司還因為強迫員工（年輕的瑜伽辣妹）及顧客接受他們的審美觀（拒絕做較大尺寸的服飾）而飽受批評，批評者說該公司用特定的審美標準來定義「養生」。

專門報導名人八卦的網站 Jezebel 上有篇文章指出，一位匿名的 lululemon 前員工說：

16 養生中的個人主義和集體主義

才不過一代人之前，教堂曾是人們生活中的核心要角，尤其是對我這種住在鄉下小鎮的「庄跤囡仔」來說，教堂是我們交朋友、社會化、遇見未來伴侶、找工作最重要的人脈網絡，也是困難時獲得援助的地方。窮人可以從教堂得到食物、衣服和救濟金，年輕夫婦可以去教堂進行婚姻諮商，難民可以去教堂上英語課。你生於教會，活著的時候接受教會的教導，死後被葬在教會裡，你在為人父母後把你的孩子帶到教堂受洗，全家人每週都到教堂做彌撒，讓此模式代代相傳。

但怎麼也沒想到，基督教的衰落竟會如墜崖般快速——至少在澳洲是如此。但是宗教快要消失了，並不代表我們不需要宗教，無論你是否相信有上帝，有組織的宗教確實能提供意義、儀式和社群感。我們曾經從古老的宗教中抽取一些線頭，但現在這塊布已經變得很破舊了，於是我們出外尋找，在幾間不同的瑜伽會館中嘗試不同種類的瑜伽，看看哪種適合我們，而那裡說不定會有個適合你的好社群（通常瑜伽會館會在宣傳課程時明確提到社群，這並非出於巧合）。

我們甚至專程跑到印度去找大師學習，簡直成了到西方取經的現代僧侶（只不過多了無線網路和滾輪行李箱）。我們還去禪修，在那裡冥想，簡單飲食，早睡早起，認真省思我們的現況和未來，瑜伽就是一種「輕宗教」（religion-lite）。

這種「輕宗教」有其可取之處，我在帥哥你好的瑜伽課上聽到老師們講述許多真知灼見，引領我度過了這個令人不安的冬天，而且還給了我力量去面對其他的煩心事，例如嚴峻的政治形勢、失戀、想買房的壓力。老師們在瑜伽課堂上提出的教誨，既是一種傳授智慧和資訊的方式，同時也是一種類似於老式教堂布道的價值體系。

老式教堂提供的東西被我們扔掉了大半，所以我們亟需有個比我們自身更大、更有力量的東西來填補它的位置。過去幾年間，大眾尋求養生產業這頭巨獸提供的指導，簡直到了狂熱的地步；我認為對於許多年輕人（主要是年輕女性）來說，瑜伽和冥想已經取代教堂成為她們主要的精神寄託了。

至於嬰兒潮世代所生的子女，他們生下來就沒有宗教傳統、儀式、教義、神學、聖典，而瑜伽填補了這個空白，你付了二十美元後即可獲得瑜伽提供的靈性教誨，但除此之外我們還有什麼？我們的社會是如此的貧乏，只能提供娛樂和各種分心事物來滿足我們的飢渴，我們狼吞虎嚥了這些東西之後，得到的並非滿足而是麻木，以及該死的深沉悲傷。無怪乎就靈性層面而言，瑜伽課堪稱是主流社會能提供的上上之策了。

瑜伽的生活方式（鍛鍊身體、冥想、培養自覺、哲學、靈修），雖非宗教但也絕非邪教，它跟斷食一樣，有著嚴謹的態度和宗教般的紀律，訓練中的瑜伽士必須遵從這種生活方式。

要完全達到這個目標，你不僅要改變你的身體，以及吃進肚裡的東西，而且還要改變你的生活習慣、你每天的作息安排、你的社交、你的心態、思維模式、你的內心生活、你的智力、你的精神信仰、你的朋友、你的世界觀。換句話說，你必須改變你整個世界。

Instagram上有一堆守護聖徒（patron saints），向世人展示如何做到這一點，你只須追隨他們「認真照顧好自己的身心靈」，他們會上傳日出時分在海邊做烏鴉式的照片，此時天光大亮燃燒天際，海水輕輕拍打著沙灘。**你想要的不是照片中的那個人，而是想要成為那樣的人。**

你對自己下的這番工夫，能讓你擁有活力，或是感覺自己的健康、體魄、平靜和力量皆處於最佳狀態，亦即你的身心靈一切安好，因為瑜伽的梵文「yoga」有著「連結起來」的意思。

但瑜伽能否在更廣泛的集體意義上將我們連結起來呢？美國作家裘蒂斯．華納（Judith Warner）注意到一個令人不安的社會趨勢。話說一九七〇年代中期，女性意識高漲的婦女們快速飛向團體、勞動力、離婚和隨意的性行為，她們的女兒也在飛，只不過是向內飛，她在《紐約時報》上寫道：「她們逃到瑜伽去了，她們扭曲身體，模仿俯視飛行的烏鴉式；她們藉由微調內心的精緻新冒險，努力做到更深刻地感受、更有意義地活著，每日每刻都要活得更精采。」

但華納黯然地做出結論：「但沒有人想在公眾世界中扮演更積極的角色來找到個人的解

放，事實上這樣的獨善其身，似乎是因應難以忍受的生存焦慮的一種方式，把生活中的挑戰和需求……縮小到你自己的呼吸吐納這個更容易管理的範圍內。」

這種對公共責任的失職，導致世界轉向了某一道（而非另一道），川普的當選不就展現了我們對某種集體理想的背棄嗎？

我們能在養生中實現自我，追隨自己的幸福、找到個人的滿足感，並成為最棒的自己。**集體主義已經坍塌，個人主義才是王道**，社會上的不公不義、被嚴重破壞的環境、正在發燒的地球，我們感到無能為力，但我們可以把瑜伽體式做得非常、非常好，讓身體扭成各種可能的形狀。在川普崛起之前，我們早已停止遊行，不再把我們的問題帶上街頭，相反的，我們把問題帶到我們的瑜伽墊子上。

《養生症候群》（*The Wellness Syndrome*）一書的作者卡爾．塞德斯特倫（Carl Cederström）和安德列．斯派瑟（André Spicer）認為，自我照顧的過度儀式化犧牲了集體參與，個人對美好生活的汲汲營營，讓每一個社會問題都因為無人支持而潰不成軍。英國時事評論員勞瑞．潘尼（Laurie Penny）也在《Baffler》雜誌發表文章表達相同的看法：

「社會契約的緩慢崩潰，是肇因於現代人對以下這些事物的狂熱：潔淨飲食、健康生活、個人生產力，以及『激進的自愛』，儘管所有的證據皆顯示出相反的情況，但大家仍堅信，當地球正在發燒時，我們只要保持一個積極的前景，追隨我們的幸福，並做些拉伸大腿肌肉的運動，我們就能實現有意義的存在。」

我們會努力改善瑜伽中的結構性問題，例如手臂短可能比較不好做三角式，但卻對父權體制、所得和住房的不平等、原住民承認（Indigenous recognition），以及某些人為了牟利而大肆破壞環境，這些社會上的結構性問題視而不見。

雖然社會改革和自我保健未必相互排斥，但我很納悶瑜伽教室能否帶動更大的集體參與；一個好的瑜伽老師未必是個政治老師，但瑜伽老師大力宣揚的愛、慈悲、善良、包容和尊重等理念，應成為川普時代大家努力推動的政治價值觀。

瑜伽意味著「結合」，我們需要將這些在瑜伽會館裡發現的價值觀，跟政治和公共對話結合，那就是我們可以開始努力的地方。

17 — 身體動起來，心更有活力

練瑜伽能否改變你的生活？或者至少讓你有個瘦且結實的身體？可以哦。

久坐不動的工作型態很容易令我們的身心「解離」（dissociated），而且這種身心解離的情況，很容易成為我們最主要的存在方式。且看我們在工作之餘是如何放鬆自己的——看電視、追整套影集、暢飲各種酒類、睡前來根大麻、讀本無聊的小說、花幾小時看臉書或推特，或是掉進網路的點擊黑洞裡。我們就是靠著各式各樣的娛樂，各式各樣讓我們分心的事物，來幫我們趕走黑暗、悲傷、懷疑、痛苦以及揮之不去的厭世感，但這同時也意味著，很多時候我們其實是魂不守舍的。我的意思是，我們的身體就躺在沙發上，腿上的MacBook發出的熱量溫暖著我們的膝蓋，但所有的活動全在我們的腦中進行，其他一切都是麻木的。

但是只要每天做一小時的瑜伽就能讓你回魂，更厲害的是，你能感受到自己的身體裡似乎還有另一個身體，而且這個身體是如此的複雜和微妙：其中一側比另一側更容易活動；有時候它活力滿滿，有時候卻無精打采；某些日子它鬥志昂揚，有些日子卻只想躺平休息。但你在練瑜伽時，你的意識會貫注全身——甚至及於呼吸——前面提過的身心「解離」現象就會自動消失，至少對我而言是如此。**瑜伽和冥想對抗這種身心解離一直很有效**，簡而言之，它們讓我感覺更有活力，即便我所說的更有活力其實是感受到更多的痛苦、悲傷、失落和焦慮，在這六個星期裡，還多了些快樂的感覺，這真是件好事。

亞當老師說我們有兩種方式來看待現代的瑜伽練習：

「首先，從表層來看，大家每天花一小時運動和伸展身體，光是這樣的能量輸出，就能讓他們在身體層面獲得巨大好處，他們的髖部會更容易打開，不會緊繃，他們不會再背痛，且感覺更健康，這對養生是很有幫助的。

「其次，這些體式中有著微妙的能量，高明的老師懂得安排一套特定的練習順序，將體位與特定的呼吸技巧結合起來，讓學員在能量層面產生深刻的變化。在你那已經變得更強壯、更開放、更柔軟的身體表層之外，還有一個充滿能量通道的海洋。當然啦，其中一些技術確實帶有神祕和神奇的色彩，但這些技術並非神祕主義或巫術——而是科學。」

週五是現代瑜伽士課程的最後一夜，我們跟著亞當以及一票很健談的模特兒，一起上了一堂非常困難的動作串連課；那幾位模特兒有的從未參加過本課程，有些則是已經畢業並成為正式瑜伽士的學長姐。他們在上課前親吻問候彼此，然後不斷互相擊掌和做倒立。九十分鐘結束時，亞當拿出吉他，唱起了惠妮．休斯頓（Whitney Houston）的〈想和愛人共舞〉（I Want to Dance with Somebody），而我們則全身大汗淋漓地躺著聆聽，這首無伴奏合唱充滿了嚮往，而且意外地動人和美麗。

當歌曲結束時，我們圍坐成一個半圓，並輪流唱頌三回合的長「梵咒」（omms），那聲音似乎在我們彼此之間流動並貫穿我的身體，而且持續了很長時間，與古典吉他和弦的餘韻混合在一起，形成一場聲浴，我認為這是個正確的結束音。

課後有個類似畢業晚會的活動，大夥兒坐在一起吃著海苔壽司，談論著糟糕的Tinder約會，但我沒有待很久，而是叫了輛優步趕場去布朗特（Bronte）參加一場晚宴。我注意到其中有位來賓，是位導演，他自己帶了食物來，用鋁箔紙包著。我給自己倒了杯香檳酒，猜想那裡面是不是無麩質食品，雖然自帶無麩質食品挺麻煩的，但符合時代潮流，所以我沒有多說什麼。

但後來我才發現那根本不是什麼無麩質食品，而是一個大麻蛋糕，我們在晚餐把它給嗑了。晚宴的一切都很有趣很熱鬧，有上好的亞麻布餐巾和閃閃發光的餐具，還有熱呼呼的咖哩及好喝的白酒，我整晚開懷大笑完全止不住，我心想：現代瑜伽士課程不應該是以這種方式結束的呀，但這就是我會走的路……我們全都走在作家C．S．路易斯（C. S. Lewis）所說的「祕密之路」上，但每條路都不一樣。

我喜歡想像著自己走在努力養生和縱情享樂之間的車道，小心翼翼地避免被車子碾過。或許我注定最終要選邊站，但是現在我還做不到，這也沒關係。

二〇一六年一月，洛杉磯的一個陪審團命令我的「老相識」畢克藍向他的前法律顧問米娜克希・賈法－波登（Minakshi Jafa-Bodden）支付六百四十萬美元的懲罰性賠償金。賈法－波登是以性騷擾、性別歧視和不當解僱為由提起訴訟的，並獲賠九十多萬美元。

畢克藍在庭審時聲稱他已經沒錢了，但在答詢時坦承自己擁有四十多輛豪華汽車，不過他說汽車已全數捐贈給市政府，做為設立「畢克藍兒童汽車工程學校」的資金。但八卦網站Jezebel爆料，市政府的某位發言人說此事基本上是個「天大的笑話」。如果我現在能和畢克藍講上話，我想對他說兩件事：第一，你說的沒錯，每天做瑜伽確實能讓人變瘦變好看；第二，你是個大爛咖。

時序已從冬天變成了春天，但此刻我並沒有在練瑜伽。幸好焦慮也消失了，真是謝天謝地，它的到來和離開一樣的神祕。某天我突然注意到我變「正常」了，胃部的不適感消失了。但我始終想不明白，我明明是在密集從事能讓我冷靜下來的修行，為什麼焦慮會出現呢？我身上屬於新世紀女巫的那個部分認為——但我沒有證據能證明我的猜測是對的——當我們為了提升自己而做出急遽的改變，例如突然開始大量運動或冥想，或是採取截然不同的飲食方式時，我們體內較為微妙的能量系統可能會被拋出，它有可能會豎起一道防火牆來抗議所有的變化，例如輕微的焦慮，或是變得疲憊不堪。對我來說，我身體的各項運作，有時似乎比遙遠的星系和其他星球更加神祕難懂。

除此之外還有哪些新鮮事呢？經過幾個月的文書工作以及跟銀行的談判協商，我買下了那間鄉下小屋，那個地方既沒有瑜伽教室也沒有有機蔬果汁店，晚上只有溪流中的蛙鳴，早上則是喜鵲的叫聲。

我每週有五天上健身房做重訓，由一個名叫李奧納的肌肉猛男監督我，他話很少，但有時會在我做分體深蹲時，突然激動地吆喝著：「布里吉德好強！布里吉德好強！」害我抬起頭來然後就搖搖晃晃失去平衡。喇叭裡響起蕾哈娜的歌聲，我俯躺在某個機器上做單腿捲曲，腦裡只想著我已經做了多少次。我覺得很無聊，但在經歷了冬天的動盪之後，這真的不算什麼。不論是瑜伽、跑步還是重訓，**只要能持之以恆，假以時日都會見效的，畢竟這些活兒都能讓你的身體動起來，而這本就是我們該做的事。**

不過瑜伽除了能讓身體動起來，還有別的效能，那就是它讓我們所有人——老師、學生、名人和初學者——都深陷其中的神祕「煉金術」。練瑜伽除了能收縮和放鬆你的肌肉，除了能讓你的心臟更有力地泵血，還有別的作用。

瑜伽能打開你內心的通道，這是連你自己都不知道的地方（你身體裡的另一個身體），這些通道被迫打開，並讓你感覺更加放鬆且更有活力。

瑜伽老師們的「布道」不會讓人火大，反而會戳中你心中最柔軟的那塊。你會將那些金玉良言一飲而盡，渾然不知自己竟是如此飢渴。

回春曲第三樂章

///

心靈平靜

Serene

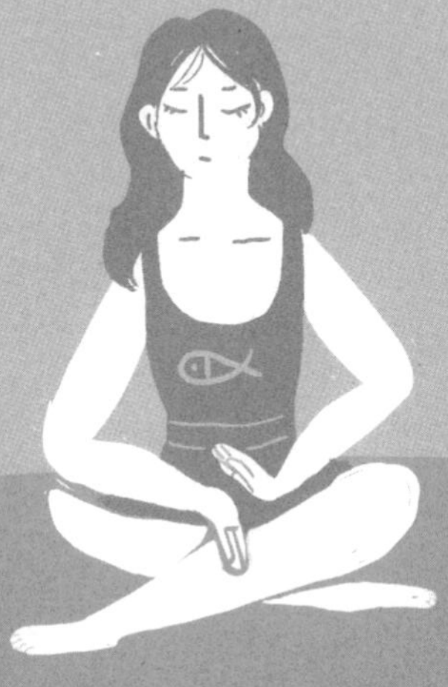

如果你願意改成向內探求，與這些模式共存，

最終解方就會出現。

但最終是什麼時候？解方何時才會出現？

我現在就要平靜啦！

18 平靜是這世界無法給予的和平

西澳的冬天很溫和，野花成簇綻放，穿過油菜花田的公路，猶如繫在亮黃色頭髮上的一條絲帶。我跟三個弟弟正驅車前往新諾爾西亞（New Norcia）的修道院小鎮，我要在那裡參加一場宗教靜修。如果在學期間的那些靜修活動不算的話，這是我頭一次做宗教靜修，所以我很緊張。

話說一週前，我為了一項任務在雪梨中央車站匆匆忙忙跳上一輛灰狗巴士，五天後在伯斯下車的我，像個老人似地彎腰駝背直不起身來。這趟搭車穿越納拉伯（Nullarbor）平原的五天旅程，把我的身體直接「焊」成了巴士座椅的形狀。我們每晚「挑燈夜行」直到迎來燦爛的黎明，然後……啥都沒有。道路非常平坦且沒有任何特色，在周邊移動的袋鼠，看起來就像你疲憊時在視野中游走的小黑點。

車上一共有兩名司機輪流開車，乘客只有四人，我們各霸一方離得老遠，即使是在路邊的小店和上廁所，也都沒有眼神交流，因為開始談話可能會令你陷入幾天的沉悶之中，甚至比道路還沉悶。這真是個糟糕的任務，上車睡覺下車尿尿，晚餐只能在路邊的廉價餐館吃塊派湊數。幸好最後終於平安抵達沐浴在晨光下閃閃發光的伯斯車站。

給我這項工作的報社旅遊編輯，明白這不是個討喜的任務，而且挺辛苦的，所以問我抵達伯斯後，是否願意再做一篇旅遊報導？報導我真正感興趣的東西，例如度假聖地羅特尼斯島（Rottnest Island），或是瑪格麗特河（Margaret River）的葡萄酒廠？

「有個地方我確實挺感興趣，是我在水果市場遇到的一個嬉皮告訴我的，那是一間本篤會的修道院，在某個鳥不生蛋的荒郊野外，他們會接待客人去靜修。」

「你選這地方還真怪，但你想去的話當然沒問題，你高興就好。」

於是我就去了。

二○○五年，我突然開始對靈性和宗教產生了異樣的感覺，就像一種不知打哪兒冒出來的試探性調情。剛開始我還不願意承認這一點，所以在為《雪梨先驅晨報》（*Sydney Morning Herald*）做報導的過程中，刻意把自己的好奇心掩飾得很隱蔽。

起初，我是以記者的身分參加福音派教會的聚會，我會為了週五下班後的青年之夜或星期天的主日崇拜，不辭辛苦「跋涉」九十分鐘到郊區的希爾松（Hillsong）大教堂。我對這種新穎且壯觀的敬拜方式非常著迷，它跟我年輕時的傳統教會活動——包含重複地坐著、跪下和站著、低聲念著聖歌（Sanctus）的咒語、焚香和穿著紫色法衣的老人——截然不同。

現代的教堂雖然跟從前一樣得人如得魚[*]，但是他們的鉤子上綁著更美味的誘餌，他們很懂教徒的生活方式，這是一群住在郊區、會投票給約翰．霍華德[†]的富裕選民，所以當教堂舉辦集體受洗禮時，就會準備一個巨大的螢幕播放橄欖球聯賽，還會準備免費的烤香腸大亨堡。我採訪過的教會領袖們，都把宗教說得像是一種產品：它是否夠有吸引力，是否提供夠多的誘因讓人們選擇它？自我實現（self-realisation）和自我成就（self-actualisation）則是訪談中反覆出現的主題。

我發現自己被吸引了，我在雪梨過著高尚的生活，我在報社有份很好的工作，跟朋友派翠克合住在波特斯角的一間公寓裡，他是個政治工作者。我們自覺是高人一等族（It kid），這個族群裡的每個人都在政治領域或媒體工作。我們辦了很多場晚宴，在某些熱鬧的完美夜晚，在我們洞穴般的公寓裡，我們感覺自己處於宇宙的中心。

但是在喧囂、活動和娛樂之外，我真正想要追尋的是更深層、更安靜且難以捉摸的東西，那種在所有事物的表面之下移動著、猶如水銀般的元素；在這個神祕的非世俗空間裡，存在著一些感覺得到但看不到的事物。

那裡還有另外一樣東西：**平靜**，借用我一位信教朋友的說法，那是一種「**這世界無法給予的和平**」。

不論是在家裡還是在工作中，我都找不到平靜，因為有太多的噪音和興奮，我非常想要找到它，但我不確定它在哪裡，它是否在外面，例如瑜伽禪修營裡？還是在教堂裡？或是在你身上某個難以觸及的地方，只有神祕主義者和聖人才能進入？如果真是這樣，那像我這麼平凡的笨蛋怎麼可能到達那裡？（關於平靜和神性是得自於外部，例如教會的崇拜，抑或存在於內心？這是宗教、靈修圈子裡一個常年爭論不休的問題。）

平靜是我追求養生過程中還未找著的那塊拼圖。我已經做了六年左右的瑜伽，仍未與它的靈修功能搭上線。他們年復一年、一次又一次地告訴我：你的身體可以變得乾淨、體態可以變得輕盈，你的外表也會變得更容光煥發，但除非你認真關照你的內在生活，否則你只算完成了一部分的課程。**平靜是其他一切事物的基礎，如果你把地基打在沙子上，那麼它上方的一切就可能會坍塌，你也無法達到平衡**。

所以我在二〇〇五年從西澳開始尋找心靈平靜。最後事實證明，這比我追尋身體淨化和體態輕盈困難得多，但也更有價值得多。我的追尋平靜之旅將把我帶到地球的各個角落，並讓我接觸到世界上的主要宗教，包括基督教、印度教、伊斯蘭教和佛教。它還會讓我認識許多人，他們剝取出各大宗教的精髓，並構建出一些現代而奇怪的新東西，然後告訴你：「這就是獲得平靜的方法。」接著提供給你附加了複雜的儀式和規矩的食物（例如晒乾後在低於

---

* fishers of men，耶穌曾說：「來跟從我，我要教你們得人如得魚一樣。」

† John Howard，澳洲自由黨籍政治人物，曾任第二十五屆澳洲總理。

四十六度的溫度下烹煮的食物，或是由穿著白袍的人準備的食物，或是根據古老的風土原則種植而成的食物），讓你在含有電磁振動的土地上冥想，或是聆聽古老的梵文詩歌，並為此向你收取數千美元的費用。

有時的確有點功效……一點點這個、一點點那個，但其中一些「產品」則跟我想的一樣，是個騙局，它利用了人們想要窺探神性與找到內心平靜的渴望，這種渴望乃是人之常情，有時則是一股非常絕望的衝動。

我並非唯一一個尋找平靜的人，**對平靜的尋求已經逐漸變成養生產業中的一門大生意**。在接下來的十二年裡，我看著它從一個嬉皮們關注的邊緣問題，逐漸演變成一個遍及全球且企業化的龐然大物。

平靜，這世界無法給予的和平，是頭很難找到和捕獲的野獸，所以一旦我找到它，就會緊緊抓住它，因為只要我一不留神，或是不為它創造儀式並養成習慣，它就會立刻消失不見，而我又會回到剛開始時那種壓力山大、躁動不安的狀態，那種堅定不移、無法動搖、腳踏實地的感覺就不見了。

接下來就聽我逐一細數吧……

新諾爾西亞是個偏遠的本篤會修道院小鎮，距離世界上最偏遠的城市——伯斯——大約兩小時車程，新諾爾西亞遂成為地球上最偏遠的隱居地之一。在這種鳥不生蛋的地方，應該不會有任何分心的事物吧？經常參加靜修會的旅遊作家皮克・艾爾（Pico Iyer）對新諾爾西亞讚不絕口：

「這三十年來幾乎不曾間斷地在世界各地旅行的過程中，我很少遇到像新諾爾西亞這樣純淨和平靜的地方，它會讓你重新思考什麼才是重要的；它會給你一股在現代世界中很難找到的寂靜和社群感；它比世上任何假期都更能讓人的靈魂得到淨化。來到這裡的唯一難處是離開。」

去到那裡的旅途挺麻煩的，但除此之外的障礙很少，你只需要跟修道院聯繫並預定一個房間。你不需要有宗教信仰，而且他們建議你用來支付食宿費用的捐款是相當實惠的（大約八十美元一晚），完全符合本篤會的精神：歡迎陌生人，如同歡迎基督本人。

當我們快要到達這個看起來不大尋常的新諾爾西亞鎮時，我懇求我的兄弟們：「拜託跟我一起進去啦。」我們在鎮邊一間古老、宏偉、陰暗的酒館裡喝啤酒和打撞球，那裡的氣氛很美好很融洽，充滿了社交氣息，但我的撞球還是被痛宰。我們姐弟四人——我的三個弟弟和我——平常鮮少能同時聚在一起，我幹麼不好好珍惜？畢竟，我所有的時間都是跟自己待在一起。

我的手機訊號越來越差，當弟弟們把我送到修道院大門口時，我的心沉了下去。修道院裡沒有電視很好，但我剛迷上美國真人秀節目《老大哥》（*Big Brother*）第五季，沒有人有辦法傳簡訊告訴我最後的贏家是誰。不能與外界通訊再加上外觀奇怪的老式建築，令我非常緊張，感覺很像電影《回到未來》（*Back to the Future*）裡的男主角馬蒂．麥佛萊（Marty McFly）發現一九五五年的自己一樣。

新諾爾西亞跟我造訪過的任何澳洲城鎮都不一樣，它的周圍種滿了棕櫚樹，還有麥田環繞著，感覺很像是從西班牙的安達盧西亞（Andalucía）平原直接搬過來的，看起來跟西澳的農村景觀格格不入。這裡曾有兩所孤兒院（現已廢棄），用來收容那些嚴格來講並不算是孤兒的孩童，他們有些是根據政府的命令從原生家庭被帶走的原住民兒童，我是在參加鎮上旅遊的時候，費了一番工夫才從導遊口中問出這些「失竊的一代」（Stolen Generations）的資訊。

二〇一七年該鎮曾經躍上新聞版面，因為根據皇家委員會公布的資料顯示，在所有的天主教機構或教區中，該鎮的神職人員性虐待指控率最高。該報告發現，從一九五〇年到二〇一〇年間，澳洲所有的天主教會當局有七％的神職人員被指控對兒童進行性虐待，而新諾爾西亞本篤會的數字更高達三倍以上，達到二一．五％。

難怪我大弟在驅車離開之前曾對我說：「這地方的氣氛不好。」

不過自一九八〇年以來，該鎮已經沒有任何虐童指控了，而且還把自己改造成一個旅遊景點和美食生產商。據導遊說，本篤會修士做的麵包人氣極高，在伯斯的多家頂級餐廳都有供應。你還可以在新諾爾西亞的特產店買到橄欖油，以及美味但熱量很高的堅果蛋糕、堅果巧克力片、杏仁餅乾、葡萄酒、波特酒和啤酒。

在酒館和禮品店之外，修道院本身坐落在廣達八千公頃的農地上，大到令人不安。它是那種你為了獨處而獨自前去的地方，這裡的旅遊是精神層面的，你去那裡是想尋找上帝、平靜——不管你怎麼稱呼它——以及釐清一些問題。一位客人告訴我，一些走投無路的絕望男人，會在半夜從伯斯開車抵達這裡，修士們秉持本篤會的信條收留他們，提供食物和水，這些人則在農場工作當作回報。他們在寂靜的空間裡一待就是三個月、四個月、六個月，好理清頭緒，這頗像提姆．溫頓小說中的內容。某天我的目光被餐廳裡一個穿著工作靴的年輕人吸引住，他的大拇指不見了，渾身散發出悲傷的氣息，活脫脫就是溫頓筆下的傷心男範本。

修道院是個由十六名修士組成的社區，遵循西方修道制度之父聖本尼狄克（Saint Benedict）制定的規則，聖本尼狄克是位羅馬禁欲主義者，從年輕時就決定效仿西元三世紀一群隱居在埃及沙漠中的修行者（Egyptian Desert Fathers and Mothers），全心投入靈性修煉和集體生活。他寫了一本修道院生活的會規，其中包括修士們應在某個特定的修道院宣誓服從及穩定，遵守集體生活的規則，並在那裡度過餘生，沒錯，終其餘生哦！這年頭很少有人能一直待在同一個地方做同一件事來度過他們的一生。現代的靈修生活，包括靜修，通常偏向「玩票」的性質。你在某個地方規規矩矩、老老實實地過了幾天或一星期，然後就回去過你的正常生活。承諾在某個地方進行終生靈修的想法，還真是令我大開眼界呀。

修士們大多數的時間都在祈禱，恪守以下的時間表：早上五點十五分，晨禱；六點四十五分，念晨經；七點半，團體彌撒；正午十二點五分，午間祈禱；下午兩點半，午後祈禱；晚上六點半，薄暮禱；八點十五分，夜禱。其餘時間則是上下午各工作兩小時，下午有一小時的集體談話，總之一整天大部分時間是在靜默中度過，用餐時也要保持靜默，只有一人大聲朗讀一本書。

其中一條規則立即引起我的不滿——男客可以跟修士一起吃飯，但女客則必須在一般的餐廳用餐。我原本很不爽，認為這個規定根本是開倒車，但仔細一想：在一個鳥不生蛋地方的本篤會修道院，本就無意與進步扯上邊啊。

第一頓晚餐是和兩名六十多歲的女士一起吃的，我非常熱情地打開話匣子，但迎接我的是緊閉的嘴唇、生氣的表情以及靜默不語。其中一人指著她套頭毛衣上的手繪貼紙，上面寫著：「你好，我叫楊恩，我在靜默靜修中。」

「哦，你好，楊恩，你的意思是你不能說話嗎？」我傻傻地問她，回答我的仍是靜默。

新諾爾西亞的靜默是遠近馳名的，人們從世界各地不遠千里來到這兒不是為了傾聽，他們只想盡情享受這偉大、浩瀚但沉重的寂靜，所以晚餐時聊天簡直是種汙染物。

在新諾爾西亞，平靜是透過靜默、祈禱和日常的例行作息來實現的。祈禱時間表被釘在餐廳裡，他們鼓勵訪客每天早上七點半加入修士們的祈禱和團體彌撒。大多數訪客會參加所有的祈禱儀式，當修士們去農場、麵包房或橄欖油壓製廠工作時，客人通常會休息、閱讀、沉思或冥想，或在腹地廣大的農場周圍散步。除了吃飯，修道院裡的人幾乎不與其他人交流。

我終於找到一位修士願意跟我說話，他告訴我，待在新諾爾西亞最重要的元素，是與上帝建立更緊密的關係。所以他們用耕作、鄉村生活和日常祈禱，來取代噪音、娛樂、手機訊號和購物，如此一來「屬靈的交流管道就會開通」。

有些人去靜修是為了找到上帝，但是本篤會的做法是假設上帝已經在那裡，你只須向上帝敞開自己的心扉即可，但如果你一直在講話——不論是跟別人說話，還是你自己腦中喋喋不休的無聊獨白——就比較難向上帝敞開你的心扉。所以此處的靜默帶有預先準備好的性質：你的自我和聰明才智必須退到一邊，讓自己做好被動、屈服、接受和接納的準備，才能實現這一點。

在新諾爾西亞，你很容易就會感覺到上帝的存在，或至少有一些屬靈的示現。你不會動不動就受到事物的干擾，這裡沒有電話訊號也沒有電視。滿天的星星高掛在廣闊無垠的漆黑夜空，附近除了那間酒館之外別無其他建築物，所以沒有光害。四野一片漆黑，潔淨乾燥的空氣中只有淡淡、甜甜的麥香，其他什麼味道都沒有。除了偶爾行經大北方公路（Great Northern Highway）的卡車或汽車發出的轟隆聲，風吹過高高的乾草堆發出的沙沙聲，以及提醒大家祈禱的鐘聲之外，這裡是一片寂靜。

我會在晚禱結束後在農場周圍散步（但這裡實在太暗了，所以某晚我掉進了一個洞裡），那片廣闊的天空、低矮的雲層和皎潔的月亮，構成一個獨特且近乎毛骨悚然的景象（也就是我弟說的「不好的氣氛」）。寂靜和空曠會給我一種像是被毯子蓋住一樣的壓迫感，跟平靜完全扯不上邊，反倒會令我覺得煩躁和不安。過了幾天這樣的生活，加上祈禱，讓我極度想離開。有些禱告令人感到不安，是舊約中的內容，我們早餐時就收到傳單，告訴我們今天將背誦一些「問題詩篇」（problem psalms），這很像修道院版的內容預警*。

那一週我體驗到的新諾爾西亞是個陰暗之地，確實有神（或某種東西）在這裡，我能感受到某種神祕的存在，但它不是那種令人安心的神，而是巨大且令人敬畏的，所以當我在那片巨大的天空下行走時，我感覺自己被監視著。

我到這裡的第一個晚上心想，至少我在這裡會睡得很好，這裡好安靜啊！所以我早早便進到我那位於小教堂附近的小房間裡。哪知事與願違，新諾爾西亞對我另有安排，那晚我做了史詩級的惡夢，內容極度真實和可怕（僅次於上回我夢到因為服用太多迷幻藥結果手不見了）。當提醒晨禱的鐘聲在凌晨五點把我吵醒時，天還是黑的，而且直到下午六點半的薄暮禱之後，我才不再感到害怕。但惡夢還留下了一個奇怪的道德汙點，彷彿我的潛意識吐出了我以前牢牢鎖住的東西：我曾經出賣過的人，曾經出賣我的人，我寫的每一個不討喜的故事，我曾經遭受過的侮辱，所有的流言蜚語、恥辱和不安全感。

隔天晚上，我夢見我所有的牙齒都變成碎片掉光了，我試圖把它們推回牙齦，但沒有成功。這個夢很可怕也很怪異。當我被晨禱的鐘聲叫醒時，我立刻檢查我的嘴巴，但仍舊無法忘掉夢中血液和唾液橫流、牙齒像餅乾一樣粉碎在我手上的噁心影像。當晚在院子裡散步的我，心情依然很激動且心煩意亂，冒著可能被罵愛講話的危險，我放膽走近一個人，幸好他是個來自肯塔基州、相當健談的可愛神學院學生，他說：「這不是個你可以隨便來的地方。」他指的是新諾爾西亞，而不是院子。「這個地方會攪亂你的內心，我也做了惡夢，它有種特殊的氛圍。」

「那你的牙齒有掉下來嗎？」

「什麼？」

「在你的夢裡。」

「呃，那倒沒有。」

之後幾天我又陸續見到幾名年輕人，他們每年都一起來，並在薄暮禱時組成一個奇怪的三人組，他們戴著小帽、讀著詩篇，然後在院子裡抽著雪茄。

另外還有一個二十多歲的年輕人，瘦削的臉龐令他看起來比實際年齡更年輕些，他告訴

＊ trigger warning，在正文或影片開始之前的一段警示語，提醒讀者或觀眾內容可能引起強烈的情緒反應，尤其是曾有過類似經歷的人。

我自從他在伯斯戒掉毒癮後，已經定期來修道院好幾年了。當時他的生活失控，剛開始在家戒毒未果，幸好最後終於成功了。他說第一次造訪修道院十分重要，因為它「打破了我內心的一個模式」，每次他來到這裡，都會重新設定他的戒毒承諾。他說我的惡夢可能只是我必須做的一種調整，就像吸毒者在戒除毒癮時的戒斷症狀，而我則是在排除現代生活的垃圾。

他還告訴我，他並不清楚《老大哥》的最新進展，也不知道羅根家的雙胞胎戰況如何（最後是雙胞胎裡的葛瑞格贏得那一季的冠軍）。閒暇時，我會走到鎮上的高處，並高高舉起我的諾基亞（Nokia）磚頭手機，希望能收到電話訊號，但我的禱告並沒有獲得回應。

我在新諾爾西亞並沒有找到我要的平靜，而是完全相反的體驗：動盪不安，我猜想要是我在靜修營待得更久些，我或許就可以變得平靜，並理清我腦中的混亂。也許惡夢是垃圾分類過程的第一部分，就像我的腦袋要先清掉垃圾，然後把地犁好，準備迎接新的東西，我只是沒有給它足夠的時間罷了。

靜默確實讓我看到了我的潛意識中有很多的不安，這很像踏進一個多年未經整理而堆滿垃圾的閣樓。當你移動一些東西，拿起來檢查一番，垃圾堆的表面就會被弄亂，灰塵和汙垢揚起，被驚擾的蝙蝠四處飛舞，於是你只想趕緊把門關上，假裝這整件事完全沒發生過。**但是它已經發生了，不管這個清除垃圾的過程有多麼痛苦，好好做完我已經開始進行的事情，才是正確的做法**。我感覺**承認此事乃是通往平靜之路的第一步**，我現在才意識到這條路遠比當初想像的要困難得多。畢竟，人們在修道院裡度過他們的一生，平靜是門需要「苟日新、日日新、又日新」的功課。

我想我之所以無功而返，是因為我在新諾爾西亞沒上課，平靜不是隨便就能偶然遇見的，必須有人拿地圖給你看，手把手教你如何去到那裡，然後你必須一次又一次地努力。

回到雪梨後，在從機場回家的計程車上，沿途經過了明亮的燈光，國王十字路口的瘋狂和噪音，收音機裡傳來爆炸性的新聞：倫敦遭到恐攻，造成數十人死亡、數百人受重傷。計程車司機輕聲咒罵並調高了音量，行經閃著霓虹燈的脫衣舞俱樂部時，司機放慢了車速，因為不斷有喝醉的人在計程車前搖搖晃晃地走著。我想起了長長的乾草在夜風中發出的沙沙聲，還有在西澳的廣袤寂靜中祈禱的修士們，渾然不知更廣大的世界中發生了什麼事，這時詩人T・S・艾略特（T. S. Eliot）的詩句突然湧上心頭：

「願意親吻的唇／說出了對碎石的祈禱。*」

* 碎石暗指宗教式微，被石頭取代。

19 在城市裡正念禪修

一年後我搬到了倫敦，就住在炸彈爆炸地點的轉角處。我成了CNN的專題作家，直到今天這仍是我這輩子做過最棒的工作之一：我居然踏進了養生產業裡香氣環繞、備受寵愛的領域，在那裡，你花大錢請人摸你。我的工作是「開箱」美容SPA館，我和兩名同事負責一個小型的健康與養生網站，我們會聚在一起開編輯會議，討論各自的想法。

「齁，我認為我們應該聊聊素食，現在有這麼多吃素的名人，例如史黛拉·麥卡尼（Stella McCartney）。」

「齁，這點子太棒了！你應該吃素一週，然後寫篇『我的素食地獄』之類的廢文。接下來還有什麼內容？」

「提供客製化服務的理髮店，會奉上Veuve香檳和熱毛巾。」

「齁，讚啦！」

「在梅菲爾區有家SPA用鳥糞做臉，說是因為鳥糞中的磷酸鹽對皮膚很好！」

「我喜歡這個！騎士橋的文華東方酒店有五小時的金箔SPA治療，他們幫你全身貼滿真正的金箔，然後在私人三溫暖房裡幫你洗澡。」

「我猜這就是那個做反射療法的人開的店，他曾為戴安娜王妃服務過。」

「他還曾幫曼德拉治療腳。」

於是乎，所有的SPA都向我們敞開大門，而我們則每天都被倫敦按摩技術最棒的美容師摸遍四肢。

我的室友們都在報社做著正經八百的新聞工作——《電訊報》的外事部，《泰晤士報》的商業部，他們因整天沒晒太陽而面色蒼白，他們的脖子和肩膀因為每天在日光燈下弓著身子，在電腦前一連工作數小時而痠痛不已。當他們下班筋疲力盡地回到家時，我卻躺在沙發上，因為做了各式各樣的美容療程而全身閃閃發光，身上還塗滿了高級的精油和精華霜。美容師們千叮萬囑我護膚後不要洗澡，讓皮膚好好吸收乳液。我的手也因為塗滿了滋潤的手霜，握力差到幾乎連門都打不開，但我「聞起來很貴氣」，我生活中唯一的憂慮是擔心我的骨骼有可能因為按摩過多而解體了。

然後某個星期，正當我們七嘴八舌地討論著：「誰想自願嘗試咖啡豆做臉？」「別忘了我們還需要報導霍本（Holborn）的音樂按摩哦。」冥想二字突然出現了，冥想……這是啥玩意？某種老東西吧，住在漢普斯特德區（Hampstead）的那幫有錢嬉皮好像做過，還有披頭四也曾經在印度做過冥想，但**現在還有誰在做？**特別是現在網路和臉書那麼盛行，誰還有那個時間或耐心冥想！

不過正念冥想將在大約七年後的二〇一四年成為主流，它的再度翻紅有一部分要歸因於網路把每個人的注意力分解成極小的碎片。不過冥想在二〇〇七年還是很神祕的，甚至有點不起眼，會讓人把它跟焚香以及麻製的醜陋衣服聯想在一起。

我的編輯派我去位於貝思納爾綠地區（Bethnal Green）的倫敦佛教中心了解更多資訊。說不定冥想就是我在新諾爾西亞沒學到的課程，或許它能教給我一些技能，讓我停下來審視自己的內心，並以一種有條理的方式審慎地找到平靜。雖然我的工作很爽，皮膚很滋潤，肌肉很放鬆，但我仍被靈性的飢餓感困擾著，而且那份飢餓感從未真正消失過，我原本還以為它被淹沒了呢（就像上星期我的身體淹沒在奇斯威克區，某間SPA的茉莉蔻玫瑰花瓣泡泡浴裡那樣）。

那個夏天我在威爾斯的某間修道院裡待了一週。我剛到倫敦才幾個月就遇上了聖誕節，但我是一個人孤孤單單過節的，當時我走進布魯姆斯伯里區（Bloomsbury）的一座教堂，因為我正好路過並聽到了一首高亢的讚美詩片段；我坐在後排的冰冷長椅上輕聲地哭了，我不明白我為什麼會哭，可能是缺少了什麼吧。

某個週四晚上下班後，我去了倫敦佛教中心，見到了中心的負責人彌勒聖者*，並向他學習如何冥想。我和一群人在佛教中心一個燈光昏暗的房間裡，練習所謂的慈心禪（Loving Kindness）冥想。他們大多是二、三十歲的青壯年，來自城市的各個角落。慈心禪冥想感覺像是運用思想的力量向世界「發功」並激起善的漣漪。教導我們的彌勒聖者相信冥想對於治療焦慮和憂鬱症患者是很有效的，所以他正為了這群人，而在倫敦佛教中心建造一個新的大廳。

思想領先時代的彌勒聖者認為，冥想不僅是一種經得起考驗的放鬆方式，同時也是對抗分心干擾的堡壘，當時各式各樣的分心事物以人類前所未見的速度出現（蘋果的第一款 iPhone 約莫就是在這個時候發布的，從此改變了世界）。

分心是平靜的敵人，平靜是深層和靜默，分心則是表層和嘈雜。阿道斯・赫胥黎（Aldous Huxley）在他的經典名著《美麗新世界》（*Brave New World*）中寫道：「當局故意不斷發送最迷人的分心事物，當成一種政策工具，目的是防止人們過分關注社會和政治情勢的實際狀況。」不只如此，我們還可以加上用來防止人們過分關注自身內在的安靜靈性生活。赫胥黎還提到，人們對分心的胃口「近乎無限大」，他是在網路尚未出現、世界相對平靜的二十世紀寫下本書的，即使在那個「報紙和電視」稱霸的時代，分心事物就已經多到「甚至超越了史上最荒唐無度的羅馬」。要是如此高瞻遠矚的赫胥黎，看到今天世上的海量分心事物，不知會做何感想？

冥想課結束後的我，竟然覺得心情比在肯辛頓區（Kensington）某間高級 SPA 做了三小時的四手按摩還更神清氣爽。彌勒聖者向我解釋了為什麼現在比起以往任何時候都更需

---

* Maitreyabandhu，這是他的法號，俗名為伊恩・強森（Ian Johnson），他是英國佛學作家和詩人。

要冥想：「現代生活的複雜和快速程度高到令人難以置信，這對人們的身心皆形成巨大的壓力，並損害了他們的生活品質。人們著迷於選擇，卻經常選了一些不利於自己長期利益的事情，所以你很容易覺得自己走上了錯誤的道路。」

我向他坦承，過去幾年我一直在尋尋覓覓，但我根本不確定自己究竟想找什麼。彌勒聖者早就看到這一點了，他說：「人們覺得世間有個明確的意義真空（meaning vacuum），大家日益明白一味地追求物質是行不通的，選擇也是行不通的。人們本以為選擇越多就會越快樂，但其實人真正需要的是覺得自己的生活是有意義的。」但因為我們整日為生活奔波，忙到沒時間好好關照自己；**冥想就是一種能夠檢查與評估事態的方法，讓我們得以在情況或模式變得積重難返之前及時把它們拉回來。**

彌勒聖者說的很有道理，與其砸大錢請人按摩來處理壓力，倒不如在壓力開始積累之前，便透過冥想來解決問題。當我們處於心平氣和的狀態，就更能妥善應對生活中的各種變化。當天晚上我便報名參加佛教中心為期一週的「城市禪修」活動，看看每天練習冥想和秉持正念，能否改善我的情緒、睡眠模式和焦慮程度。

在活動開始之前，我和其他參與者見了面，大家想要練習冥想的理由都不一樣，有人希望能更用心地吃飯、並且更常自己做飯，有些人則希望晚上少出門、多在家裡安靜地看本書。還有個人表示，他不想再對他的工人大動肝火了，另一個人則希望工作與生活能變得更加平衡。

若要說我們這群人有什麼共同的問題，可能就是搭乘大眾運輸工具上下班的怒氣了，它讓每個人還沒開始工作心情就變差了，一位討厭地鐵的人說：「搭上早班地鐵之後就開始感到不爽。」還有許多人則是對未來感到焦慮或擔心，所以很難「活在當下」。這些都是生活在繁忙大城市中常見的擔憂，那住在倫敦的我們能否找到平靜呢？

彌勒聖者提醒大家設定的目標要務實，比方說吧，到倫敦佛教中心打坐一小時再上班固然是件好事，但如果你家離佛教中心有一個半小時的車程，你豈不是要每天凌晨四點就起床，更何況你不是一搭公共交通工具就會怒火中燒嗎？這麼一來你不就更不快樂，完全違背了參加城市禪修的目的嗎？

他建議大家這一星期只要挑一兩個早晨到中心來冥想打坐即可；總之，與其設立激進的目標，例如改變飲食習慣，倒不如試著做些比較務實的改變，例如一星期不看電視，或是走路去上班。

「正念」是這一週最重要的功課，彌勒聖者說正念是一種可以引導你走向平靜的技巧。這是我第一次聽到正念一詞，不過到了二〇一四年它就成了人盡皆知的流行語，還被當成解決所有疑難雜症的萬靈丹，不論你是想要提高生產力，或是想要擁有更美好的性生活，乃至於賺到更多錢，都可以寄望於正念。正念甚至紅進了企業界，管理學教授暨禪宗修行者隆納德．波瑟（Ronald Purser）指責這種做法根本是想強化新自由主義；他在《紐約客》（*New Yorker*）雜誌上指出，企業喜歡正念，是因為它能「把我們圈在新自由主義式資本家典範的圍欄內」，企業界的意思其實是：「這是你的問題，接受這個計畫，解決你的壓力，然後回去工作！」不過二〇〇七年的正念還沒有被市場腐蝕。

彌勒聖者解釋說，**正念其實就是安住當下、覺察周圍的環境，並且不要整天擔心未來，也不要對過去耿耿於懷**。他還說除了冥想，多走路少開車，不沉迷於網路和電視，都可以培養正念。

在禪修期間我們照常上班，依循日常的例行作息，但在每個活動會加上一個促進正念的轉折。這一整個星期彌勒聖者都會傳簡訊給我們，我們也可以登入他的部落格。彌勒聖者建議我們在辦公桌上擺放一個神龕，並將電腦密碼設定為提醒我們正在禪修的代號。我們還拿到了一個綠色的腕帶，這一星期都要戴著，這樣一看到它，我們就會想起自己正在禪修並保持正念。還有人建議聽到警笛聲就記得要保持正念——對我來說警笛聲特別有倫敦味，因為我就住在一家大醫院附近。

彌勒聖者還幫我們分配了一位禪修同伴，他建議我們在這一週裡找出自己的潛在壓力點，例如我的截稿日或是不想跟某個難搞的人見面，這時就可聯繫同伴幫助我們保持冷靜。

今天是週一早上，城市禪修營的第一天，彌勒聖者傳了第一條簡訊：「放鬆你的眼睛，放鬆你的腹部。」當時我搭的公車被困在牛津街的車陣當中，看到簡訊我立刻放鬆肚子，慵懶地坐在座位上，並觸摸綠色的腕帶。我可不只是搭乘一輛擁擠的公車去上班哦，我是在禪修。

當我走在大瑪律堡街上時，他又發來了一則簡訊：「感受你背上的陽光！」我照做了，感覺超棒。

比起當時我「心灰意冷」地踏進新諾爾西亞的修道院，這次禪修算是用一種較溫柔的態度面對你的內心世界。而且因為禪修期間你仍然在自己的城市中工作和過日子，因此你可以把學到的東西身體力行到平常的生活當中。

這週還沒過完。我照常上班、上健身房、去劇院、去酒吧；還花了至少十二小時在西倫敦的多間SPA，體驗各種美容美體產品，包括用鮭魚子泡沫，或用巧克力慕斯或狐狸胎盤幫身體去角質，我還試做了一回浮動水箱療程、全身磨砂去角質療程、噴射按摩療程、熱石療程、油性頭皮按摩。我穿著酒店的浴袍躺在昏暗等候區的長椅上，療程結束後用漂亮的小陶瓷杯啜飲檸檬草茶，在布置成黃昏時分的房間裡閱讀《尚流》雜誌（*Tatler*）。這樣的生活很怡人，但我現在明白這些都只是表面的寧靜，真正的寧靜在內心，是無法用金錢買賣的。

雖然我照樣做著平常一直在做的事，但簡訊和部落格讓我時刻不忘自己正在禪修，所以我更加留意哪些事情會讓我有壓力，以便先發制人。我還改成走路去上班，去酒吧也只喝一杯，而不是三四杯（這樣就叫做飲酒有度），有幾晚我甚至待在家裡替自己做點健康營養的餐食。

最值得一提的是，我會在早上六點之前硬把自己從床上拖起來，然後去佛教中心參加早上七點的集體冥想。這對我來說很難熬，畢竟我還是個冥想新手，靜靜坐著不說話一小時，感覺就像有癢卻不能抓。雖然過程中覺得時間過得很慢，但結束後會覺得精力充沛。在大家前往各自的工作場所之前，我們會在隔壁的咖啡館一起吃早餐，所有人都戴著綠色腕帶，我們越來越有社群感，這是很棒的感覺。

但彌勒聖者警告說，想要繼續體驗這種冥想者的好心情需要有紀律：「你必須騰出時間做那些對你有好處的事情，我們都曾有過連續看幾小時電視卻仍感到心靈空虛的體驗，我們要如何說服自己去做更有意義的事？」

禪修結束時我曾發誓仍會天天練習冥想，最好是咧！可惜生活和一堆鳥事跑來壞了我的好事，況且從我家到佛教中心需要換三次地鐵和一趟公車。但我並未氣餒，至少這次不會。當時我在學習的技術比我想像的更難融入現實生活中，我的工作很忙，我交了很多新朋友，倫敦的生活很精采，週末我會搭歐洲之星去巴黎散個心，或是去義大利度個假。我很年輕沒什麼顧慮，於是我開始著手寫小說，並透過我的想像力探索我的內心。平靜就再等等吧，在我人生的這個時間點，我覺得我並不是真的很需要它。

但人生是會改變的，且一直如此。

20 靜定無為的時光，並不無聊

二〇一〇年我回到了澳洲，從表面上看，我的生活跟我去倫敦之前差不多，當時我在《雪梨先驅晨報》工作，住在雪梨市郊的帕茲角（Potts Point）。雪梨就像個不讓人太過親近的美女，但她多采多姿的夜生活則讓人流連忘返。現在的我努力工作努力玩樂，不再急著找到平靜了。我的新工作是擔任某八卦新聞網站的編輯，我經常被安排上早晨五點開始的班，八卦小報的工作節奏非常緊張，一點都不輕鬆。

溫暖、多風的黎明，潮溼、空曠的街道，偶爾出現的慢跑者如幽靈般在黑暗中跑過新南頭路。計程車上播放的ABC新聞，每十五分鐘一節，報導著看似緊急的頭條新聞；疲憊、孤獨的計程車司機……。我一上班便進入了浩瀚的新聞環境中，一個全年無休從不打烊的新聞週期，在早上六點前，團隊已經讀遍了英語世界的所有主要新聞網站，而我正在準備早上的新聞總覽和工作分派。

資訊源源不絕地流入，令人疲憊不堪，所以每當我結束當天的工作準備交班時，一被問起我們早班做了哪些報導，我經常想不起來；我大腦中的突觸，就像連結到某個大城市主要供電網上的小保險絲一樣燒斷了，我的短期記憶力為零。當年在倫敦經常享受的按摩護膚、早上十點才召開的編輯會議（而且還有美食可吃），這些美好歲月，如今回想起來猶如南柯一夢。就連彌勒聖者和那些在佛教中心冥想後令我身心舒暢的美好夜晚，如今也變得遙不可及了。

但我們的網站在澳洲是最多人看的，從流量分析來看，讀者喜歡的故事包括：新娘、處於危險中的新娘、糟糕的新娘禮服、修圖出包、大尺碼模特兒、犯罪（尤其是可怕的犯罪）、被拔釘錘（claw hammers）打死或打殘的人、約瑟夫．弗里茨*、被關在地牢裡的人、怪異的動物、好笑的爆紅影片、澳洲電視名人、名人過世。

我很喜歡這樣瘋狂的日子，但一群幽靈在我身邊徘徊，告訴我這樣的生活是無法持續下去的——酒局喝到凌晨一點才散，一大早被鬧鐘叫起，累到修腳的時候睡著了，兩天的週末至少有一整天用來補眠。白天睡覺是沉重、漫長且無夢的，簡直像小型昏迷。

我的桌上堆了一座大拿鐵紙杯高塔；在美食廣場吃著不健康又難吃的午餐；因為壓力大而狂吃甜食、狂灌白酒；在樓下的露天酒吧向人討菸抽；每天早起摸黑搭小黃趕上班，聽著新聞播報之前火急火燎的音樂聲。我們對突發新聞有著永不滿足的欲望，總是盼著下一件事、下一件事、下一件事，新聞工作充滿了緊迫感並導致腎上腺素激增，簡直就像是專門用來炙烤平靜的瓦斯噴槍。

我可以感覺到自己筋疲力盡，我需要放慢我的生活節奏，並與冥想重新聯繫起來。當年在倫敦的冥想就像是個短暫的奇蹟，我一直無法召喚那能量或意志力，並將之融入我的日常生活中。所以我做了西方有錢婦女在備感壓力時會做的事情——上網，用谷歌搜索「瑜伽禪修」，然後刷卡付錢。這次我選的禪修地點在斯里蘭卡，英國《觀察家報》（*Observer*）稱它是「世界上最棒的瑜伽禪修地」，它宣稱將採用古老的阿育吠陀醫學，為客人提供更全面的健康和養生方法。每個客人都會得到一位阿育吠陀醫生的諮詢，並可自行選擇治療方法。

我隨即飛往斯里蘭卡的首都可倫坡，順道拜訪在聯合國工作的大學死黨布萊特，他曾在斯里蘭卡北方工作多年，經歷了數個月的激烈內戰衝突後，被調派到可倫坡。他居住的小鎮曾遭到炮擊，多位朋友和同事不幸罹難或受傷，從機場前往他家的路上，我們開車經過一棟巨大的建築物，牆壁頂部覆蓋著成捲的有刺鐵絲網。

「那裡是監獄，」他語氣平淡地說，「我的一些朋友正在裡面遭受酷刑，還有一些人失蹤了。」

歡迎來到斯里蘭卡，我向你鞠躬（Namaste）。

* Josef Fritzl，犯下二〇〇八年奧地利禁室亂倫案的罪犯。

布萊特住在市中心一棟有著殖民風情的樓裡，它仍殘留著一股家道中落的魅力，上流社會的生活來過又走掉，徒留高大的院牆，散發著黴味的大臥室，樹群穿透客廳的地板往上長，頭頂上有猴群，大理石有裂縫……叢林撞開門闖了進來。我想像以前住在這裡的好幾代居民有可能就像毛姆（Maugham）那樣，那些英國公務員來到這裡後便開始播種，當他們在談判建造鐵路、學校和茶葉的價格時，野生花園逐漸穿過他們的廚房，不過舊可倫坡的街道上也有很多老鼠。

第二天早上，布萊特從他的房間出來時，兩眼通紅、走路搖搖晃晃地，我偷瞄了一眼他屋內的情況，還以為他是喝醉了把房間搞得一團亂。才知原來是一隻大老鼠從浴室的管道爬了上來，不但啃壞了浴室門上的木頭，還跳向布萊特並攻擊他，於是布萊特隨手抄起一根板球棒打牠，導致房裡一堆東西被打碎，書架也被翻倒，連家具都遭殃。布萊特好不容易在天亮前終於把老鼠推回下水道，還在排水孔放了一塊磚頭。

誰知第二天晚上老鼠就回來了，這傢伙肯定很強壯，否則怎麼有辦法把磚頭推到一邊，牠還在書本和木頭上留下惡毒的咬痕，並且到處拉屎洩憤。

我決定出門逛逛，於是坐上一輛裝飾著塑膠花和亮片的人力車去探索可倫坡。司機充當導遊，把我帶到他最喜歡的海灘，那裡布滿了垃圾，天空因汙染和小雨而顯得陰暗。在這個令人沮喪的海灘上走了九十秒後，我踩破了一個大塑膠袋，裡面有東西流出來，感覺就像一具被刺傷並被丟包的屍體，任憑他血流過多而死亡，我跟司機說我想坐回人力車裡。

「這可是我們最棒的海灘吔！」

「沒關係，我可以從人力車上看。」

「你應該在沙灘上走走！」

「不用了，我已經看夠了。」

我倆一直走在一起，這種親密感很奇怪，我根本不認識他，我只不過是隨手招了他的車，然後坐上了車的後座，但現在我倆看起來卻像一對鬧彆扭的夫婦，在空曠的海灘上散步。

當我叫他帶我到這間 TripAdvisor 推薦有著好吃沙拉的店時，他還生著悶氣。這裡其實是家書店，有很多後殖民時期的斯里蘭卡和印度作家，像是魯希迪（Salman Rushdie）和阿蘭達蒂．羅伊（Arundhati Roy）的書，最後我買了艾克哈特．托勒（Eckhart Tolle）的靈修暢銷書《當下的力量》（*The Power of Now*），打算在瑜伽禪修營中閱讀，這個舉動實在太老套了，我對自己說這也太諷刺了吧。

我來到烏爾波塔（Ulpotha），一個位於斯里蘭卡內陸深處的偏鄉村莊，這可能是某個處於魔幻現實主義階段的作家，例如馬奎斯（Gabriel García Márquez）會夢見的那種地方。我是在晚上抵達的，有人給我奉上一杯茶，然後用小小的燈火護送我到住處，這裡沒有電。

我的房間是間泥磚小屋，只有一面支撐牆，幾乎完全向外界開放。一張床擺在中間，被緊緊塞住的蚊帳所覆蓋。煤氣燈在小屋的周圍發出低暗的光，一隻猴子突然跑過，黃昏的叢林瞬間響起許多動物的聲音。

烏爾波塔是位於斯里蘭卡中部的一個禪修工作村，一年中有部分時間對外開放，這裡的經營骨幹是一群在這裡居住了好幾代的村民，他們住在與訪客類似的小屋裡，在附近的寺廟裡祈禱、耕種、烹煮食物，並在旅遊季節幫忙經營禪修營。

這個禪修營混合了兩種截然不同的旅宿形式，其一是樸素的農莊住宿，其二則是《康泰納仕旅人誌》（*Condé Nast Traveller*）上介紹的那種高級的阿育吠陀養生之旅。這裡的食物——非常美味的素食——也是由村民們準備的，因為這裡沒有電，所以食物是升火烹煮的。早餐是新鮮的香蕉、特殊調製的果汁，以及椰子煎餅，還有用附近農場採摘的樹葉泡的茶。如果你想喝新鮮現剖的椰子水，有村民拿著砍刀在一旁伺候著。

第一天我走過叢林裡一條仔細打掃過的小路時，遇到一個打赤膊、下身圍著一條紗籠的中年英國人。

「小心那些猴子，」他指著上方蹲滿猴子的樹枝說，「昨天我在洗澡時，其中一隻猴子搶走了我的手錶！」

他的名字叫皮特，住在斯勞（Slough），是名砌磚工人，他跟他太太莎莉已經在這裡待兩個星期了。他們夫妻倆的氣色都很棒，而且精力充沛，眼睛閃閃發光，臉和頭髮都充滿光澤。而我看起來就像一個不健康的白領，整天待在辦公室裡，喝了太多的白酒，上網時間太長，而且前幾天被一隻凶惡的老鼠嚇到了。

雖然我也很想像來自斯勞的新朋友那樣容光煥發，但我不確定阿育吠陀療法是否適合我。阿育吠陀醫學是世界上最古老的整體（全身）治療系統之一。阿育吠陀一詞是由梵文的「ayur」（生命）和「veda」（科學或知識）組成。幾千年前就在印度發展起來的阿育吠陀醫學認為：「健康和養生就是達成身心靈之間的微妙平衡。」阿育吠陀醫生根據此概念，為每個人量身打造適合的治療方案，提供包括草藥和飲食、運動和生活方式等各方面的建議。時至今日它在印度和斯里蘭卡仍廣泛使用，有時還與西醫結合運用。

我在逗留期間有兩種治療方式可選擇，其一是所謂的油療和熱敷護理療法，這是一種預備性療法，內容包括精油按摩、蒸熏和藥浴。另一種則被歸類為「清除療法」（elimination therapies），內容則包括灌腸、放血和催吐（禪修營的文宣則美其名為「淨化」）。

其中一種油療法是把自己當成一條鱸魚，放在棺材狀的甘蔗籃裡「燒灼」，其實挺不舒服的。另一種則是像一九八〇年代早期的色情明星那樣全身塗滿油，然後躺在甘蔗籃裡蒸熏，但我並不享受這種體驗，感覺就像在做原始版的MRI（磁振造影）。

每位客人，無論是否有報名參加阿育吠陀療程，都有機會跟禪修營的駐營醫生史瑞拉・蒙丹克斯格（Srilal Mudunkothge）諮詢一次。他算是位頗知名的阿育吠陀醫生，所以我很期待從他那兒聽到一些神祕的東方智慧，沒想到他只是上下打量我後聳聳肩說：「午飯後少吃點碳水化合物。」

老兄，你說得倒容易，事情哪有那麼簡單。某天早上我吃完早餐後騎車去村裡的診所，那裡早已有五十多個當地人，擠在候診室裡等著看蒙丹克斯格醫生。診所人氣極高，村民們為了掛上號常睡在診所外，診所還會免費提供阿育吠陀藥物，換取象徵性的檳榔葉供品。

支持這項劫富濟貧義舉的正是瑜伽禪修營的費用——一星期約兩千美元。根據烏爾波塔診所官網的資料顯示，診所在設立後的十年內便治療了一萬五千多名病人，進行了四萬七千多次諮詢。從觀光旅遊獲得的資金則用於維持村莊的永續發展，村民們仍使用有機農法以及古早的農耕技術，例如用水牛幫收成脫穀。

這情況緩解了我的白人內疚感*，在發展中國家的禪修讓我感到有點不安，資本主義是個如此完整的體系，它甚至吞噬並重新包裝了東方的精神信仰，然後按照西方的價格將它賣回給我們。禪修營利用（或說盜用、挪用，端看你的立場而定）東道國古老的靈修方法，還享有成本基礎較低的附加好處，這些國家的工資和基礎設施價格都比西方國家低廉，你在越南禪修肯定比在澳洲拜倫灣靜修要實惠得多。但此事涉及的不僅僅是成本和文化挪用，禪修營裡的世界和禪修營外的世界之間，也有著巨大的鴻溝。禪修營通常會提供機場接送服務（是機場哦，不是城市），如果你只待在禪修營裡，你將會經歷到禪修營與你的城市生活之間無縫接軌的神奇經驗。

但我在烏爾波塔過得很開心，我很快就忘了我在雪梨的生活——一大早就開工，新聞週期的運轉如此之快，以至於我根本無法從容地看出事件的模式和細節，自然也就談不上看清世事的真實全貌了。來到這裡後我把所有的糟心事忘得一乾二淨，甚至連可倫坡的那隻大老鼠，以及布萊特的戰爭與酷刑故事也都忘了。我置身在養生的泡泡中，我可以跟來自斯勞的皮特和莎莉永遠待在這裡。有了這些治療方法，我們就會像電影《班傑明的奇幻旅程》（*The Curious Case of Benjamin Button*）的男主角一樣不斷回春。

我進入了非常健康的模式，每天到可以看見稻田的開放式亭子裡練習瑜伽兩次。我這麼勤快地練瑜伽是因為我愛上了我的瑜伽教練，我愛他！我的愛就像你愛上你的九年級科學老師那樣，日後想起來會覺得很丟臉的那種不理性的愛。我把他的瑜伽課當成某種浪漫且很有意義的東西來體驗，他示範的那些瑜伽動作，充滿了夢幻般的、慢動作似的、令人臉紅心跳的可愛感。當他示範旋轉側三角式時，一綹被汗溼透的休葛蘭髮絲在他的眼睛上方甩來甩去。我好想對他說：「好的，老師，悉聽您的吩咐。」是他讓我不斷回到課堂。

每次吃飯時，我都會在他身邊找個位子座下。各位看出其中的模式了嗎？我總是在異國他鄉遇到英國男人，與對方一見如故、相談甚歡。我們會相約見面喝茶，在花園裡散步，探索城市並交換一些小禮物。但其實我倆之間並沒有發生任何事情，只有一份存在於彼此間的溫馨感，所以當我們分開時，只會留下懷舊的餘韻，並且像瘀青一樣慢慢消退。我一而再地得到這些浪漫的瘀傷，像個被困在幾十年前莫全．艾佛瑞（Merchant Ivory）製作的電影中的角色，片中最色情的畫面不過是男人依依不捨地觸摸著女人的衣袖。

---

* white guilt，通常是指一些白人對於過去和現在有色人種所遭受的種族主義對待，而背負的個人或集體的內疚感。

我把我買的艾克哈特．托勒的書給了他，並附上一堆瘋狂讚美的訊息。但後來在某堂瑜伽課上，當他試圖把我高高抬起、示範某個姿勢的時候失敗了，害我摔到地上，也許是我太笨重了（但他明明輕輕鬆鬆就能抬起斯勞那對夫婦），於是我倆之間的魔咒也就因為這樣解開了。

但另一個魔咒隨即取而代之，這是個比暗戀更令人陶醉的發現，我終於發現「靜定」（stillness）了！**靜定乃是通往平靜的大門，平靜就像一頭野生動物，只有在你像尊雕像那般安靜且一動不動時才會接近你。但我們向來對靜定避之唯恐不及，還把它跟無聊或懶惰畫上等號，因為我們不知道該如何應對靜定**。

我在烏爾波塔開悟之前，總是匆匆度過那些靜定無為的時光，因為在我的俗眼裡，啥事都不做的安靜時光是毫無價值的。空白時刻是無聊的，而無聊是必須避免的，我完全無法理解靜靜坐著，或是認真觀看某件事、某樣東西的經驗，有多深刻和多豐富，特別是身處於大自然當中。當時我在新諾爾西亞會那麼不自在就是因為那裡太靜定了，我在倫敦則是因為心情太過亢奮了而靜不下來，但是我在斯里蘭卡卻找到了那個穩定、安靜甚至是腳踏實地的自己。

叢林裡的溫度很高，像在窯裡似的，這時就只能平靜自然涼啦。我要麼在湖邊閒逛，要麼舒適地躺在吊床上，追蹤一隻一溜而過的壁虎，觀察一朵鮮豔的熱帶花朵，細看它的褶皺、花蕾和開口處，還有它搖曳的樣子。我還追著一個在草上移動的影子，我可以在那裡待上一整天，因為我也沒有別的地方可去，日子就這樣一天天過去了，頗有種「山中無甲子，寒盡不知年」的味道，只有肚子餓了以及越來越暗的天空才能叫醒我。

在斯里蘭卡花園裡那段寒盡不知年的平靜日子，讓我想起了李歐納．柯恩（Leonard Cohen）在禪宗寺院裡待了數年後所寫的一首歌，內容講到當一束光穿過窗戶時，你會看到灰塵微粒，如果你仔細觀察，它們似乎在跳舞，是種美麗的東西。那是只有你非常、非常靜定時才會看到的東西——一粒微塵；要是你夠靜定，世界就會以某種方式向你敞開，而你將會發現萬事萬物皆如史詩般美麗和神奇。

難道這就是為什麼人們願意拋下一切、搬到叢林或修道院或宗教會所的原因嗎？終於體會到觀察微小事物的醉人樂趣？以及能夠隨心所欲地駕馭這種感覺？

大家應該不難看出，阻礙我們進入靜定狀態的敵人就是網路。我在家鄉時，被網路掌控了我的人生，沒有它我就沒有工作，但是等我到了斯里蘭卡，我才認清一個事實：那快得要命的網路新聞週期，正逐漸扼殺我心中的安靜角落。網路從不停歇，所以我的大腦也沒法停歇。要是你站在我身後，就會看到我的辦公桌上放著兩台電腦，上面開了二十多個不同的頁面，以及一堆 Word 文檔，而我則在這些東西、電子郵件和推特之間不斷切換。只要網速變慢，我就會很煩躁，要是斷網我就會非常焦慮。這還只是電腦的部分，手機也沒好到哪裡去，我的腦袋每天都要向這個數位大神鞠躬超過六十次，反覆查看和更新資訊，並敲打出一丁點訊息。

問題不光是網路和手機提供了海量的娛樂方式，更重要的是，它們十分厲害地將我們帶離自己。**要說這世上有什麼地方是我們最不想去的，那就非我們的內心莫屬啦**。多年後一位冥想老師告訴我，我們之所以會沉迷於手機，是因為「我們不想心有所感，這是對生活的抵抗和拒絕，手機是我們的麻醉劑，我們所處的外在世界幾乎完全不受我們的控制，但在社群媒體上我們卻可以不斷獲得認同和認可，這是個比較安全的世界」。

我在斯里蘭卡獲得一個啟示：**我只需要走進長長的草叢中並且躺下來，想躺多久就躺多久，什麼事也不必做，只要用心感受周遭的一切，我就能感覺心滿意足**，而這就是烏爾波塔存在的意義。這是個與科技——甚至是電力——絕緣的世界，沒有電就沒有任何夜間活動，不管是看書、看電視、上網和講手機（那裡也沒有訊號）都不可能。當太陽下山後，這裡就變得很暗，村民在叢林周圍的樹上掛著煤氣燈，外出的村民則拿著自己的燈，這種人影若隱若現的氣氛，讓此地成了熱帶的納尼亞異世界。

為了消磨時間，我只好和其他人一起下棋或打撲克牌、彈吉他、唱歌、跳舞、游泳和聊天，這樣的生活方式頗令人陶醉，我彷彿看到了配合日光和季節過日子的前現代生活方式。某些晚上我們會聚在湖邊，坐在一個開放式的大帳篷裡聊天然後誦經，誦經是自由參加的，目的是讓我們的心情在睡覺前平靜下來。這裡的禪修展現了它的魔法，也許是瑜伽、冥想、休息、靜定和治療，也或許是大自然的功勞，總之我正在緩慢但十分肯定地遠離自童年以來深信不移的信念：上帝（神）可以在教堂裡找到，但是在這裡，能夠賦予我活力的神祕力量隨處都有，我多半是在大自然中發現它的。我知道如果我真心想在假期結束後仍擁有平靜，我必須重新評估我與科技的關係。

只要我在靜修，我就能擁有幸福感，但遺憾的是這次的禪修同樣只有幾天的時間。在斯里蘭卡待了一週後，我連夜搭機飛回雪梨，並從機場直接去上班。我打開我的手機和電腦，火速連上網路後詢問新聞編輯部的同事們，我有沒有錯過哪些大新聞，但是沒半個人說得出來。

21 既然人生無法控制，不如不去反抗

二〇一二年的我流年不利，當時我已經搬回墨爾本工作，剛做滿三個月正準備下班享受聖誕節假期時，我的老闆把我叫進她的辦公室對我說：「這是你的聖誕節獎金，你的表現真的很棒！」但其實她是說我不適合這份工作，或是我做得不夠好，我忘了是哪個理由，反正這是我最後一天上班。

同事們全都走光去享受聖誕假期了，我好不容易找到一個空紙箱，開始清空我的桌子。在聖誕節前被解僱，這一幕太搞笑了，感覺不像是真的，但它確實發生了。

我帶著紙箱子準備回家，到車站前得先走一段令人汗流浹背的漫長上坡路，紙箱因為裝太滿而開始破損，我只得像抱個胖孩子似地用手臂托著它。我打電話給現在也住在墨爾本的老友派翠克，拜託他來接我，當他看到快要哭出來的我、以及這個塞滿可愛滑鼠墊的破紙箱時，必須拚命忍住笑。不過那天晚上在他位於菲茨羅伊區的野蠻主義者碉堡裡（宛如東歐國家屠宰場的水泥地，像義大利火腿切片機般鋒利的樓梯扶手），他答應要為我做一件事，那是每個人在朋友失業時都該為他們做的事：借錢給他們。

我每天都會去我位在尼古拉斯大廈裡的寫作室，端坐在辦公桌前，好像我有很多事要

做，可惜並沒有。於是我應徵了一些工作，但都沒有得到面試的機會（我的履歷表看起來像個屠宰場，裡面屍橫遍野）。我只好搭電梯上上下下，跟電梯操作員聊聊天（後來是寇特妮・巴奈特的歌曲讓我重生的），他們的工作也跟記者一樣因技術變革而受到威脅。我還在週五晚上辦些好玩的派對，我們跟著小型音響播放的音樂跳舞，負責提供燈光的是藝術中心的尖塔，以及佛林德斯街車站，但那麼閃亮的視野感覺不像是承諾了光明的未來，反倒更像是海市蜃樓。

派翠克鼓勵我把這個意外的休工期，看成是我忙碌了十年之後的一份禮物。我現在沒必要一直掛在網上，也沒有地方可去、沒地方可待，正是再出發尋找平靜的好時機。我現在比以往更需要它，我對自己的處境非常沮喪，而且手頭很緊，我申請了政府的社會福利，試圖靠每半個月四百五十元的福利金來維持生活。這令我十分擔憂，因為我的社交生活泡湯了，自信心也盪到谷底。我的朋友們大多事業有成，上那些低消一百美元（約台幣三千元）的餐廳眉頭都不皺一下，雖然他們總是大方請客，但我的感激中卻帶著羞愧，他們都在繁華的郊區有房有車，我卻還在跟人合租。我之前也曾窮過，但這次感覺更可怕，我的擔憂像冬天的流感一樣怎麼都甩不掉。

失業幾個月了，如果我永遠不能重新站起來該怎麼辦？大家不是都說，失業時再找工作格外困難嗎？每星期我都會收到數十封來自「就業輔導課」的信件，信裡以黑體字寫著各種預約，我必須做一個英語測試，並前往很遠的郊區去見各式各樣的技能評估員，並做個技能測試，他們將為我安排工作（任何工作，法律規定你不能挑三揀四）。當我在這個九成官方、一成民營的尷尬求職系統中接受就業輔導時，遇到的是漫長的電話等待時間，或是站在辦公室的廉價地毯上排隊等候，以及大量信件的狂轟濫炸，我不禁問自己：**我的人生中有什麼是我可以控制的？**工作的事顯然不是我可以真正掌控的，我只能不停地找，其他的就順其自然吧。**但我可以試著控制自己的反應，我能否承受打擊並保持冷靜？這才是真正的考驗吧？**

我只需要運用一些技巧來幫助我達到這個目標，所以我決定再去一間修道院靜修（我現在更成熟了，不會那麼容易受到驚嚇），看看我能否透過常規、靜默和祈禱，以及參考了東方傳統的靜默冥想來達到平靜。

我在維多利亞省中部的一個英國聖公會的修道院預定了幾晚的住宿，它的祈禱時間表和對靜默的重視跟新諾爾西亞相同，但因為是聖公會，所以不那麼嚴格把男女分開，我獲准跟修士和修女一起吃飯，吃飯的時候也可以說話。只有在晚飯後修士們才會進入他們所謂的大靜默（Great Silence），從晚上八點持續到第二天的晨禱。

我已經做好心理準備，隨時迎接在修道院靜修時可能會遇到的狀況：做惡夢、焦慮、靜默，以及意想不到的突破。我明白想要獲得任何形式的神祕體驗，就必須保持靜定、敞開心扉以及……等待。跟新諾爾西亞不同的是，我是這裡唯一的客人（這一點很奇怪），但是其他的規矩就跟新諾爾西亞差不多，按照固定的時間祈禱或保持靜默，至於祈禱以外的時間則可以用來進行個人冥想。

這裡供訪客住宿的建物建於一九七〇或八〇年代，俯瞰著一座巨大的棕色湖泊，湖水在長期乾旱後已嚴重枯竭。每個房間裡都有十字架，以及褪色的宗教畫作，除此之外的所有東西都是棕色的：地毯、牆面、瓷磚，我感覺是來這兒探望一位篤信宗教的老年親戚。

但我瞬間感到有些羞愧，因為我仍無法擺脫美學的束縛，在這麼單調的環境裡是要如何思考更高深的事物？夢想中的教堂尖頂在哪裡？新諾爾西亞至少看起來宏偉且奇特。外頭的太陽火辣辣地照著，風攪動著湖中的一潭死水。即便到了晚上房裡仍然熱呼呼的，蚊子陰魂不散地在床的周圍嗡嗡作響，害我滿腦子淨想著殺蟲，哪還有心思思考更高層次的事物。

我告訴自己：「你必須保持靜默，要有禪心！」美國心靈導師拉姆．達斯（Ram Dass）曾說：「你越能靜下心來，就越能聽見。」然而我的腦子卻停不下來，就像 TripAdvisor 上某個自以為是的傢伙一直在碎碎念，從餐點到食客逐一點評，並指出其中的缺失。我太愛批評了，對每件事都有意見，用一個篩子判定每個體驗是「好」或「壞」，明知這麼做毫無意義，我也停不下來。我不喜歡這些裝飾，那又怎樣？誰管你呀？但我的腦袋早已習慣了不斷接受刺激，所以它會鎖定能找到的任何東西，努力阻止自己陷入不舒服的靜默中。這個靜修中心充滿了靜定，但我的頭腦卻把這種靜定貼上無聊的標籤，並做出憤憤不平的內心獨白。

在祈禱以外的時間，我多半是在使用我的電子設備（這裡不禁用科技產品），以及在乾涸的湖邊閒逛。這裡跟我在峇里島參加過的某個禪修營截然不同，那邊的作息完全按表操課，靈性體驗更是精心策劃，他們為參與者準備了很多的娛樂與活動。但這裡恰好相反，人們是衝著安靜和空曠而來的，院長告訴我，**很多人來這兒是為了有機會好好評估自己的人生**。

除了第二天早上我睡得太熟，錯過了四點半的祈禱鐘聲之外，我參加了一整天的所有祈禱儀式。大多數情況下只有我一個外人，但偶爾會出現一張新面孔，也許是來自附近農場裡的人，在座位上坐著。我讓自己沐浴在聖歌和禱告中，並為自己和他人的大小事祈禱（主啊，請讓我被愛；主啊，請賜給我一份工作）。我想像著世上所有的修士們，每天在安靜且孤單的靜修中心裡祈禱，他們的祈禱詞像紙飛機一樣被拋向天空。

院長告訴我，這裡的訪客未必是來靈修的：「很多人只是來找個空間，有時候他們遇到了難關，有些人會去住民宿或酒吧，但是那裡沒有我們這裡才有的氛圍和寧靜。」他說靜修是個機會：「平息你內心的交戰，達到靜定的狀態，創造你自己內心的和平，你自己就有能力去改變自己的思維和反應方式，獨處讓人有機會改變自己的人生。」

但我還未到達那樣的境界，我似乎還無法潛入內心，並對自己進行必要的深入審視，至少在這裡我做不到。我到現在還在為錢發愁，不停地用手機計算我的儲蓄還能應付幾個月的租金。之前我在斯里蘭卡發現了美好的靜定，感覺已經像是上輩子的事了，為什麼我不能隨時進入那樣的狀態？它是否就像體能巔峰，達標後仍須努力不懈才能保持下去？

到了該離開的時候，院長把我送回主街道，這是一個古老的鄉村小鎮，街道寬闊綠樹成蔭，景色怡人且相當靜定，除了四處飛舞的蒼蠅，這裡有種生命暫停的氣息。我在等待巴士載我回墨爾本，為了打發無聊的等車時間，我逛了逛商店，買了一件有著漂亮刺繡但超出預算的襯衫。我還在超市的乳製品走道看到一位修士，他穿著沉重的黑色長袍，全身汗流浹背，走動時腰帶的繫繩跟著擺動，他看起來好像一個不小心掉進現代的中世紀人物，走道的燈光映照在他的臉上。我身上的光向你身上的光鞠躬致敬。

沒過幾天我又參加了另一個很不一樣的禪修會，這是在墨爾本郊區一個佛教中心舉辦的靜默冥想禪修，做的是正念冥想，氣氛較偏向靈修而非宗教。

因為這個禪修聚焦於冥想，所以我希望這次禪修能讓我進入靜定狀態，並得以一窺我確信存在於層層噪音之下的平靜，從斯里蘭卡的禪修迄今，我便一直不得其門而入。我想借用海洋來表達我想說的意思：海的表面上波濤洶湧，下方卻是靜定的且深度不變。我同時還期盼平靜能讓我更有智慧地面對失業的打擊以及心靈的脆弱和不安全感，現在的我還不夠堅強，沒法承受這些衝擊。

有些書用乞丐的寓言來說明尚未開發的內在智慧和平靜的概念，是這樣說的——有個乞丐多年來一直坐在一個箱子上向路人討錢，某天一個人停下來，問他：「箱子裡有什麼？」乞丐說：「雖然我在上面坐了好幾年了，但是我也不知道。」當乞丐把箱子劈開，頓時滾出一堆金銀財寶，他明明一直坐擁財富卻渾然不知。

我們所有人都是乞丐，靈性大師們指出，我們必須先靜定下來，才有辦法領悟，並打開被我們坐在屁股下的藏寶盒，其中的寶藏就是平靜。靠手機是無法到達那裡的，我們必須向自己的內心探求。

越南的一行禪師（Thich Nhat Hanh）曾寫道：「我們內心和周遭的一切事物都想在我們身上反映出來，我們不需要前往任何地方就能獲得真理，我們只須心如止水，事物就會顯現出來。」

卡夫卡也說過類似的話：「你不需要離開你的房間，只須繼續坐在你的桌子前傾聽，甚至不必聽，只要獨自安靜且靜定地等待，世界自會免費獻上自己，讓你揭開它的面紗，因為它別無選擇，它將歡欣地臣服於你的腳下。」

這些智者似乎都在說：「別亂動！看在上帝的分上，不要動！」

世界明明會歡欣地自動臣服於我們腳下，不像手機螢幕上不斷湧現的海量資料，之後會從我們的指間溜走，除了心煩意亂什麼也沒留下。雖然養生產業的某些做法令人起疑（例如排毒），但是追求靜定、平靜和沉思並沒有什麼不對，況且靜定不需花你半毛錢。但是**我們每天卻在靜定和分心之間奮力拔河**，而且我認識的人當中，甚至沒人承認有這回事。

這次參加希爾斯維爾靜默禪修的二十個人中，有人剛結束一段長期關係，也有人是在人生、家庭狀況或事業遇到關卡，還有些人則是年年都來禪修，當成每年重新啟動的契機。

我們每天的作息從早上六點開始冥想，接著是練瑜伽，然後全員一起吃素食早餐（好吃到爆），且吃飯時不能聊天。這裡的環境平和且安靜，還有一處小型的林地（某天我在外面散步時，看到有位參與者抱住一棵樹），我們下方有座翠綠的山谷，是你會在奶油廣告中看到的那種。某晚我看到一隻袋熊慢悠悠地從我的小屋前走過，白天則會有成群的夏蝶，像GIF動圖似地在我頭上飛舞，非常可愛。

我們的冥想老師阿魯納，是某次我上谷歌搜尋時無意中發現的，在這次禪修結束時，我非常慶幸那次隨機搜尋讓我有機會認識他。阿魯納在那個週末說了很多發人深省的智慧話語，不過在那段談話之前，我們必須先保持靜默，好讓我們能夠認真評估自己的人生：「大多數人的生活既忙碌又瘋狂，要是大家停下來向內看，會發現心靈的活動也是忙碌和瘋狂的。」

阿魯納告訴我，經過這幾天的靜默和冥想後，大家會產生一些轉變：「他們緊繃的神情會鬆開，人也變得比較放鬆，壓力也減輕了。親眼見證此情此景真的很驚人，感覺他們換了個人似的，彷彿他們身上某個老舊的部分脫落了。」

到這裡或印度參加阿魯納禪修會的人來自各個年齡層，有些人是對生活不滿，或是覺得自己明明有更大的潛力，卻被一些事情阻礙了他們的人生發展。阿魯納說：「人都會有一些過往的模式尚未解決，我們可以轉向內求，與這些模式『共存』，最終就會產生更有深度的洞察力令你釋懷，並提出一個解決方案。」

有些參與者正面臨一個重大的決定，禪修會提供了一個空間，讓他們能夠想出解決問題的方法：「有時候時機還未成熟，但腦袋卻急著想知道答案，當我們未能立即做出決定時，腦袋就會很不耐煩且憂心忡忡。**但只要有信心和耐心，你的內心深處終究會非常篤定地湧現出真正的答案。**」

這就是我一直想要進入的狀態——在內心深處沉睡著的內在智慧，從各個縫隙中湧現出穩操勝算的知識，那就是我一直坐擁卻不自知的百寶箱。

禪修營中不乏經驗豐富的冥想者，但也有像我這樣的菜鳥，當我們這些初學者有疑問時，便會舉手提問：「我怎樣才能阻止念頭一直跑出來？」或是「如果我的腿疼，必須換個姿勢該怎麼辦？」資深冥想者的提問則多半聚焦於感受，而非想法。

有個二十多歲的年輕人，一整個週末都不穿鞋，他說他覺得胸口和喉嚨彷彿有火在燒；

另一個留著柔順棕色長髮的人則說他看到了紫色。

我也想見識一下烈火和紫色，但我得到的感受卻是憂喜參半，一方面憂慮和恐懼在我腦海中嗡嗡作響，而且比平時更加響亮；另一方面我卻感到自己的洞察力提升了，而且放空的時間變長了。腦中空無一物的感覺真棒，就跟我想像的平靜是一樣的，那是種清澈如水的感覺，既不會心生厭煩，也不會感到匱乏。

阿魯納還談到了我們總是無意識地處理事情，行動、反應、退縮、緊張，他建議大家：「行不通經常跟你的反應有關，換種反應說不定就行得通了。」

阿魯納還給了其他很多教誨，其中最重要的一點是活在當下：「你在這裡。」這句話他每天都要耳提面命好幾次，意思是「坦然面對你當下的處境」。這對我來說是個難題，難道我注定要失業嗎？怎樣才能坦然面對這個難受的處境？我這輩子壓根沒想過要靠福利金過活，我是個努力與生活搏鬥的奮鬥者，我所有的朋友也都是。我們心懷壯志，願意為我們想要的東西付出努力。雖然有時候我的人生看起來一團亂，但是請不要被表象騙了，我一直都有在思考我的未來，也設定了短、中、長期目標；將來我想住在哪裡；我想在哪裡寫作；我想去到哪裡；如何好好規劃這一年的時間。我總是在籌謀和規劃，只要一有想法就趕緊潦草地寫在我的小記事本上。

但是大師們卻要我們堅定地活在當下，**過去已入土為安，未來尚不存在**。

他們的意思是，不論你遭遇何種處境，只要你願意坦然接受、安住當下，你就能改變人生。**安住當下意味著不做任何反抗，因為你遇到的那些事都是注定要發生的**。要是你能看淡一切不抗拒，那麼所有的不快樂就會立刻煙消雲散。當然啦，坦然接受一切恐怕是知易行難，況且凡事順其自然不抗拒，難免令人懷疑這會不會太被動了？這種佛系哲學是如何看待抱負的呢？又是如何看待社會變革呢？

下午的課程安排了問與答環節，我提問了很多關於這方面的問題（能再次開口說話真是太棒了！），捍衛社會正義與瑜伽的生活方式能否相容？畢竟，只有當我們抵制和反擊不願容忍的狀況時，社會變革才會發生。

我和阿魯納來來回回討論這個概念，但我並沒有得到想聽的答案——那就是有時候你必須非常努力對抗生活中的困境才能實現改變，抵抗確實會導致痛苦，但有時它確實是最好且唯一的一條路，我的意思是，看看甘地……。

禪修的頭三天，我覺得疲倦和焦慮，無聊和煩躁雖不嚴重但也揮之不去；但是到了第四天，我突然覺得豁然開朗，也就是說我沒有雜念了。其他冥想前輩也說這是個好兆頭，結束連續幾個小時的靜坐後，感覺比之前更加舒服，而且清空雜念也變得更容易了。

我成了一片空白，只是坐在房間裡的一團細胞，時間不知不覺地流逝……過去已入土為安，未來尚不存在，這就是永遠活在當下的人生。念頭來來去去並不久留，這就是平靜嗎？我不知道，我並未大澈大悟，只有些許的洞察力，有些得自於冥想過程中的「靈光乍現」，其他則徘徊在我腦袋後側，我還沒來得及釐清。再有些則是普通到不行的陳詞濫調（人生苦短！在人際關係中可以示弱！欣賞你的朋友！感恩你的健康！），不過當它們在我靜默冥想時湧現，感覺卻像是我的心（而非我的腦袋）在跟我自己對話。

這些都是很棒的進步，而且讓我感覺此行物超所值，但我還是有點嫉妒那些獲得特殊感應的人——火焰、幻覺以及印度教諸神的合唱團。

禪修冥想是有用的，它讓你得以站在旁觀者的角度，觀察你平常的生活模式，禪修冥想很像讓你放了個假來評估自己。這裡的禪修衝擊性比新諾爾西亞小得多，沉浸感也比倫敦的城市禪修更勝一籌，所以阿魯納的禪修讓我「一試成主顧」。

但生活並不會因為做一星期的冥想後就突然改變或改善，當我回到墨爾本後，我的未來仍不確定，手頭依舊很緊，而且還有一堆澳洲社會福利聯絡中心（Centrelink）的就業預約追著我跑。去他的輪迴！人生或許就像大衛．鮑伊（David Bowie）的那首歌〈Always Crashing in the Same Car〉說的那樣，我們總是撞上同一輛車，我自己就是如此，才剛結束靜修或禪修，我就又犯下同樣的錯誤，或是做出糟糕的決定。

誠如阿魯納所說的：「人都會有一些過往的模式尚未解決。」如果你願意改成向內探求，與這些模式「共存」，最終解方就會出現，但最終是什麼時候？解方何時才會出現？我現在就要平靜啦！

22 大腸水療能解決人生困境？

一晃眼就快到年中了，自從我淚眼婆娑地帶著那個破紙箱離開那間辦公室後，直到現在我仍沒找到工作，我說的不是那種湊合著做的工作，而是一份合適的工作。我每週在蒙納許大學（Monash University）教新聞學六小時，也做些特約的兼差工作，並計畫逃往紐約，我已經在紐約上西區找到了一間公寓，也拿到了記者簽證，以及一些可能的工作機會。既然在墨爾本混不開，何不轉往紐約試試，說不定能成功。所以那一整個秋季，我都在合租屋的淋浴間裡唱著：「要是在那裡能成功，我到哪裡都能成功，除了墨爾本，耶，耶，耶。」

在我飛往美國之前的那幾個月裡，我大部分時間都在做畢克藍瑜伽，其餘時間則在尼古拉斯大廈的寫作室裡批改論文，我很窮，所以生活相當安靜和無聊。

因此，當這個報導菲律賓某個最尖端養生設施的工作機會出現時，我毫不猶豫地接了下來。

此地的生機飲食在全世界首屈一指，但是它的非食物料理（no food cuisine）更受歡迎，看到那麼多人躺在泳池邊喝果汁和蔬果昔代替正餐，就足以證明我所言不虛。這家養生設施在你入住的第一天，便用科學方法檢測及分析你的血液，並允諾透過每天練習瑜伽和冥想，以及令人驚喜的SPA按摩，保證讓參加者獲得平靜。

儘管入住後等著我們的是無食物可食，但這間名為The Farm的整體醫學（表示有附設一間診所）養生度假村，奢華程度堪稱「不似在人間」。在這個處處精心打理的廣大莊園裡，座落著一棟棟間距適當的別墅，有些甚至有附游泳池。莊園裡有椰子樹林、游泳池、瑜伽亭、餐廳和冥想小屋。孔雀在客人做日光浴的躺椅旁走來走去，一名住客約有四個工作人員提供服務。這裡也跟其他眾多奢華的養生度假村一樣，住客千萬別惦記著你是在世上最貧窮的國家裡，享用著私人泳池和私人健身教練的服務，這樣咒語才會生效。

從機場搭巴士到馬尼拉市車程約九十分鐘，沿途目光所及之處，是一排排的土褐色紙板屋，人們在門口臨時搭建的梯子上坐著或假寐。之前我從未見過貧民窟——為此我要感謝那個負責抽人生樂透號碼的人——但是拜電視新聞和報紙照片之賜，此刻坐在計程車上的我一眼就認出它的身分。這裡的貧民窟跟其他地方，從里約到約翰尼斯堡，從海地到拉哥斯的貧民窟一模一樣，人們被迫住在臨時搭建的紙板屋裡，因為他們別無去處。這些紙板製成的棲身之所看起來朝不保夕，隨時都可能滑入流經他們家園的河流（小溪或下水道出口？）裡的淤泥爛土中。

在馬尼拉，我借宿朋友潔姬家，她也曾在聯合國工作過，現在受僱於一家大型亞洲開發銀行。她和她的朋友賈斯汀及納特，剛剛參加了每年復活節在馬尼拉市郊舉行的耶穌受難儀式，他們可是來真的，我們翻看著賈斯汀手機裡的照片，看到真正的釘子被釘入人的手上，賈斯汀的褲子上甚至沾到了血跡，那是因為某個人被釘在十字架上的時候，他站得太近了。

這是一趟清腸之旅，賈斯汀和納特也要去The Farm，所以他們劈頭就問我是不是也要去灌腸，這正是The Farm的招牌療法。啥？……灌腸！這個詞令我不寒而慄，因為我有嚴重的「恐糞症」（poo taboo），但其實灌腸療法的歷史相當悠久，從古埃及時代就有了，當時用的是空心蘆葦及河水。到了維多利亞女王時代，上流階級的子女每週都會接受家庭教師的灌腸服務，被稱為「維多利亞式灌腸」。順便聊點題外話：因為灌腸有時碰巧撞上了每週執行一次的打屁股懲罰，結果這種做法給那一代兒童留下了一份性遺產（sexual legacy），根據我偶然發現（正常人是不會特意造訪戀物癖論壇，都是偶然發現）的某個性癖好論壇指稱：「好多男孩和女孩竟然對打屁股產生了性癖好，導致打屁股在歐洲被稱為英式惡習（English vice）。」

灌腸是將大量的清水，有時會額外加入一些東西，例如草藥或咖啡，沖入插到大腸的管子來沖洗大腸。在某些情況下則會用較少量的水沖入大腸，並靜待大腸自行排除。

這是排毒主題的另一種變化，我們的器官會隨著時間而變得老舊，就像過度使用而堵塞的下水道系統一樣需要清理。老舊的肉塊在大腸裡停留多年後腐爛並塞在大腸內壁，這種噁爛的塗層會造成消化遲緩和血流不足，並含有寄生蟲或其他有害物質，這些致病性的腸道菌叢會危害我們的健康，這種情況被稱為自體中毒（autointoxication），所以我們需要用大量的水來沖洗大腸。

但是這種做法的背後並沒有科學依據，一九一九年《美國醫學會期刊》（*Journal of the American Medical Association*）上的一篇論文駁斥了自體中毒的說法，還有《劣藥》（*Bad Medicine*）和《職場供食好處多》（*Food at Work*）這兩本書的作者克里斯多夫・萬傑克（Christopher Wanjek）也指出：「時至今日，透過手術和解剖來直接觀察大腸，並未發現糞便會造成腸壁硬化的現象。」

不過大腸水療仍然大受歡迎，《臨床胃腸病期刊》（*Journal of Clinical Gastroenterology*）曾在一九九〇年代末指出，大腸水療正在捲土重來，並發表了一篇標題為〈大腸水療與自體中毒理論：無知戰勝科學〉的文章。

在養生世界裡，「潔淨」的地位——吃潔淨的食物，以及體內淨化——恐怕僅次於或甚至高過神明呢。

我預定在復活節入住養生機構，當天早上五點我在馬尼拉外交區的某個地方醒來，身旁竟是游泳池，還有一個空的香檳酒瓶。這時天還沒亮，四周十分安靜且溫暖，我很慶幸自己沒在睡夢中滾落游泳池淹死。大使不在家，他已成年的子女昨晚辦了一個派對，昨天的午餐是在宴客廳裡的一張長桌上吃的，每個人都相隔至少一公尺，我吃了一份義式香腸、兩份羊肉，整個下午喝了一堆氣泡酒。

後來，我在水深及腰的游泳池裡醉得一塌糊塗，有人遞給我一管菸斗，感覺像在吸瀝青。這個受難日過得多采多姿，活動一直持續到午夜，有人送來更多的香菸，還開了一瓶杜松子酒，我在游泳池裡待了好幾小時，變成了一朵溫暖的梅花。人們來來去去，我們在泳池裡玩著馬可波羅抓人遊戲，聽著賽門與葛芬柯（Simon & Garfunkel）的歌。這裡的夜晚還挺暖的，感覺像待在一隻舒適的舊襪子裡，所以睡在外頭也無妨，連毛巾都不用蓋。

再過幾小時就會有輛車來載我去The Farm，我將在那裡待上一星期，吃全生的素食，做做瑜伽，說不定還會嘗試灌腸來淨化自己。但願我能感受到平靜，就像我在阿魯納的禪修營裡體驗到的那種全無雜念的放空感。

我從游泳池邊起身，對自己感到厭惡。我又陷入了這個我非常鄙視但似乎永遠無法逃脫的循環——在努力養生和縱情享樂之間來回擺盪。

在The Farm工作很辛苦，到處可見穿著實驗室白袍的人走來走去，他們會隨時給你遞上一條冰鎮毛巾，每次一有棕櫚葉掉到地上，立刻就會有個穿著鮮豔工作服的工人拿一支大掃帚把它掃走。

這裡的養生套餐包括膳食、有專人指導的運動計畫，以及SPA按摩。The Farm的所有食物都是全生的素食，一小份穀物麥片加堅果奶、生蔬菜串、腰果慕斯，雖然我一開始有些猶豫，但嘗了之後發現它們都非常美味，除了玉米餅，它吃起來像麵團，會黏在你的上顎。

但人們來到The Farm主要是為了排毒，所以他們會避免吃任何東西，除了一些看起來很奇怪的蔬果昔，蔬果昔會在一整天內分時段供應。排毒者們在正午的陽光下，靜靜地躺在泳池邊。天氣潮溼得令人窒息，汗水不斷從你身上流出，好像你身體裡的排水管出了嚴重的問題。在菲律賓，你不光會流汗還會漏汗。不過有時會有微風吹過，在游泳池的表面掀起漣漪，還會幫斷食者的雜誌翻頁。斷食者們昏昏欲睡，根本沒有注意到雜誌被風翻頁了，這個畫面挺像大衛・霍克尼（David Hockney）的畫作。

泳池邊的客人每天兩次由護理師護送著，走過長長的棕櫚樹叢去做大腸水療，他們體內的廢物透過透明的塑膠管被沖出來，至於最後排放到哪裡就只有天曉得了。

在我抵達診所的第一天，有個斷食者在候診室告訴我：「我的腰圍減了幾英寸。」她正拿著一個熱敷袋貼在自己的腹部，並吞下一顆大藥丸，以補充大腸水療時被沖掉的好菌。她的眼白很白，身體顯得很憔悴，我很納悶她是否患了癌症，抑或只是斷食很長一段時間。她告訴我，這是她連續第十三天灌腸。

我一到這裡就去見了醫生接受評估。我宿醉，背部因為睡在游泳池旁的地上而扭傷，醫生幫我做了血液分析，結果並不理想。

我是否曾暴露在重金屬之中？二手菸？建築工地？

我看著我的細胞在螢幕上漂移。

「看到了嗎？」醫生說，「你的血小板裡有痰菌。」

那顯然不是件好事，我內心立刻興起一股情緒，那是你在醫生動手術時最不想遇到的情緒——恐懼。

她說我屬於「終生肉食者」，所以建議我做個大腸水療，做為清理身體的第一步。

我告訴她：「死都不要。」

賈斯汀和納特也在餐廳裡為了是否要灌腸而辯了起來，納特說：「戴安娜王妃就做過。」The Farm的一名護理師告訴他，灌腸有兩種，大腸水療（colonic）是將咖啡從肛門注入清洗下層腸道，而全腸道清洗（colema）則是用一台「機器」清洗上下層的腸道。

納特說：「我打算趁這次機會接受一次治療。」他用了我們三人都覺得比較容易接受的術語，好過大聲嚷嚷我要「灌腸」。

賈斯汀對我說：「如果你願意治療，那我也治療。」

「我不想治療。」

隔天我們再度碰面。

「你治療了嗎？」我焦急地問納特。

「對，我感覺輕鬆多了。」

納特不吃午飯，因為他下午還要再治療一次，他看起來很平靜，一點也沒有不安或驚恐。賈斯汀對納特說：「你的眼睛看起來更清澈了。」我們一起看著納特的眼睛，嗯，真的又白又亮，不像我平常那樣渾濁。

納特有點心不在焉地回答：「嗯，我想是的。」他居然在我們眼前放空。

我告訴他：「你快要變得跟那個兩眼發光、面色憔悴的斷食女一樣了。」

接下來的幾天，納特說他的排泄物的質地和顏色，跟他剛剛吃進去的東西一樣：「午餐吃了胡蘿蔔後，拉出了橙色的大便。」我們既著迷又感覺有點噁心地聽他說完每一個字。

我堅持不治療，但我在 The Farm 做了其他事情，雖然這些事情不能讓我打從心底感到心安，但至少在表面上是平靜的。例如我只吃全生的素食，晚上八點就上床睡覺，這樣隔天早上六點就能不靠鬧鐘神清氣爽地醒來。我還到飛瀑池裡游泳，跟 The Farm 的個人教練一起晨間健走，在戶外的亭子做瑜伽，在泳池邊的躺椅上做日光浴。我還做了一次「星空下」的按摩，這是一場在戶外星空下進行、長達兩百九十分鐘的史詩級按摩，包括塗上巧克力磨砂膏，然後泡個溫熱的椰奶浴，最後再來個菲律賓式按摩。

但治療仍舊陰魂不散。

我這輩子都是在私底下上廁所的，而且必須關著門上，當然啦，在我接受上廁所訓練之前，便便都是由爸媽哄騙和負責清理的。

這回在 The Farm 我終於鬆動了（我太擔心我糟糕的血液檢查結果），幫我「治療」的人是葛蕾絲，工作人員向我保證，她非常有經驗，他們把我帶到正在微笑等候的她那裡，她的潔白制服讓人放心。她站在灌腸室門外，裡面乾淨到一塵不染，廢話！難不成我會見到陰森的藏骸所嗎？還是黏在牆壁上的排泄物？灌腸室不但閃閃發光，更令人驚訝的是它居然完全不臭。

我告訴葛蕾絲：「我從沒做過灌腸，我有點害怕。」她跟我說明了相關事項，讓我放下心來，我換上了檢查服，她要我仰面躺下，然後從這個長凳上滑下來，並抬起我的膝蓋。才到這個階段，我就已經出汗了，呼吸也亂了，我豈只是「有點害怕」，我被嚇壞了。我不明白為什麼這個程序會讓我這麼害怕，是不是因為有個陌生人在旁邊？還是想到我的腸子有可能會穿孔、然後靠著大腸造口度過餘生？還是害怕看到我的大便被排放出來？

葛蕾絲要我：「繼續呼吸。」我有股強烈的衝動想要握住她的手。

原來整個過程是這樣的：你躺在一個長凳上，雙腿放在一個便盆形狀的洞口兩側，它下面是一個碗。護理師戴上手套，把塗了潤滑油的手指伸進肛門，接著把一條管子插進肛門裡，然後把咖啡透過管子流進你的腸道，最後糞泥和咖啡都會流進碗裡。當水灌進來時護理師會按摩你的胃，幫你把它推出去。也許是因為我在輕聲嗚咽，然後護理師又是如此地溫柔，令我覺得自己像個無助的嬰兒。

我發現如果她能讓我分心，水療會更容易忍受，為了讓她說話，我做了一次效果不錯的便祕訪談：「通常都是什麼樣的人來做這個？有大腸癌的人還能做這個嗎？一個人應該做多少次這樣的程序？」她說定期做大腸水療的人主要是商務人士，他們因工作所需經常旅行，內部系統會因為不同的時區而被打亂。他們把大腸水療定位為大腸癌的預防措施，但不建議患有大腸癌的人做：「你最好每年做一次這個當作保養。」

其實大腸水療並不痛苦，但需要打破一些根深蒂固的心理障礙，例如很多人很忌諱在別人面前拉屎，就算是在高度衛生的環境中、在穿著白袍的醫護人員面前也不行。我原以為自己絕不可能放棄堅持了幾十年的習慣，想不到我只花了不到三十分鐘就越過了盧比孔河*。

回到接待處後，我用熱敷袋貼著肚子，還吃了一顆大藥丸，以補充失去的腸道菌群。

灌腸會破壞腸道的自然菌群，用水淹沒大腸會導致體內電解質和其他平衡劑的損失，如果未在監督下粗暴地灌腸，有可能導致腸道撕裂。The Farm的手法當然不粗暴，我也沒有受到任何不良影響，但是說實話，**除了感覺「更空」，它似乎沒有什麼作用**。既然我沒有腸道方面或其他消化方面的問題，不是非得做大腸水療不可，我便在養生試作清單上的大腸水療項目打了個勾，但未來不會考慮把它列入我的養生大計裡。

這整件事還挺有趣的，當然我指的不是大腸療法本身——它挺噁的——而是為什麼它能在現代養生產業中擁有一席之地，一位大腸水療業者在接受《真實訊息》（Straight Dope）

---

*「Crossing the Rubicon」比喻下定決心完成一件事。

網站採訪時解釋說：「你會看到所有的東西都被排出來了，看看你到底是由什麼東西組成的，看看你這幾天、這幾個月或這幾年累積下來的東西！你是在一個完全封閉的系統中，沒有氣味且井然有序地排空體內的髒汙。」

大腸水療市場，特別是高級的養生SPA，不但是為了因應消費者的健康需求，同時也滿足了他們更深層的心理需求。你躺下，呼吸，然後……排放，哇！所有的東西都排出來了，那些害你被卡住、害你生病的壞東西，那些你長年來緊抓著不放的東西全都被排掉了。

你看到那些卡在你體內的有毒物質消失在管道中，永遠消失了，輕盈感隨之降臨。這就是通往平靜的關鍵嗎？真的只是拉點屎那麼簡單嗎？拉掉、拉掉、拉掉……要是真的那麼簡單就好了。

23 享受吧！養生峇里島

在紐約待了三個月後，我感覺就快成功了，就快了、快了、快了，我在某個全球人權組織的工作面試終於進入最後一輪。我的工作內容包括敘利亞和墨西哥非法移工在德州建築工地受傷的賠償，以及中國工廠勞工的安全。我在晚上閱讀世界各地的勞權糾紛，並草擬可能的解決方案來為我的面試預做準備。

我現在落腳於布魯克林區的公園坡（Park Slope）某棟公寓的一樓，並以一己之力撐起聯合國的人權事務，你有人權問題，好的，我會解決它。到目前為止我已經面試了八次，但這些面試的感覺很奇怪，它們更像是不涉及性的約會，我會跟該組織的成員在半社交的場合見面，熱烈討論世界各地的人權問題，以及——天啊，你在哪裡買到這麼好看的鞋?!

在這一路過關斬將的期間，我還接下了一個任務，為某報紙到印尼做一些旅遊報導。

這次的主題是針對豪華酒店、別墅、私人管家和游泳池做一次深度探索。養生產業正在蓬勃發展，峇里島更是其中的佼佼者，那裡的靈修產業引來一大票觀光客與長住者。把谷歌地圖放大，就會看到養生的原點——烏布，你想要的一切它都能提供，從傳統的療癒師到高檔的瑜伽課程應有盡有，而且對西方人來說堪稱物美價廉，廢話不多說，趕緊去狂歡吧。

我出關時只差幾分鐘就半夜了，一個名叫馬斯的小伙子到機場接我。車子一路在小道上顛簸前行，前方是一個緩慢移動的送葬隊伍，他們的火把照亮了眼前的路；隊伍中有輛輕型卡車，上面載了一頭巨大的紙紮牛，馬斯說，公牛體內放著準備火葬的屍體。

這是我第一次來到峇里島，我感覺與它相見恨晚。如果你還有點理智，你肯定會避開峇里島，它是飛往歐洲的必經之地，來自五湖四海的牛鬼蛇神，為了便宜的啤酒全都聚到了這裡。街上隨處可見喝得醉醺醺的澳洲人，梳著辮子，身上有刺青還有晒傷，我很快便加入了他們的行列，呼吸著道地的峇里島氣味：混合了茉莉花和雞蛋花的香氣，以及汗水和腐爛垃圾的臭氣。

我才剛到這裡，看到的一切就已經令我大開眼界，它跟印度一樣，是個神祕、複雜，且難以理解的地方。兩相比較，澳洲簡直像個二維世界，在過於明亮的陽光之下再無任何新鮮事，若用畫作來比喻嘛，大家可以參考高更（Gauguin）筆下的峇里島，以及霍華德・阿克雷（Howard Arkley）繪製的澳洲。

耳後塞著雞蛋花的馬斯興奮地唱著小賈斯汀的歌，他問我是做什麼的，當他聽說我是來烏布採訪的記者，就說：「哦，跟那個寫《享受吧！一個人的旅行》（*Eat, Pray, Love*）的伊莉莎白・吉兒伯特（Elizabeth Gilbert）差不多嘛。」拜託哦，差很大好嗎？我可不是來峇里島尋找愛情的，但其實我應該跟她一樣，來這裡尋找平靜和平衡，因為這兩樣東西在紐約很難找到，這事不用我說想必各位也知道。

才待了幾天，我就發現烏布隨處可見跟靈性有關的事物，包括街道上各式各樣引人注目的儀式，不僅當地人會參與，有時就連觀光客也被吸引進去。宗教本身的力量就更值得一提了，儘管印尼本土的人口以伊斯蘭教為主，但峇里島人九成是印度教徒，信奉獨特的泛靈論。在烏布和其周圍的村莊，每個角落都有廟宇，有些是小型的家庭寺廟，其他則是對公眾開放的寺廟，任何人都可以參加一個儀式，並在這段短暫的期間內融入當地的宗教。總而言之，從當地婦女每天早上製作的精緻供品，到市場上販售著用來施展邪術的烏鴉，烏布的居民腳踏神人兩界。

我在這裡遇到的遊客也大都屬於靈性追求者一類，我在烏布的一家有機咖啡館裡聽到兩個澳洲婦女聊說：「你做過呼吸訓練嗎？哎喲，我的天啊，你跪下、尖叫、顫抖、大笑，就像咱們阿得雷德的那種東西，你知道那玩意兒嗎？他們這裡也有哦。」

坐我隔壁的女人不停絮絮叨叨地說著：「我明天要去灌腸，只有週四跟下週一有空，有人想做乾刷*嗎？我已經登記了密宗工作坊。」

我正在喝一種用柳丁、胡蘿蔔、木瓜和羅勒榨成的美味果汁，真的很想叫那女人住嘴，但又想讓她繼續說下去。我在峇里島遇到很多像她這樣的人，為了追尋偉大的自我而忙得不

---

* dry brushing，用刷子乾刷皮膚，號稱可以去角質、消水腫、促進血液循環。

可開交，不論是養生食品店還是素食咖啡館，處處可見這種人的身影，做著各式各樣的廉價療法。

畢竟西方的養生要貴多了，在雪梨只有百萬富翁才負擔得起徹底實踐養生理念。但在峇里島只須一點點錢，就可以享受到百萬富翁的養生生活方式：有機食物、果汁、瑜伽、冥想以及各種療法。所以世界各地的斜槓模特兒和瑜伽老師以及自然療法的學生，全都湧入峇里島，這群人把薑黃果汁當成能治百病的萬靈丹，他們很容易受騙上當，是江湖術士鎖定的大肥羊，後者專門提供所謂的新世紀療法，但那些鬼東西要麼純屬浪費時間，要麼還會傷身。但我憑什麼在這兒說三道四，我不也是專程跑到柯芬花園一個破屋裡給人看手相？我不是還找過仰光公園的一個老師傅幫我算塔羅牌嗎？**我自己不也是信這套嗎？**

在果汁店裡竊聽到一些訊息後，我決定親身體驗峇里島的靈修情況，畢竟老話說得好，「入境當隨俗」嘛，況且勇闖一手打造出烏布旅遊榮景的靈修產業，才能找到這個城市的真實能量。但我說的不是稀少的夜生活（這裡所有店家似乎在晚上十點左右就打烊了），也不是猴林路上嘶嘶亂叫還會搶人手機的潑猴；這裡的主要活動是靈修，有心人士可以靠著口耳相傳的祕密通道，找到任君挑選的靈修自助餐。

白人在烏布的主要宗教是瑜伽，很多人會去巨大的瑜伽穀倉（Yoga Barn）上瑜伽課，它有著熱帶大教堂式的天花板、拋光的地板以及露天咖啡廳。一週七天從早到晚都有課程，且用英語授課，課程內容極為多樣，從哈達瑜伽到「聲音治療」無所不包。學員是來自全球各地的瑜伽愛好者、觀光客，和有著刺青、身材健美的外國人，就是你會在墨西哥、印度果亞（Goa）或哥斯大黎加的靜修所看到的那幫人。瑜伽老師同樣來自世界各地，但是我在那裡上課的那個星期，主要是由美國教練教我。

教室裡擠了一排排的學員，放眼望去可以看到怡人的綠色棕櫚樹，以及玻璃格子牆外的一座池塘，這些牆面是可以打開的，能讓涼爽的風吹進來，周圍則是稻田和叢林。

我上的第一堂課是陰瑜伽，老師給我們網球，讓我們放在臀部和大腿下面滾動，老師還鼓勵我們交談，我發現這能大大轉移我對疼痛的注意力。

「為什麼會這麼疼？」我在後面大喊。

「誰問的？」那個全身刺青、看來有點嚇人的教官說。

「我！」

「筋膜和組織，還有創傷，特別是恐懼，被儲存在腿裡。還記得你小時候剛學走路時的情景嗎？你爸媽是不是經常叫著『小心』！你會將恐懼儲存在你的腿裡。」

我周遭的男人也都在呻吟，好像他們正在分娩似的，我發現在網球上滾來滾去真的很難忍受，看來我肯定儲存了大量的創傷。我很納悶這是否就是為什麼某些人本來是來烏布度假的，結果卻一待就住上好幾年——他們發現了自己原本不知道的痛苦，而且沒法那麼快就弭平傷痛。

第二天我嘗試了另一堂不一樣的陰瑜伽課程（在我參加注重流瑜伽的現代瑜伽士專案之

前，我非常喜歡慢速且溫和的陰瑜伽），這次上課的地方是一家叫做 Radiantly Alive 的瑜伽教室。這裡的氣氛頗為祥和，一塊牌子上寫著：「為了積陰德，請把你的鞋子放在鞋架上。」這裡的每個人似乎都認識彼此，所以很多人一見面就親吻，並且嚷嚷著：「天啊，自從在水明漾（Seminyak）一別之後我就沒再見過你了！」

下課後老師們邀請我們所有人去酒吧，當天晚上有非洲鼓的表演。這裡有種令人跟著走的氣氛：去 Bali Buddha 喝杯養生果汁，然後走到對街去 Radiantly Alive 做瑜伽，課後去聽非洲鼓樂……重複。如果你想留下來，比如永遠留下來，那你就到一家果汁店的後面，爬上生鏽的樓梯走進一個房間，有個瑞典女人把裝滿盧比和美元的信封放在一張卡片桌上，桌上還堆滿了文件和護照。

我在一個蘇菲派冥想中心上面找到了一晚二十七美元的房間，我的房東兼冥想指導老師叫葛洛麗亞，她梳理整齊的白髮上插了雞蛋花。在移居峇里島之前，她曾在奧地利做了三十多年的心理治療師，早上我們會在花園裡喝咖啡聊是非，談論世界上的各種問題，度過愉快的晨間時光。

我向她請教了很多問題：人們常見的問題或主題是什麼？所有人一再重複犯下的錯誤又是什麼？葛洛麗亞認為許多人的問題根源在於他們不夠勇敢，例如愛上了某人卻不敢告白；想辭職卻擔心生活無以為繼；想離婚卻害怕孤獨寂寞，要是我們行事能大膽一點，說不定就能少受點苦。

那些毅然斷離前緣的女人，或是追尋更美好生活的人，最終都落腳在峇里島。很多離了婚的女人都來到這裡，逢人便打聽《享受吧！一個人的旅行》裡提到的藥師賴爺（Ketut）住在哪裡，或是詢問哪裡有正派的治療師或靈媒。

葛洛麗亞表示：「對我來說那本愚蠢的書毀了峇里島。」她鮮少做出如此負面的發言：「一些女人來到烏布想要找到一個英俊的巴西人，卻遇上了一個小個子的峇里島人，所以她們很不開心。」

幸好我並不期待豔遇，因為跟這裡的氣氛不相符，這兒的每個人都忙著修身養性，似乎不太會想做那檔事，大家都聚焦在自己身上。

為了尋求平靜，我參加了三次由葛洛麗亞指導的冥想課程。夜晚在星空下到她家的頂樓做蘇菲派冥想，是我最喜歡的一件事。這種冥想結合了祈禱和舞蹈，目的在喚醒靈魂和靈性，並放下對物質的執念。全班九個女人都穿著白色的衣服，在手風琴和鼓聲組成的空靈音樂中旋轉，不禁讓人聯想起遠方的某個露天市場。

葛洛麗亞告訴我，相較於靜態的靜坐式冥想*，動態冥想非常適合還未入門的冥想新手：「它們更適合很難靜下心來的西方人，透過做動作，讓心思聚焦在呼吸和動作，心靈自然能平靜下來。」

我向她坦承我的冥想歷史挺不光彩的，總是三天打魚兩天晒網，我很難潛入我的內心並停留在那裡，我熱愛冥想的技術，卻也著迷於其他各種分心的事物，她的答覆是：「冥想對於心智健全是必要的，我相信沒有搭配冥想，任何治療都是無效的，你可以看心理醫生看個二十年，但只有冥想才能治癒精神官能症（neurosis）。」而且只有冥想才能讓你到達平靜的境界，她還認為：「每個未解決的心病，通常都會表現為你身體上的某種疾病，不過這往往要很久以後才會發生。」

呃……我確實很喜歡聊冥想的話題，但這個也跳太遠了，況且這樣的說法並沒有科學根據，不過我認識的很多人內心深處也都有著相同的信念，即便是那些最理性且最實事求是的朋友也是如此，當他們聽說某人得了癌症後，就會點頭說：「嗯，沒錯，她一直都過得很有壓力。」

一位在峇里島南部的烏魯瓦圖經營一家豪華酒店的澳洲商人告訴我，不論大小事他都會聘請另類治療師†來幫忙，例如讓下雨的婚禮放晴，以及找回搞丟的萬能鑰匙。有位非常理智的英國人也相信，有個另類治療師對她的 iPhone 下了詛咒。我還遇到一個女人，說另類治療師用棍子戳了她的腳後，長年困擾她的胃病就好了，此外還有專治情感方面問題的另類療法。

我在烏布遇到的人說，去找另類治療師是一種情感上的宣洩體驗，他們說另類治療師有種令人不安的能力，他們會盯著你的內心深處，有時能把你最深沉的欲望揪出來。我遇到一個來自波士頓的女人，排了幾小時的隊，就為了見一個在 TripAdvisor 上被強烈推薦的另類治療師，當他們終於面對面後，他劈頭就說：「你有個不想讓人知道的天大祕密。」她忿忿不平地表示：「我花了很多工夫提升自己，我才沒有任何不可告人的祕密呢。」

葛洛麗亞也推薦了一個另類治療師給我，但我必須每天被「搖晃」兩小時，以便完全重組我的細胞，所以我敬謝不敏，轉而選擇比較傳統的治療師。瑞奇是一個朋友的朋友推薦的，我們約在附近一家飯店的花園見面，他戴著一頂巨大的黑色機車安全帽帥氣抵達。我們走到花園盡頭的一個日光浴躺椅，尷尬地坐在上面，然後他摘下安全帽。

---

* Vipassana，內觀，印度古老的修行方法之一，透過禪坐觀察自身來淨化身心靈。

† healer，用信仰替人治病。

我小聲地嘟囔著：「我是不大清楚這些療法啦，但我們可以都試試……。」

瑞奇先讓我在一張紙上畫一些物體（蛇、房子、籬笆、門），然後便對這些東西做一番詮釋，老實說不是很有說服力。接著他又給了我一些生活建議，其中有些建議還不錯，例如不要看讀者對我的文章做的評論。接下來他幫我看了看手相，聽起來很像一份樂觀的晨間交通報告：前方道路暢通，旅途一帆風順。最後他在我面前揮動手臂，幾分鐘後面帶愁容地表示，他很遺憾沒法幫上太多忙，因為我在這個過程中有太多疑慮了。

這下我反倒鬆了一口氣，決定和瑞奇純聊天。他告訴我他才剛出名，不過他對外國女人的直覺很準，所以他想幫我做個脈輪解讀。花園裡的光線越來越暗，我倆已經聊了兩小時，我覺得很無聊，因為他說的話沒有一個字聽起來像真的。

瑞奇要我閉上眼睛躺在躺椅上，他逐漸靠近我，我可以聞到他呼吸中的茶和菸味，我還感覺到他的手，或者至少是他的手的溫度，在我身體周圍遊走，等我坐起身來，他就很認真地告訴我：「你的頂輪很好，心輪普通，但你需要為你的性脈輪注入活力。」他提議和我做愛來疏通它：「這能讓你清醒。」然後他站起身來，戴上安全帽，給我一個擁抱，並要我打電話給他安排「治療」的時間，費用大約是二十美元。

我很氣憤，也很困惑，這是暗黑版的《享受吧！一個人的旅行》。我像個腫塊似地被他抱在懷裡，我的心在狂奔，而且他離開後，我還一直在花園裡轉來轉去，彷彿那裡可能還有其他人，但確實只有我一個人。遠處傳來印尼傳統音樂甘美朗（gamelan）的不祥之音，我走到哪都會聽到這種樂聲，聽到都開始厭煩了。我有點搞不清楚究竟哪件事最令我不爽——瑞奇說我欲求不滿，又說我的心輪「一般般」，他的行為簡直是公然的性騷擾，還暗示我將會跟他發生性關係，而且**我居然還得付錢給他！**

我決定在烏布來一次禪修，另外還有十六人一起共修，她們的年齡從二十出頭到六十歲不等，職業五花八門，來靜修的原因則是因為遭遇個人危機或健康因素。她們分別從墨爾本、東京或莫斯科搭乘紅眼航班來到這裡，瑜伽墊當然也跟著到此一遊。我們在瑜伽亭裡圍成一圈，然後依序自我介紹，氣氛有點緊張，且帶著疲憊感。

之前我住過的禪修中心，地毯很髒、窗簾破爛不堪，床鋪糟到睡覺變成是種酷刑，吃飯像在自我鞭笞，相較之下這裡宛如是座宮殿：小冰箱裡有三角巧克力和啤酒，還有兩座附懶骨頭和日光浴躺椅的游泳池。我們的主人彬彬有禮且慷慨大方，堪稱是美好生活的典範。我們做很多冥想和瑜伽，晚餐居然有葡萄酒，我們還被邀請參加皇宮的雞尾酒會，喝著淡馬丁尼與金色的氣泡酒。峇里島崇尚一切平衡，這裡的氣氛也確實如此。

但我還是很納悶，**當你每天忙於應付日復一日的成年人生存戰時，怎樣才能整合這一切？有可能辦到嗎？輪迴是我百思不得其解的一個問題**。

禪修的第二個晚上，我們拿到了一條白色的紗籠裙以及一件長袖白襯衫，我們穿上這些衣服後，被載到附近的一間寺廟進行淨化儀式。我們排成一列，泡在水深及腰的池子裡，我們的白袍飄浮在水中，像是等著脫水的床單一樣扭轉和拖曳著。接著我們排好隊在十個噴泉之間移動，每到一處都要低下身子把頭完全浸入水中，並且許個願說要釋放某件事。峇里島人多半是來這裡求子，但也會來此淨化，如果他們自己或家人發生了什麼不好的事情，就會來這裡讓壞事趕緊過去。

儀式完成後，我和同修們坐在一個布滿灰色墓碑的地方，時間已經接近半夜，我們在一個神龕前獻上供品後，便坐在一群低聲吟唱的峇里島人旁邊。他們的歌聲低沉而安靜，在我聽來頗像基督教傳教士的聖歌旋律。一位祭師沿著隊伍依序向我們撒下聖水，並送米給我們。許多無尾貓在灰色的墓碑上移動，接近滿月的月光如一盞燈那般明亮，空氣中彌漫著焚香的煙霧，地上滿是被踩碎的落花。此情此景配上低聲吟唱的頌歌聲、黑夜以及令人難以置信的寂靜，使得這個夜晚展現出某種古老的色彩，令我差點忘記要呼吸。

我們大約在凌晨一點左右回到了停車場，電線杆上架著一台電視機，正播放著印尼的某部肥皂劇。此時還是有人成群結隊進來進行聖泉水淨化儀式，孩子們被父母抱在懷裡。我們喝了些茶，吃了些甜食，然後就坐上麵包車回到禪修中心，換下來的溼衣服則裝在袋子裡，放在腳邊。

我對這個儀式略微感到不安，儀式確實很美，況且這一整晚的美學——白色的袍子、滿月和墓地——感覺就像澳洲攝影師比爾．漢森（Bill Henson）的照片，但是這個儀式難道沒有半點宗教意涵嗎？那也太奇怪了，就像它從歷史和賦予它意義的事物中解脫出來，成了一個自由漂浮卻沒有實質內容的東西，像個塑膠袋似的。我們西方人是不是對自己的傳統如此漠視，且對他人的傳統如此傲慢，以至於以為我們只要穿上一身白袍走訪寺廟，就能從別人的神那裡吸收到一些治療的力量？

然而，當為期一週的禪修結束時，一些奇怪的事情發生了，讓我們沒有餘地對此事冷嘲熱諷，甚至是理性思考。那是個罕見的時刻，一個在你一生中只會經歷一兩次的意識爆炸（如果你夠幸運的話！），並且令你永生難忘。

禪修的最後一天，每個人都晒得黑黑的，因為完全沒有壓力和擔憂，而顯得非常輕鬆，跟我們到這裡的頭一晚截然不同。大家坐在瑜伽亭裡，老師要我們寫下自己想要放掉的東西，然後站起來一個接著一個地把自己的紙片扔進火裡。

這是個熟悉的古老儀式，但是當第二個人燒完紙片的時候，我卻開始啜泣了，我自己也覺得很尷尬，其他人都沒事，我是在哭啥？淚水流貫我全身，但奇怪的是，**雖然我泣不成聲，我並不覺得悲傷或難過，反倒是感覺自己跟這裡的同修、甚至是全地球的每個人都深刻地連結在一起**。我之前從來不曾有過這種感覺，但此刻的我對於世間的每個人都懷抱著既深且廣的同理心和慈悲心，那感受之強烈，導致唯一相稱的身體反應，就是這全身抽動的啜泣。

我的心情夾雜著敬畏和羞愧，我想我正在經歷所謂的宗教體驗，或某種靈性覺醒，我捨不得停止這感覺，因為它實在太爽啦，勝過我過去曾經感受的一切。哪知我才一努力，它就消失了，整個過程可能只持續了兩三秒，感覺就像一場洪水沖過。

接著我們走到一條河邊，那裡有個峇里島人正在唱歌，瑜伽老師把紙片燒成的灰燼混在一起扔進了河裡，讓湍急的河水帶走所有人的恐懼和想要放下的東西。我並不十分認同這種做法，因為這對環境不好，但我隨即打消了這個念頭，因為這個動作是有典故的，那就是最終我們所有人都會被燒成灰燼，放在碗裡回歸自然。

後來我試圖向人們解釋我在那一刻的感受，卻發現沒辦法用任何語言說清楚，況且此事聽起來超像嗑藥後的經歷，如果你不曾親臨現場，光聽我說這些事恐怕會覺得很無聊。後來我還曾試圖透過更多的靜修和冥想，以及大量的瑜伽，甚至是入神舞（ecstatic dancing），想再次捕捉當時的那種體驗，但都沒能成功。

我知道我沒法用言語說明那個經歷是真實的，這世上確實有神，即便它並非某個無所不能的靈體，只能在自然當中或彼此之間發現，但它確實存在。

我回到紐約後便收到一封電子郵件，通知我沒能獲得那份工作，對方表示從所有的面試和類似社交的應對情況來看，他們認為我「沒有團隊精神」且「太過獨立」。我並沒有非常失望，至少不像以前面試失敗時那麼失望。**我已經變成熟了，不再那麼容易對別人的評價耿耿於懷，我內心感到平靜、和平與從容**，此刻這些特質似乎跟水和空氣一樣重要，這次我希望這種心平氣和的感覺能夠一直持續下去。

24 將冥想融入日常生活

我有個新的發現，**如果你真心想要達到平靜的境界，那你就得每天冥想**。冥想有很多不同的類型——正念、內觀、禪宗、昆達利尼和吠陀（Vedic），以上僅是其中幾例。我曾經跟隨一些優秀的老師，如彌勒聖者以及阿魯納練習冥想，也嘗試過正念和禪坐，我的手機下載了各式各樣的應用程式，可以針對各種情況進行冥想，例如入睡困難、憤怒、心碎、長時間通勤。

但是獲得名流認可的高級冥想是超凡冥想（Transcendental Meditation），其追隨者直接稱之為TM，它的名人信徒包括凱蒂．佩芮（Katy Perry）、休．傑克曼（Hugh Jackman）和瑪丹娜（Madonna）。我曾採訪過的女影星海瑟．葛拉罕（Heather Graham），她也對超凡冥想讚不絕口，她告訴NBC：「TM會讓你平靜下來，它能幫你找到自己內心的寧靜之地，所以每當你的生活變得有點瘋狂時，它就會提醒你要回歸本心。」

喜劇演員傑瑞．史菲德（Jerry Seinfeld）則形容他每天兩次的冥想就像「心靈手機的充電器」。另一位知名諧星羅素．布蘭德（Russell Brand）則認為TM能幫助他保持清醒。電影導演大衛．林區（David Lynch）是掀起這一波名人練TM風潮的真正推手，他說TM

讓他「毫不費力地獲得了無限的能量、創造力，以及發自內心深處的幸福感」。他還把冥想推廣到學校和監獄，並資助科學家研究冥想的好處。

早期的研究，不光是林區資助的研究計畫，即已顯示冥想可以提升免疫力、降血壓、減少細胞的發炎和疼痛、提高注意力、集中力，還可以調節情緒，並提升你的同情心。

雖然TM已經存在大約五千年了，但直到披頭四樂團去了印度，從瑪哈禮希・瑪赫西・優濟（Maharishi Mahesh Yogi）那裡學到這種技術，他們的思想大受震撼，並出了《白色專輯》（*White Album*），這才引起西方主流社會的注意。

緊隨其後的是好萊塢的明星，接著是商業界，沒錯——冥想可以讓你賺錢！全球規模最大的對沖基金橋水公司的創辦人瑞・達利歐（Ray Dalio）告訴路透社：「我認為冥想是我取得任何成功的最大原因。」一些跨國企業也紛紛將冥想引入職場，彭博社曾發表一篇標題為「想要在華爾街大賺一票，趕緊開始冥想吧」的報導。專門訓練高階主管的職涯教練大衛・布蘭德爾（David Brendel）在《哈佛商業評論》中寫道：「正念在商業世界中簡直被當成神來膜拜。」

《紐約客》曾在二〇一五年研究了美國企業和冥想的交叉影響：「冥想就跟之前的瑜伽一樣，已經完全被美國企業同化了，安泰人壽、通用磨坊以及高盛公司，都為他們的員工提供免費的辦公室冥想培訓。」

科技界的巨擘也都十分熱愛冥想，已故的賈伯斯（Steve Jobs）更是早期採用者之一，把正念冥想帶到大眾眼前的應用程式 Headspace 則是矽谷人津津樂道的成功故事之一，據《洛杉磯時報》（*LA Times*）報導，截至二〇一六年，該應用程式在全球一百五十個國家的下載人次已經達到五百萬。

曾跟我在墨爾本的新聞編輯室共事過的同事穆斯塔法，他會在我們早班六點開工之前進行冥想，這意味著他必須在凌晨四點起床，但他從未抱怨過早起的問題，而且他來上班時總是像朵小雛菊那樣清新（清新到他還可以斜槓做男模），看來早起和冥想似乎給了他更多的能量，所以他鼓勵我也試試。

可是當我開始搜尋 TM 老師時，我驚訝得下巴掉到地上，學習這項技術的費用居然要一千五百美元，我現在可沒那麼多閒錢。

幾個月後我換了工作和居住地（搬回雪梨），我很喜歡我的新工作——《澳洲衛報》的專題編輯，但是這個工作的內容包山包海，我才一上工就覺得應付不來。

我是從週一開始工作的，兩天後我就感覺胸悶，到了週五我已經去看醫生了，雖然我十分確信我快要心臟病發作了，但是心電圖卻未顯示出任何異狀，醫生說我可能是焦慮症發作。我慌張地離開了診間，我必須盡快讓自己冷靜下來，換句話說，我承受的壓力令我備感壓力，我立即開始尋找雪梨的冥想老師。

吠陀是一種類似 TM 的技術，不過麥特．林羅斯（Matt Ringrose）老師只收費七百五十美元，而非幾千美元。這筆開支雖然不算小，但除了一星期的學費，他還提供每週一晚上在他家的免費集體冥想，而且是終生免費哦，如果我想參加的話。

我先參加諮詢會以了解它是否適合我，麥特老師在他位於邦代的自宅中教授冥想，那裡離我家很近，走路就能到。樓上的冥想室就像一本室內裝飾目錄，有粉色的沙發、一些流行的軟裝飾品，然後是面向大海的陽台。

有四個人來參加諮詢會，全是女的，其中包括一個很忙、壓力很大的女人，她忙到連上廁所的時間都需要助理幫她安排好。她說話時不會直視對方、而且話說得斷斷續續地，兩腿不時因抖動而發出聲響。我曾在很多個城市生活過，這個情況再次提醒我，在表面上的陽光和歡樂的背後，雪梨是其中壓力最大的城市。諮詢會結束時，我立刻報名了吠陀冥想，並從下週開始上課。

頭一晚是一對一的課程，你必須帶一些奇怪的東西——一條白色的亞麻手帕、一束鮮花和三塊甜水果，這些東西都很容易買到，除了手帕，感覺現在似乎沒人在賣這玩意兒了。待我獻上供品後，我就得到了我的「真言」（mantra），但老師要我保密不能告訴別人，然後沒有任何廢話，我們就開始打坐了。

第一次冥想後，我就被一種非常微妙但無法否認的感覺籠罩著，彷彿聽到輕微的嗡嗡聲，而且感覺很開心、很想咧嘴笑，或許冥想釋放了腦內啡，很像運動後的愉悅感。那一週我跟隨麥特老師做的冥想，每次的感受都有些微的不同，有時我能順利感受到之前跟阿魯納冥想時那種難以捉摸的「一切皆空」感；有時卻會感到厭煩，感覺時間慢得像蝸牛在爬行；

還有一些時候我的腦袋會激動狂奔，這時就要不斷念著真言——心靈的白噪音——並冷靜地觀察正在出現的情況。麥特說煩躁嘈雜的冥想沒什麼好大驚小怪的：「這只是大腦在處理壓力的過程。」

冥想一週後，我感受到了明確的效果，我的睡眠變得深沉而不間斷，醒來時的感覺就跟麻藥消退差不多，然後我就會摸索著把自己弄成一個坐姿（在我的床上，掀開被子，背靠著牆壁），冥想二十分鐘。在這一週的課程中，我的焦慮感立即停止了，我的注意力也提高了，即便電子郵件的數量從原本的每天十幾封爆增至一百多封，我也不再覺得被新工作壓得喘不過氣來。

唯一的問題是早上冥想得提早起床（儘管麥特說二十分鐘的冥想抵得過幾小時的睡眠），以及要在下午找到可以冥想的地方。

在午後冥想有點不切實際，我在澳洲日盃那天經過佛萊明頓賽馬場（Flemington Racecourse）附近，想找個安靜的地方步行冥想，結果得跨過一堆喝醉酒的人。我每天都覺得自己哪有時間冥想兩次，但麥特說，如果你認為自己忙到沒空冥想，那麼你就更需要找個安靜的地方冥想。

所以我努力堅持每天冥想兩次，因為我挺喜歡的，而且**我的大腦開始渴望這些定期的小休息**。正如一位冥想者在《GQ》雜誌上所說：「冥想可以挖掘出我們所有人都有的內在平靜，這種平靜可以讓大腦有機會安定下來，並修復焦躁不安的神經元。」

但我的老闆卻持懷疑態度：「我父親做過TM，但我不認為它有用，你很快就會放棄的，你老是在做這些事情，然後一個月後就放棄它們。你必須每天做四十分鐘吧？那要坐很久吔，你的真言究竟是什麼？」

「我不能告訴你。」我感到有點震驚，沒想到她居然會問起這事，我們在上課時就再三被耳提面命，絕對不能把我們的真言告訴別人。

我的老闆還不死心：「我敢打賭你一定有個真言，而且他們還告訴你要保守這個祕密吧？這樣你就不會發現他們其實只有一個真言，而且給了所有人。」

「是真空，」我說，「真空、真空、真空。」

「才不是咧。」

如果用食物金字塔的形式來描繪養生產業，那麼**冥想就是支撐一切的基礎**，這很合理吧？畢竟一個人若不能控制或處理生活中的打擊、惡劣的情緒、生存的焦慮、失望，以及人人都會出現的悲傷，那麼練就一付曼妙的身材、有個乾淨的肝臟，還能像一把軍刀一樣往後彎身下腰，又有什麼意義呢？當然啦，**冥想並不保證能讓你擺脫這些東西，但它能給你一個心靈空間，讓你在大浪迎面襲來時，還有能力堅持下去**。

在我為這本書所嘗試的各種養生方法中，冥想是最受人喜愛的。邦代「帥哥你好」瑜伽教室的老師亞當一直告訴全班同學，即使我們無法去上瑜伽課，也要繼續抽空冥想，而我終於也堅持下來了。麥特教會我如何將吠陀冥想融入我的日常生活中，最後我終於成了一個冥想者。

25 徒步旅行去找平靜

儘管我沒能得到紐約那份伸張人權的工作，但其實我有自己奮鬥的目標，多年來我一直為了被關在峇里島的兩名澳洲死刑犯——安德魯・陳（Andrew Chan）和穆蘭・蘇庫馬蘭（Myuran Sukumaran）的特赦在奔走，我跟其他幾位廢死人士已在某網站上低調請願好一段時間了。他們兩人被關在死囚牢房裡將近十年，但印尼政府似乎並不急著處決囚犯。

二〇一四年十二月，我正在《衛報》的雪梨辦公室工作時，電訊服務上突然閃現了一個警報。

新當選的印尼總統佐科威（Joko 'Jokowi' Widodo）在一次公開演講中強調，他的政府在處理跟毒品有關的犯罪時絕不會手下留情，並表示他拒絕赦免目前關在死囚區的六十四名毒販。

生活中的事情有的快有的慢，此事也是如此。在接下來的四個月裡，我們的小活動竟爆發成一場世界性的大運動。

二〇一五年年初，我們的心情反覆遊走於希望、絕望、焦慮、失眠、欣喜、憂鬱和憤怒中，日子就這樣一天天過去，那批死刑犯被轉移到努薩安邦（Nusa Kambangan）監獄，也就是預定處決的地點。印尼政府真的打算行刑了嗎？抑或佐科威只是在嚇唬人？各界為他們舉辦了守夜活動、新聞發布會以及公開請願，並向當局提交了更多的特赦請求，畫家班・奎爾蒂（Ben Quilty）則籌辦了特赦音樂會，我們透過特赦活動收集到二十五萬個簽名，要求停止執行死刑。但所有的努力——大批請願書、各種法律和外交途徑，宗教界和政治人物的大聲疾呼——都沒能產生一絲一毫的改變，安德魯和穆蘭在四月二十八日星期二的午夜被執行死刑。

安德魯於星期五被埋葬在雪梨西南部。

穆蘭則在星期六被安葬於下面一點的地方。

星期一我飛往昆士蘭北部，展開為期五天的徒步旅行。

我的心情非常沉重，我邊收拾行李邊哭，在飛機上仍以淚洗面，當我背上背包準備搭小船前往我們要徒步旅行的偏遠島嶼時，我還是止不住淚水。

我覺得我已經好幾個月沒有停止行動了，神祕主義者和聖人藉由步行來尋找平靜，所以這算是一種結合了靜定與大自然的動態冥想。這趟徒步旅行不是一項被迫完成的艱巨任務，而是一次讓心靈沉思的健走。我現在的心情極糟，我從來不曾對一件如此困難、不尋常且高風險的事情這麼努力地奔走，但最終還是失敗了。

儘管我心中仍有某些部分永遠不會接受他倆已被處決的事實，**但我必須讓此事告一段落。為此我必須去到某個安靜的地方，在那裡我可以盡情走路、不必說話，讓美麗又狂野的**

大自然發揮它的療癒魔法。

在我開始沿著欣欽布魯克島（Hinchinbrook Island）的索斯伯恩步道（Thorsborne Trail）徒步旅行之前，正值特赦運動進行得如火如荼之際，但我還是抽空做了幾次小規模的練習：我背著一個小包，穿著新買的靴子，從我位於貝爾維尤丘的家走到蘇里丘的辦公室（距離約五．三公里），在車水馬龍的公路上艱難前行，我還特地放了幾本厚重的小說在背包裡。

不過很快我將發現，這樣小家子氣的練習是遠遠不夠的。

這趟徒步旅行的參加者約有十人，皆是來自世界各地的旅遊記者，其中好多位都曾徒步走過世界上最難走的山路。我們在一個氣溫三十度的晴朗秋日沿著海灘行走，腳下的沙子很扎實。第一天的行程只有六．五公里，根本不算什麼吧？我可以在一兩個小時內完成，就像沿著懸崖從邦代走到布朗特再走回來。

但是不知道為什麼，我的背包感覺比我在行前自主練習時重多了，我在背包裡放了一個帳篷、一個睡袋、一個墊子、五天份的食物、衣服（包括幾雙厚襪子）、衛生紙、兩支手電筒、一支手機、幾個充電器、棒棒糖、零食以及三公升的水，這些水裝在一個附有一條吸管的特殊水袋裡，我把它放在背包的頂部，這樣我就可以邊走路邊喝水。這個水袋看起來像極了做完重大手術清醒後接在身上的東西。

這個背包其實是派翠克的，由於他身高比我高、肩膀比我寬，當我們沿著沙灘展開第一段健走時，我立刻發現這個背包除了沉重，還會扯後腿。因為它右邊的肩帶不斷滑落，害我的身體失去平衡，我煩躁地調整著肩帶，身體也被沉重的背包拽來拽去，根本沒辦法好好走路，所以每次將背包從肩上卸下時，我都會忍不住發出高興的呻吟。

但是在脫下背包之前，我還是得走。在平坦的沙地上走了十分鐘後，我們來到了巨石區，這些巨石看起來像是被生氣的上帝扔到了海灘上，如果不游泳繞過它們，唯一的辦法就是爬過去，說好的徒步旅行呢？怎麼變成爬山了。

但其他人——那些經驗豐富的旅遊記者——身手矯健地在巨石之間跳躍，從一座巨石走到另一座巨石，然後便消失在視線中，直到過了幾個小時我才再次看到他們。

我爬得很慢，我的腿不夠長，我的手臂也不夠強壯，應付這些巨石非常吃力；更糟的是，當我朝著下一塊巨石推進、並試圖把自己拉上去時（手臂內側都擦破皮了），背包的重量和鬆散的肩帶卻將我往後拉，導致我感覺自己快要抓不住了，就要一個倒栽蔥把頭撞到下面的岩石上。要是我沒把自己拉上岩石，我就會因恐懼而全身僵住。

有幾次我設法把背包脫下來，並把它扔上岩石，這樣我就不會往後倒。伴我同行的護林員看到我在奮戰，便分別走在我的上方和下方，下面的人頂住我的背包後側把它往前推，這給了我向上爬的動力，另一位護林員則在上方的巨石抓住我的手，把我拉上去。

我們就這樣齊心協力翻過六塊巨石，直到終於抵達一個不需要攀爬的地方，但現在的挑戰變成我們需要走過大小不同、表面積不同且滑溜程度也不同的岩石。

在這趟旅行出發之前，許多人都警告我，要擔心的不是遇到蛇或鱷魚，而是一些小事，例如在岩石間滑倒而導致腳踝扭傷。我原本是心事重重地展開這趟旅程，但是在穿越岩石區時，我絲毫不敢大意，可說是心無旁騖。我非常專心地俯看下方的風景，小心翼翼地踏出每一步，根本沒空想其他事情，**這其實就像最純粹的冥想**——只不過是可怕版的。

在前來這座島的接駁船上，船長隨口聊起之前有個女人，竟然因為在徒步旅行時腳痛，就打電話向海防單位求救，當時我們聽了都很不以為然，並且紛紛出言嘲笑，還說因為這種小病小痛就請人來救，算不算刑事犯罪？

徒步旅行的第一天，我滿腦子都想著這個背包真的太重了，我走得上氣不接下氣，非常擔心心臟病發作，走在我身後的護林員艾文鼓勵我說：「雖然這是場硬仗，但我們最終會走到的。」

抵達休息站時，其他人都爬上一座小丘去欣賞無敵海景，我卻累得只能原地休息，我惡狠狠地把背包扔在地上，還忍不住爆了句粗口：「去你媽的！」這時一群亮藍色和黑色的蝴蝶在我們身旁飛舞，一圈又一圈地轉著，比起那些一直煩我的沙蠅，蝴蝶可愛多了。

艾文告訴我，有些人一天就走完整個行程：「但其實待個四天三夜是最舒服的。」他坐在我身邊，我們吃了一些能量棒跟堅果，我們只走了一個小時，但我已經餓壞了。這個島上沒有商店，所以我們必須自己帶食物，幾乎都是一袋袋粉狀、脫了水的東西，因為太奇怪了而無法細究其內容：紅酒燉羊肉燴飯、印尼仁當牛肉飯、沙嗲雞、蘋果派、優酪乳和麥片，它們看起來一模一樣。我們會在一個空地上休息並吃午飯或晚飯，在我們帶來的爐子上燒水（島上不允許生火），然後把一個袋子放在水中加熱十分鐘。打開包裝看看這些還在子宮裡的食物真的很恐怖，顏色和質地都像水泥的羊肉正在生長和膨脹，燴飯雖然膨脹了，但不知為何沒有軟化，而且吃起來有股土味。

隊友們忙著比賽誰的飯菜是最噁的，馬薩拉雞肉、烤牛肉和熟食早餐名列前茅，但最糟糕的是，因為島上沒有垃圾桶，你必須把吃了一半的飯菜放進背包裡。我永遠不會忘記當我半夜把手伸進背包拿衛生紙，卻摸到吃剩的香腸和馬鈴薯泥的噁心感。

幸好我平安度過了第一天，沒有死掉、腳踝受傷或因疲憊而倒下。我們在小拉姆斯灣的海灘上紮營，這裡的景致很可愛，就跟我想像中的海島天堂一樣。雖然有人警告說這裡有鱷魚，但我還是偷偷下去游了一趟。太陽下山時我們坐在海灘上，享用加熱的袋裝晚餐。我在替水瓶裝水時不小心掉進了小溪裡，那其實是一灘死水，裡面還漂浮著藻類。一位好心的同伴幫我搭起帳篷，因為我真的沒力氣了，無法釘住帳篷杆；才晚上七點我就已經睡著了，但在凌晨三點四十五分左右，我就被惡夢驚醒，我夢到了監獄、叢林和午夜時分的處決。

第二天要走十公里，而且艾文說是「更難走的一天」。但既來之則安之，我的背包已經調整好了，我把背包牢牢綁在身上，就像一個即將進入太空的太空人。但是我的起飛不大順利，搖搖晃晃的，因為我的腿變得像果凍一樣，我很快就落在隊伍後面。

兩名護林員留下來陪我，一個緊跟在我身後，另一位走在我前面。沿途有許多巨石需要攀登，而我唯一能通過的方法就是讓我身後的人幫我把背包往前推，把我往下一塊石頭頂上去，而前面的護林員則抓住我的手臂把我拉上去。

我心想：**這有什麼意義呢？**我發現在這種緊張的情況下，我根本無法欣賞島上的美景，且離我的平靜目標差太遠了。今天的行程預定會在瀑布和水池停留，我們會坐在樹下，喝著薑汁酒，欣賞蝴蝶飛舞，享用粉狀的沙嗲牛肉大餐。但是到了中午，我已經遠遠落後其他同伴，根本沒時間停下來休息。兩位陪著我一起慢慢走的護林員，擔心我們晚上會被困在這裡，他們之前也曾遇過走得很慢的步行者，一群年長的原住民婦女，她們是此地的所有權人，她們雖然蹣跚前行，但最終在天黑前順利趕抵營地。這一點至關重要——在天黑前抵達一個安全的地方。

我們腳下是島上地勢較低、較偏熱帶風情的區域，一直飄來一股奇怪的臭味，是我以前從來沒聞過的，一位護林員解釋說：「那是地毯蟒（carpet snake）的排泄物。」

我們加快速度繼續前行，變得更像一場行軍。護林員給我一根棍子，我用它把自己頂上山道，然後在下坡時放慢腳步，遇到坡度陡峭的山路，我感覺用屁股滑下去還比較安全，但我穿著我最愛的橙色瑜伽褲，結果這條褲子在我從岩石上滑下來的時候抽絲了。

遇到溪流的交會口是最糟糕的，我至少在六條小溪中摔倒，而且每條小溪都摔了好幾跤，往前摔、側摔、往後摔，衣服都溼了，皮膚也被割傷和擦傷，我的下唇不停顫抖著，因為我快要哭出來了。走在叢林中，我可以感覺到我的胸口在收緊，我的呼吸變得很淺很急促，是心臟病要發作了嗎？我的朋友艾瑞克去科科達步道（Kokoda Track）健行時，隊上就有兩名同伴死於心臟衰竭，我的胸口感覺更緊了，一想到我也有可能心臟病發作，令我更加焦慮。

也許這只是簡單的生物力學問題，我的背帶太緊了，但如果我鬆開背包，它就會把我往後拉，導致我摔個倒栽蔥、撞到頭而死亡。屆時護林員們不得不伴著我的屍體直到天亮，然後再爬上一個山峰向經過的船隻發出求救信號……。

護林員們走在前面，了解並熱愛這座島嶼的昆士蘭硬漢，用開山刀從茂密的林木叢中砍出一條路。聊天成功把我的注意力從心臟病發作移開，我們談論了巴布亞紐幾內亞的女性生殖器切割，以及燒死女巫的文化相對主義問題，都市人是否比鄉下人更不友善？那些走錯步道並迷路的人會發生什麼事？我很喜歡這兩位護林員，並為自己消耗他們的資源感到內疚，他們現在也有點步履蹣跚了，因為他們被迫走得很慢（慢走顯然比快走更耗體力）。

幸好最後我們終於抵達一片海灘，這裡想必就是終點了吧？夜色逐漸降臨，我彎著腰拄著棍子，活像個九十多歲的身障老人。我的襪子和褲子因為跌進小溪而溼透了，我的背很疼，全身都疼。

其他徒步旅行者已經在瀑布邊休息了好幾小時，他們幫我把帳篷搭起來，我沒吃晚飯就倒頭睡著了。第三天的行程會更艱難，護林員們都很擔心我能否順利走完全程？不斷掉進各個小溪裡的後續效應已經開始累積。

一名護林員在凌晨三點走進我的帳篷，說明由於天氣和水流的狀況，今天只有一小段時間可以聯繫上搜救隊，我有辦法繼續走下去嗎？我能否越過明天的巨石和小溪？看我現在就已經累到不成人形，連脫下泥濘登山服的力氣都沒有，我還能爬起來嗎？如果不能，我需要請人來救援。

凌晨四點左右，他們連絡了海上救援人員，但天氣預報說海面風浪很大，只有在黎明前的幾個小時，才會有足夠安全的船隻來救我。

我把全部家當及帳篷胡亂塞回那個令人生氣的巨大背包裡，我不知道救援人員會把我帶到哪裡去，也不清楚我到那裡後會發生什麼，我身上既沒有錢包也沒有身分證件，它們全被鎖在護林員停在卡德維爾鎮（Cardwell）的車子裡。

我藉著黎明前的微弱光線走到了海邊，一切看起來都水靈靈得很不真實，感覺就像從一扇骯髒的窗戶看到的印象派畫作。我聽到救難船的馬達聲在水面上劈啪作響，我全身痠痛但覺得羞愧難當，像是只有被鱷魚咬掉一條腿，或是真的心臟病發作這種大事才配請人來救，而不是摔倒和焦慮症發作就勞師動眾。

我坐在一塊面對著洶湧大海的大石頭上，觀看太陽升起，**這是我第一次停下腳步並且抬頭觀看世界的這個角落，想不到還挺美的。**

徒步旅行其實是在享受某一刻的當下，所以它不僅是一種簡單的運動，也是對靈魂的滋養。推薦大家看看雪兒·史翠德（Cheryl Strayed）的徒步旅行回憶錄《那時候，我只剩下勇敢》（*Wild*），這本書後來還拍成電影，由瑞絲·薇斯朋（Reese Witherspoon）主演。她在開始徒步旅行的前一天晚上還注射了海洛因，但在那趟艱苦的徒步旅行中，她順利解決了自己的人生問題。

現今的徒步旅行，跟一九七〇和八〇年代，咱爸媽那個時候的情況不可同日而語，當時的人穿著普通的鞋子和長襪、帶著一罐驅蟲劑就上路了（因為他們沒有任何昂貴的裝備）。但當代的徒步旅行不僅是一趟人類對抗大自然的英雄之旅，而且還進階到健行的形而上層次，你在走路的時候其實是在想事情，好讓一些難題能夠迎刃而解。所以健行的時間越長、難度越高，你的體力勞動就越能癒合靈魂中的創傷；反之，宅在家不動或看電視或睡覺，只會令你更加懶散。**健行，尤其是到與世隔絕的地方艱苦前行，你其實是在採取行動，以某種方式擊敗藏在你內心的東西**。

那我為什麼會搞到灰頭土臉咧？（其實這要怪我自己沒有做好準備。）健行者都是想要凱旋而歸的——儘管全身痠痛，但仍因走完全程而充滿成就感，只有我像隻鬥敗的母雞尷尬又羞愧地回來。

出院時我身上沒有半毛錢或身分證件，打了幾通電話後，終於有盧辛達（Lucinda）某家汽車旅館的好心人同意收留我，直到團隊回來。白天我在房間裡看書，抓撓我被沙蠅叮咬的傷口，晚上則跟汽車旅館的老闆夫婦一起喝酒，他倆堪稱千里姻緣一線牽，德州的牧場主人愛上布里斯班的心臟科護理師，他們還很好心地安慰我：「那條路我也走不了。」

兩天後隊友們順利走完全程回來了，他們告訴我，其實第三天的健行並不難走，第四天更只是在海灘上短暫待了一下：「其實你應該可以走完的。」

回到雪梨後，迎接我的是巨額的救護車帳單，以及定期的物理治療課程，這趟健行之旅我只有一個感想，那就是走到鐵腿之後未必會出現平靜，而且你不可能靠走路來解決所有事情。

歲月就像熱茶中迅速溶解的方糖，一眨眼的工夫就到了二〇一六年，我還在尋找平靜，但經歷過那次可怕的健行之旅後，我已經不再那麼急於求成了；我抱著隨緣的心態，相信時機成熟時它自會現身，這麼一想心情反倒愉快多了。我現在大部分時間都在做吠陀冥想，它對我很有幫助，**自從養成每天冥想的習慣後，我覺得它給了我這世界無法提供的和平**，但我仍然很好奇，想看看外面還有哪些新鮮事。

我經常接觸到同一批靈性作家的著作和思想，但似乎沒有人像狄帕克・喬布拉（Deepak Chopra）那樣多產，而且他一直以作家、演講者暨全能的新世紀（New Age）大師的身分活躍於文壇，他迄今已出版了八十多本書，還經常上電視亮相。他在上了《歐普拉秀》（*The Oprah Winfrey Show*）之後成為一個家喻戶曉的名人，還不到七十歲就已經是另類醫學領域中最富有且最成功的人物之一，他堪稱是養生的最佳代言人。因此當我聽說他要來墨爾本舉辦週末研討會時，立刻決定去探個究竟。

雖然我並未預期現場人滿為患，但我沒想到它竟然如此低調，現場只有數百人而非幾千人，而且大家都很安靜很專注，喬布拉本人更是毫不張揚，他說話的腔調、音量和節奏都沒啥變化，甚至有催眠的作用。

有些比較會「作秀」的演講者，很擅長用完美的停頓、戲劇性的強調，讓觀眾們嗨起來，並讓他們知道，如果他們能向自己的細胞發出積極的確認——是的！是的！他們就能長生不老！（然後全場觀眾歡聲雷動。）

但狄帕克．喬布拉不來這套，這位擁有成千上萬次公開露面經驗的老將，在整整兩天裡，孤身一人站在墨爾本會議中心裡，除了一個螢幕、全無其他裝飾的舞台上，用沒有抑揚頓挫的單調語氣訴說著廣泛的內容，從如何延緩衰老的過程到如何做更有趣的夢。

這就是住在郊區的新世紀「信徒」追求的輕靈性，他們會參考報紙上的星座運勢資訊，家裡的壁爐架上放著一盒天使牌卡，旁邊則是孫子們的可愛照片。現在正值墨爾本的冬天，大多數人都穿著黑色羽絨服，戴著大圍巾，所以這群人很有可能是在查德斯通購物中心裡隨便找來的觀眾。

我是跟著兩個朋友一起來的，我們都是第一次到現場看喬布拉，她們去年曾到墨爾本會議中心聽達賴喇嘛演講，我的朋友蘇菲說，當時的氣氛「很不一樣」。

她妹妹補充說：「現場掛了很多西藏的祈禱旗，以及各種顏色的……。」

「人們穿著麻布。」

「僧侶。」

「辮子。」

「那裡的觀眾看起來真的很開心。」

但這裡的觀眾看起來很淡定。

「我的演講內容將盡可能涵蓋治療的每個面向。」喬布拉在未加裝飾的舞台上告訴我們，他穿著黑色長褲和一件無袖夾克，配上鮮紅色的運動鞋，以及一付鏡架鑲了鑽的眼鏡。喬布拉此行是為了推廣他的「養生六大支柱」概念：飲食（拒吃會發炎的食物）、運動、睡眠、情緒（快樂、愛與慈悲）冥想以及壓力管理，都是很合理的東西。

他一開始就率先談到了睡眠的治療能力，說它是「養生的重要支柱」，我相當認同這點，我的睡眠品質一直很糟，現在也是抱病來聽演講的。我因為咳嗽而特地坐在禮堂的後方，我的「座位區」就胡亂堆放著一堆面紙和水瓶。

喬布拉說睡眠是改善健康最有效的方法，它能「幫忙身體排除毒素、讓身體亂中有序、促進細胞的更新和修復；提升免疫力、記憶力、創造力和無意識的處理」，以及還有其他很多好處。他還說：「你可以在睡覺前問自己任何問題，它將在睡眠中被處理，並讓你在早上得到答案。」

截至目前為止都說得很好，但隨後喬布拉開始偏離軌道，開始談論「科學類」的內容，主要是他的新書《超基因讓你不生病：遺傳醫學的新希望》（*Super Genes*），喬布拉認為九五%跟疾病有關的基因突變，是受到以下因素的影響：我們的思考和感受方式，以及我們的人際關係。換句話說，我們會生病、甚至是病入膏肓，都是自己造成的。

幾年前我曾在烏布的一個冥想中心遇到一群婦女（就在我跟瑞奇那場災難性的「治療」之前），在得知她們都是另類治療的圈內人後，立刻勾起了我的好奇心，她們看起來實在不大像《享受吧！一個人的旅行》那種人，比較像是住在郊區的賢妻良母，因為上錯了飛機，只好將錯就錯來峇里島度個假。

待我們一起吃晚餐後，我才發現她們當中有三個人罹患了癌症，一人有帕金森氏症，她們明明生病了，但體力卻好到可以四處旅行。原來是她們剛好有個空檔，所以決定要到峇里島度個假。

她們都讀過狄帕克．喬布拉和勵志作家露易絲．賀*的文章。晚餐時她們分享了各自的故事，說明她們是如何造成自己生病的。她們會得病並不是因為選擇了會致癌的生活方式，她們並不吸菸，只會偶爾喝點酒，她們的癌症是情緒造成的，她們的憤怒，以及被壓抑的性欲；她們少女時期受到的創傷；她們原本可以做但沒有做的事，她們原本可以說但沒有說出口的事，是這些東西害她們罹癌的。

我們吃著泰式炒粿條配薑茶，雖然已是晚上但氣溫依舊非常溼熱。她們已經預約了一輛計程車，明天司機會來把她們載到鄉下的某個地方，那裡有個另類治療師，將在一台機器內，花八小時的時間，徒手幫她們把癌症抖掉。我和她們爭論，就像羅賓．威廉斯（Robin Williams）在《心靈捕手》（*Good Will Hunting*）中跟麥特．戴蒙（Matt Damon）爭論那樣：「你會生病並不是你的錯，真的不是你的錯。」

帳單來了，我的勸說沒有成功，她們根本聽不進去我說的話。她們讀過那些書、聽過錄音帶，所以她們堅信得病是自己造成的。但是在我看來，**這似乎只是她們指責和憎恨自己的另一種方式**，總是把最小塊的羊排分給自己，從不生氣和抱怨，只會用安靜的聲音不斷地說著：「抱歉，這是我的錯。」抑或者我們只是想給自己一個交代，畢竟一個流氓細胞不斷分

* Louise Hay，全球最大身心靈出版社 Hay House 的創辦人。

裂、分裂再分裂，實在算不上是個好故事。

雖然這個週末喬布拉並未明確踏入此一黑暗領域，但這其實是烙印在他大部分素材中的一種哲學，他在舞台上走來走去並且告訴我們：「你九五％的基因會被你自己影響，你的意識、你的存在、你的靈魂，但是透過改變你的行為，你就能改變你的身體，而且這與我們如何衰老及生病息息相關。」

他指出：「意識是轉變和重塑身體的關鍵。」而肯定則是關鍵中的關鍵，不斷重複一個積極正向的真言或表達方式，直到它「滲入」你的身體，喬布拉推薦的肯定語是：「我每天都以各種方式提升我的體力和心智，我的生物設定點是……」他要我們自行選擇一個數字：「如果你是六十歲，就把它變成四十歲；如果你是四十歲，就變成二十歲，總之讓自己回春到十五年或二十年前，但切記不要變成零歲，否則你會消失在一個高潮中。」

雖然有點噁心，但是大家都笑了，我卻不以為然，感覺好像我本來要去上一堂政治課，卻走進了一個物理學講座；這根本說不通嘛，我們的身體真會有這樣的行為嗎？我們真的能影響基因的行為嗎？那些肯定語聽起來根本不痛不癢的，不是嗎？那不就是我們對著鏡子自言自語嗎？不就是我們在向一個不知名的神許願的祈禱詞嗎？

接下來一位女士問了個問題：「我昨晚從新加坡來到這裡，我明明很累卻睡不著，這是為什麼呢？」

「你的腦子太忙了，你在預想今天的情況，我們待會就會講到這個主題。」

再下一個問題是：「大腦可以治癒病變嗎？」

「可以的，你可以調節身體和大腦，我們稍後也會講到這一點。」

當天稍晚時，一位也在教瑜伽的神經學家問了喬布拉一個問題，這令我很感興趣：一個醫學界的成員竟然與新世紀搭上線。透過另一位觀眾的幫忙，我傳了一張紙條給那位神經科醫生：「你真的很有趣，我喜歡你的問題，待會來聊聊吧。」

第一天的活動結束後他便打電話給我，我問他：「你覺得今天的情況如何？」

「很好，」他說，「喬布拉從吠陀經提取出大量的知識，然後用他自己的方式呈現給西方觀眾。」

所以這並不是新的發現。

到了第二天的午休時間，人們開始排隊請喬布拉幫他們的書簽名，我問一個名叫莎朗的女性為什麼會來這裡，她說：「我媽有一本他寫的書，我讀了那本書，它打開了我對這個的眼界。」她指著會議中心半空的大廳說：「這並非世界的全部，這世上還有別的東西。」

喬布拉本人則說：「大多數人都沒有真的活著，而是宛如電腦程式的行屍走肉。大家必須認清一個事實，我們是注定要擁有無限經驗的活意識。」

我提前離開了喬布拉的活動，因為我確實感覺自己有點像行屍走肉。我回到下榻的酒店房間，打開了暖器，才下午六點就躺到床上。病懨懨躺在床上的我感覺自己好無助，卻還是試圖記住喬布拉教給我們的抗衰老咒語。

這真是個能伴我入眠的優良童話故事。

見過喬布拉後，我開始加快腳步尋找平靜，一方面是為了本書做研究，另一方面是因為我迄今仍未完全達到我想要的目的，**我在尋找一種方法，能平衡我最愛的享樂以及我渴望的寧靜**，到底有沒有一種方法可以讓它倆和平共存？對許多人來說，享樂和養生是魚與熊掌不能兼得的事，所以他們避開所有的派對，認為這是通往毒素的大門，會害你遠離養生並走向毀滅。在這個世界上，人們往往從道德的角度來看待享樂主義，它是件壞事，屈服於生活中的基本樂趣，就會顯露出道德上的弱點。但我仍不死心，一定要找到一種方法來整合（又是這個詞）兩者——看心情參加聚會和慶祝，同時保有平靜且能夠內省，我就不信它們非得誓不兩立！

結果我在泰國找到了答案，它倆是可以兼而得之的。

經過一番打聽後，我預定造訪泰國鄉下的某個養生烏托邦，需要花一天以上才能到達。

訪客可以在那裡斷食，或參加各種另類療法研討會，也可以整天坐在酒吧裡喝啤酒，然後晚上去海灘參加持續到黎明的派對。

這是個既荒唐又奇妙的地方，第一天我在咖啡館裡大汗淋漓地喝著濃稠的蔬菜汁時，聽到鄰桌兩個男的對話，其中一個是澳洲人，另一個是英國人，兩人都是三十來歲。

那個英國人用著斷食者似的虛弱語氣喃喃地說：「我請溼婆來跟我談了六小時，並指導我的冥想，但溼婆只說了『好好愛護你的身體』。」他剃了個光頭，戴著一付約翰藍儂式的小眼鏡，脖子上掛著串珠鍊。

這裡的溼度很高，海面風平浪靜，沒有一絲微風，天花板的吊扇在厚重的空氣中徒勞無功地轉動著，根本沒啥屁用。

坐在他對面的澳洲人光著上身，體格瘦而勻稱，但髮際線很高，手上戴著一條紅繩，他邊喝著胡蘿蔔汁，邊發出「嘿呀，嗯哼」的聲音。

「然後我就會陷入思考和回憶中，溼婆會再次說『好好愛護你的身體』。六小時後，我便與我的男性原型聯繫起來了，現在男性、女性原型的事都搞定了，我也有了安全感，祂把我帶到我必須去的地方。」

「嘿呀，嗯哼。」

「還有一次，祂把我帶到下層脈輪，那裡是地獄所在，祂說『我可以帶你到那裡』，但我有點懶惰且不專注，所以我就說『不用了，溼婆，我不需要去那裡』。」

「嘿呀，嗯哼。」

自一九九〇年代以來，此地的訪客已經從背包客，換成了搞對沖基金的人、矽谷的科技人，以及邦代那些崇尚另類生活的有錢年輕人在此出沒。他們經常一待就是好幾星期甚至好幾個月，在這裡過著既養生又縱情享樂的美好生活：在叢林中徹夜狂歡，暢飲雞尾酒、狂吃蛋糕，然後再切換到喝養生果汁、按摩、練瑜伽和斷食的排毒模式。

我提著公事包來到沙灘上，並點了一杯啤酒，酒店的總經理告訴我：「你只要放膽走過去，然後跟人連結就行了。」我們坐的這張桌子面對著漸漸變暗的大海，他用兩根指頭比出勝利的V字，然後指著我：「連結。」

「是去買毒品嗎？」

「不是啦，這裡沒有毒品，我是說用眼神跟別人連結。」

於是我報名了入神舞，並想起了葛洛麗亞在峇里島教的蘇菲舞，搞不懂為什麼某些文化會認為要透過激烈的運動（而非靜定不動）來達到平靜的境界。

黃昏時分我沿著小路散步，接著我來到酒店的大廳，他們點亮了所有的聖誕樹小燈。我們一共有八個人，大家圍成一圈席地而坐，我們的嚮導叫達倫，他也是澳洲人，來自雪梨郊外的一個小鎮。他的髮色是酷炫的白金色，下身穿著一件再普通不過的泰國漁夫褲，但是穿在他身上卻顯現出一股高貴的氣質。

「我平常會帶訪客到叢林裡，做些古早的運動和遊戲，」他解釋說，「叢林裡的一切都在對我們說話，我很喜歡帶著大家回歸自然。」

當天稍早時達倫曾進入叢林採摘了一些蘑菇，然後跟某種深棕色的飲料混在一起，放在我們圍坐的圓圈中間。我不確定這些蘑菇是否會令我們產生幻覺，抑或只是單純的蘑菇。正在播放的音樂隱約有些部落的味道，達倫把飲料遞給大家，並要我們對某件事表示感恩。這群人中有幾位斷食者，他們的感恩謝詞就是比較有深度且更深刻，我們這些正常吃喝的人只會說些「我很感恩能夠來到這裡」的平庸說詞，但那些斷食者除了感恩能夠來到這裡，還為了活著而感恩。在昏暗的房間裡，他們的眼白格外明亮，彷彿戴上了新穎的隱形眼鏡。那幾位斷食者的身分包括催眠師、律師，以及一位曾在澳洲達爾文市的藝術和文化部門工作過的旅行家。

在接下來的九十分鐘裡，我們在入神舞中放飛自我，這種舞蹈從波利尼西亞風格的動作和拍手開始，然後是呼喚和回應。跳了約莫一個小時後，我已經完全進入狀態，身上的白麻布襯衫也被汗水浸透。他們先是播放 Massive Attack 樂團的歌，然後是肯爺（Kanye West）的歌，接著是達倫的非洲鼓和吉他，然後是笛子。我們都躺在瑜伽墊上，房間裡點著蠟燭，叢林裡傳來尖銳的動物叫聲。

至於達倫準備的蘑菇飲料，要說它有任何作用，就是令這一切都變得平滑、均勻、豐富且恰到好處，甚至達到了平靜。這種感覺在音樂停止後仍然持續了一段時間，這時一個操著印度口音的男人念了一段口白，那聲音聽起來非常圓潤，彷彿來自遠方，他說：「感恩天地

26 真正的平靜，來自於面對內心

某天我接到一通電話，是一位記者朋友打來的，他問我想不想接受一項挑戰，去參加一個在灌木叢中進行的一週密集型團體心理治療？

他說：「你已經做了很多旅行報導，但這是個相當不可思議、有點狂野、有時又有點可怕、卻肯定能讓你收穫滿滿的旅程，不過這回不是要你飛到另一個國家，而是進入你自己。」

「蛤？你說啥？這聽起來有點可怕吔。」

我的護照上蓋滿了出入境的戳章，我不斷地離開和到達，就連在夢中我也會看見機場的告示牌不停地閃爍著、更新著、變換著。我像條貪食蛇般想見識這世間的一切，但是來趟內心之旅？它令我感到害怕，這肯定跟我之前參加過的其他靜修營很不一樣，它承諾將會更激烈且更深入。這似乎是一條更前衛、更危險的路，那裡沒有瑜伽、沒有唱頌咒語或焚香，相反的，**我們將面對自己的黑歷史**，它還自稱為「愛之路」（Path of Love）咧。

我想去嗎？不太想，但是……或許時機到了，我很好奇我會找到什麼，難不成我能找到平靜？

所以在考慮了大約十分鐘後，我報名了。

我認識的人幾乎全數反對我參加這次靜修，他們覺得這比我上回的徒步旅行更可怕，但那次我是在心情不好、體力也不佳的情況下貿然上路的。朋友們勸我的理由不外乎「不要改變」或「不要讓他們改變你」，最後在我「進去」的前一天，我跟我《衛報》的長官艾蜜莉在環形碼頭喝一杯。

她說：「如果你不想去就別去啊。」我們喝著上好的氣泡酒，美麗的港口在我們眼前閃閃發光，既然宇宙仍在正常運行，為什麼要打擾它呢？「千萬別讓他們拿走你的手機，萬一你覺得很可怕時，可以趕緊打電話叫人去接你。」之前她便曾數度幫我解圍，像是擋下在鯊魚出沒的水域中游泳的報導，還有把我從昆士蘭州遠北地區（Far North Queensland）的醫院病床上找回來，以及幫我平息各種紛爭。

我的朋友中除了一對夫婦曾參加過名為「霍夫曼進程」的研討會，其他人都沒上過任何自我開發的課，所以這是個未知的領域，況且就算他們做過，他們也不會聲張的。所以大家都抱持著懷疑的態度，以及一定程度的不贊成。

我在去之前向大家保證：「我不會變的。」**但我有種感覺，無論在那裡發生了什麼，我都不可能保持原樣**。

一位「愛之路」的志工到一座沒啥訪客的鄉村車站接我，並載著我和其他三名參與者前往位於獵人谷的靜修中心。其中有位六十多歲的婦女特別健談，她飛快地談論著馬努斯島和諾魯的難民待遇，以及一個叫做奧修的人或東西，奧修（Osho）是什麼？聽起來很像某個服裝品牌。其他人則沉默不語，眼睛看著窗外匆匆閃過的風景，路邊種著高矮不一的鬼膠樹（澳洲桉樹），不遠處似乎有群袋鼠，在藍色的天空下，一大叢樹木的頂端交互彎曲，形成一座叢林大教堂。

什麼是「愛之路」？這是個風靡全球的現象，它在北美、南美、歐洲、中東和澳洲都有靜修會，其中的氛圍揉和了東方的靈修和西方的心理治療，還借鑑了蘇菲派的神祕主義、榮格的作品、佛陀和耶穌的教義，麥克．盧尼格（Michael Leunig）的漫畫，以及愛爾蘭詩人兼哲學家約翰．奧多諾赫（John O' Donohue）的著作，當然還有奧修本人的著作。

我後來才搞清楚奧修並不是個服裝品牌（雖然你的確可以買到奧修的 T 恤以及各種自有品牌商品），而是一位瘋狂且有爭議的靈修導師。他的本名叫巴關．希瑞．羅傑尼希（Bhagwan Shree Rajneesh），是一九六〇和七〇年代的印度靈修導師，後來他的教誨在美國吸引到大量的狂熱信眾。他擁有數量稱霸全球的勞斯萊斯車隊，他大力宣揚性解放和物質主義，他相信每個人身上都自帶神性。科學和靈修同樣重要，不可偏廢任何一方，且兩者並不會互相排斥，最重要的是，人生應該充滿樂趣，生命本身就是神。

奧修於一九九〇年去世，享年五十八歲，但在印度浦那（Pune）的一個中心迄今仍繼續奉行他的教義，全球的「愛之路」工作坊也仍繼續宣揚他的理念。

澳洲的愛之路成立於一九九六年，迄今已運行了二十多年，說愛之路是個自我發展課程也算貼切。澳洲的愛之路是由艾麗瑪・卡麥隆（Alima Cameron）以及薩姆維德・達斯（Samved Dass）負責經營的，他們兩位在心理諮商和心理治療領域已經工作了三十多年，且很早就跟在奧修身邊學習。

薩姆維德指出，人們通常是在遭逢危機——壓力、喪親、焦慮或不快樂時，透過口耳相傳來到這裡，但也有些人純粹是出於好奇，或是想要探索自己曾被切斷或逐漸被壓抑的某些面向，「以便能以更寬廣的視野看待人生」。

薩姆維德說明，主辦方會藉由面試、以及一份極其詳盡的問卷來篩選參與者：「他們需要具備一定程度的移動能力、足夠的心理穩定性，才能完成這項挑戰。」我們即將要學習的功課，在身心兩方面皆需具備適當的能力，雖然主辦方會提供很多支持，但個人還是要夠堅強才能過關。這裡的運作和組織皆很完善，人力也很充裕，在大多數情況下能為訪客提供一對一的服務。

這次約有三十名學員將和我一起參加為期一週的課程，他們大多數是澳洲人，但也有些人為了這個一年僅舉辦兩次的課程，不遠千里從世界其他地方過來。我們的年齡從三十多歲到六十多歲不等，不過薩姆維德說之前完成課程的人從二十多歲到八十多歲都有。

本週一開始，主辦方就鼓勵大家暫時放下身外之物，所以他們收走了我們的手機和

iPad，並承諾在本週結束時還給我們（我沒有交出我的手機，但這裡根本收不到訊號）。然後就把我們帶到一間小型研討室，等待我們的主持人。房間裡有股明顯的恐懼氣氛，有些人甚至流著鼻水或是無聲地哭著，我立刻被嚇到了，現在是什麼情況？活動都還沒開始吔，而且房間裡竟然擺放了好幾盒面紙；出於人類的天性，我忍不住偷偷打量那些正在哭泣的人，並且小心翼翼地環顧四周，我也開始有點害怕了，或許我現在就應該離開，遲了恐怕會後悔莫及。

可惜來不及了。

薩姆維德和艾麗瑪走了進來，並且祝賀大家勇敢決定參加這個活動（大家都緊張兮兮地笑了），接著他們便帶領我們了解這個活動的一些核心原則，我們將在這一週內反覆溫習這些原則，例如「我願意面對我害怕的事物」以及「我願意正視我的人生中缺少什麼」。他們還說明了一些規矩：我們必須準時出席所有課程，不得使用刺激物，不會對自己或他人使用暴力，不會在這裡與任何人發生性關係（而且在我們離開後的三個月內，也不會與任何參與者或幫手發生性關係）。

雖然我是為了撰寫報導而來，但我也想趁此機會檢視我生活中的某些事情，試著從不同的角度看待它們，我可能需要改正我在某些「領域」的行為，以及斷捨離那些不再對我有益的模式、習慣和信念。我還要試著不要太過害怕自己的情況暴露出來，我將搬開這些石頭，讓底下的蜘蛛爬出來；還要看看，當別人抬起這些石頭時，我的防衛心會有多強烈；或是當別人看著我所有的蜘蛛爬出來時，我的玻璃心會有多易碎。我不斷告訴自己，我很幸運能有這個機會，用一星期的時間把人生拆開來看個清楚。我心想**這應該不會造成任何傷害吧**，**但想也知道這怎麼可能是真的**。

天色漸暗，北風吹來。我們被帶到一個大廳，並分成三組，每組約十人。我迅速把所有人掃視一遍，大多數人面無表情，有些人在笑（但因為他們的神情太緊張了，所以看起來像在苦笑），還有些人則一直盯著地面。我這組同伴多半三、四十歲，男女都有，有些人戴著結婚戒指，有些人看起來很疲憊，沒有半個人看起來是「放鬆的」。每個人的穿著都符合主辦方的要求，舒適、寬鬆、可以承受大量運動的服裝。

首先我們必須依序站起來，告訴大家我們為什麼會來這裡（發生了什麼事，出了什麼問題），以及我們要努力改變。當小組中的其他人感覺這個人是真的決心要改變時，就要站起來表示支持。但我並不是很想對一群陌生人掏心掏肺，我的生活中確實有一些連自己都不想去面對的不滿和失望，但怎麼可能說給一群剛認識的人聽。至於信誓旦旦地承諾自己一定要改變……這聽起來有點難。

輪到我的時候，我站起來說了一些我為什麼會來參加這個活動的理由。我前面的人，一把眼淚一把鼻涕、怯生生地只說了幾分鐘，我們這組人就全部站起來表示支持；但我講了十來分鐘竟然沒有半個人站起來，我開始感到絕望，我已經沒有什麼可說的了。我心想，站起來呀，你們這群混蛋！搞不好我還真的說了「站起來呀」，但我真的已經無話可說了，所以我只好裝做若無其事地站在那群人面前並且聳聳肩，就算我全身脫光也不會比現在更尷尬了。趕緊站起來呀，你們這幫混蛋。

通常我還滿喜歡在一群陌生人面前發言的，我理想的聽眾是五、六個人，我平常是很擅長用一些笑話和趣聞炒熱場子，但是這一套在這裡完全行不通，小組成員們全都面無表情。

我深吸了一口氣，脫口而出我腦中想到的第一句話，雖然它聽起來有點語無倫次，但看得出來我很不舒服，所以大夥兒就認為那應該是真心話，於是他們就一個接著一個站了起來，而心靈受創的我也終於可以下台了，如釋重負的我只想哭它一回。

接著他們要我們互相靠近，並倒向我們感覺心意相通的人，此人將成為我們這一週的「同伴」，我倒向一個眼神如小狗般溫順的年輕帥哥。唉，我真是死性不改，即便是在這裡我也無法控制自己。

在下一輪的「分享」中，我們必須站起來，讓小組的人說說他們對你的看法。薩姆維德解釋：「我們每個人都有各自的制約人格（conditioned personality），它是由我們童年時遭受的所有痛苦形成的，我們會戴上我們的人格面具，但這麼一來就會掩蓋了我們放鬆與做自己的能力。」

我將會發現，**身心放鬆乃是最佳的狀態，我們要追求的目標既不是開心，也不是喜樂，更不是高興到手舞足蹈，而是放鬆**，但要達到放鬆的狀態並不輕鬆。**想要摘掉面具，必須先辨識出面具**，這是最慘的。小組的每個成員會站在大家面前，我們必須說出對此人的看法，在這個刻意搞得緊張、親密且充滿壓力的空間裡，我只能說出對他們的第一印象。我周圍的陌生人緊張又害怕地挨個站了起來，而我跟其他人則自告奮勇地做出評價，像是「你有雙悲傷的眼睛」或「你的自尊心很低」，以及在極其倉促的時間內做出的各種評價。說真的，我怎麼可能有多了解這些人或任何人？他們又對我了解多少呢？

我幾乎是最後一個輪到的，但最後終於還是輪到我了。

這個練習令我極不舒服，所以我根本聽不進去別人的評斷，有個人說我不願意跟別人眼神交流，我立刻就盯著他看，代表我願意修正，但隨後便感到不自在而移開目光看向別處，為什麼之前從來沒有人提起我有這個毛病？這是否意味著我這輩子從未正眼看過別人？

然後有個女人說我「不願做出承諾」，這倒是一語中的，我向來喜歡保有選擇的自由。還有個人說我「害怕跟自己獨處」，我雖然點了點頭表示同意，但其實心裡想的是：才不是這樣呢，我是個作家吔，我跟自己共處的時間可多了，對吧？對吧？還有一些「回饋」則是舊聞，沒錯，我的確是用腦子過生活，而不是用心過日子；沒錯，我總是嚴詞批評自己，因為我是個完美主義者，這些人的看法正在逐漸摘掉我的人格面具。

才第一天而已，我就已經感受到巨大的恐懼和脆弱，但這本就是主辦方的承諾：**他們要**

讓我們學會用心過生活，而最好的做法就是少思考、多感受。

現在已經很晚了，我感覺非常疲憊，艾麗瑪要大家閉上眼睛，她的溫言軟語讓人安心，很像媽媽在安撫受到驚嚇的孩子：「你是注定要來到這裡的，你不必趕著去其他地方，你已經付了錢，坐上了飛機，來到了這裡。現在你就安心地待在這裡，讓這一切順其自然地展開吧。」

這番話就像媽媽愛憐地摸著你的頭。

當我跟同伴手挽著手離開大廳時，我注意到許多人是哭著走回他們的寢室。

當我們試圖躲避不愉快的感覺時，我們往往會麻痺自己，或是找些事情讓自己分心，而且我們甚至沒有意識到自己正在做這件事。這一週我們的感受將會在沒有社群媒體或手機或酒精的干擾下，赤裸裸地攤開在陽光底下。

我在這一週對此事有了很多領悟，我常不自覺地透過喝酒，或是利用網路、電視或社群媒體這些分心物，或是服用抗悲傷和抗焦慮的處方藥來鈍化我的感覺。我們甚至沒有意識到很多時候，我們真的就像狄帕克說的那樣，像行屍走肉似地活著。

我們的大腦忙著把我們的經歷和感受分類為好的、壞的、有趣的、無聊的，等等，所以我們經歷的很多事情，都經過批判性鏡頭的過濾。但我從麥特和阿魯納以及在這裡學到的，就是讓感覺貫穿我的身體，不要給它們取名字，不要給它們貼上好或壞的標籤，因為這些感覺最終會自然發展並被其他感覺所取代。我們不必對這些感覺依依不捨，訣竅是把韁繩放鬆一點，就像迷幻搖滾樂園 Tame Impala 的歌詞所說的，「就讓它發生吧」。

為了幫助我們進入多感受少思考的狀態，「愛之路」特別設計了許多跟身體有關，甚至是感官方面的元素（請勿與性混為一談）。像觸摸就頗受重視，這一點便與不需動手的大多數傳統療法有所不同。

第一天我很早就醒了（我的床太軟了），甚至比早上五點半開始搖鈴叫醒大家的那個人還早。我們每天都是以一小時的動態冥想開始一天的活動，我跟室友本來不該在課外時間聊天的，但是在黎明前還未完全清醒時，我們會互相比較一下筆記。她是一位很能幹的女性，本業是醫師，還是五個孩子的母親，之前就來過這裡。

所以我問她：「什麼是動態冥想？」主辦方還沒有告訴我們上課的內容（後來薩姆維德說不預先通知，是擔心學員會因為害怕而蹺課）。

想不到這位酷媽竟然抖了一下：「動態很可怕。」

我們走到大廳，我站在後方，鼓聲和貝斯的音量逐漸加大，有人開始用麥克風說話，彷彿他是銳舞狂歡派對上的DJ。

因為我完全沒有心理準備，所以當人們開始發出原始的吶喊*時，我被嚇呆了。我很不習慣人們發出響亮的聲音，而且我只會在真的有人要殺我時才會大叫，難怪「愛之路」要蓋在一個方圓幾里內都沒有人的地方。

有些人發出「咯」的聲音（grrrrr，男人喜歡這個），或是像失去了孩子那樣撕心裂肺地尖叫（女人），也有人發出像睪丸或子宮被人踢了一樣的呻吟聲。但這種原始的吶喊實在太響亮了，也太激烈了，我真的很不喜歡。所以我蜷縮成一團，用手捂住耳朵，等待它過去。後來我試圖加入其中，但我只能發出幾聲低沉的呻吟，像是在忍受嚴重的經痛。

我環視四周，注意到有幾個女人也跟我一樣蜷縮著且捂著耳朵，我的室友看起來好像已經「徹底放空」了，身在心不在。我發誓下課後要找到那幾個拒絕吶喊的人，並商量我們如何能夠擺脫動態課。這種蘇菲式冥想的下一步包括上下跳動十五分鐘，說是為了喚醒性欲，不過這樣上竄下跳會害我的胸部走山，而且雖然沒有人在看我，但我還是很自責，早知道應該穿運動內衣來的。

後來我問其中一位主持人，為什麼我們要以如此不尋常的劇烈體能活動開始一天的功課？他告訴我，這有助於消除被壓抑或埋藏在身體裡的負面情緒。在早餐前，我的 Fitbit 顯

* primal screaming，是透過「原始」的吶喊來排解傷痛的一種療法。

示我已經走了超過一萬兩千步。

一小時後，當動態冥想終於結束時，灌木叢裡出現了可愛的清晨光芒，即使是最嚴酷的風景也沐浴在寬容的光線中。夜裡下了一場雨，露水沉甸甸地躺在葉子上，蓄勢待發，準備落下。

在今天的課程裡，我非常認真地與大家眼神交流。但今天的療程非常悲傷和艱難，因為我們要站起來訴說各自的現況，這真的挺揪心的。為了保護他們的隱私，我就不多說其他人的情況了。

我站起身來，清了清嗓子，開始談起我生命中的那些男生。

這時主持人中的一個大塊頭男生，拿來一個拳擊袋和腿靶，叫我K他。我按照指示跑到他面前，用力踢他的睪丸部位，並大喊：「去死吧！」我這樣做了幾次後真的感覺好多了，但也累到不行。

下午我們又跳了幾小時的舞，這就像一場沒有人嗑藥或喝酒的銳舞派對。雖然老師鼓勵我們閉著眼跳，但我不斷睜開眼睛，偷看旁邊的人在做什麼，直到有個幫手逮到我的劣行，並且拿著眼罩走過來，結果我也在黑暗中跳舞了。

當舞蹈進行到某個程度時，人們開始尖叫、哭泣和吶喊，就像早上做的那樣，只不過現在更加放開來了，將它徹底發洩出來。我的作家魂也跟著躍躍欲試，縱情想像著這些人身上究竟發生了什麼事，才會讓他們發出如此痛苦和憤怒的嚎叫。主持人再次拿著拳擊袋走過來要我「發洩」，我照做了，然後我也開始嚎叫。第二天早上，我發現我昨天真的叫得很來勁，因為我的嗓子都快啞了。

第三天我故意賴床來蹺掉動態冥想，可想而知它有多恐怖，我的「同伴」本該舉報我蹺課，但幸好他放了我一馬。我覺得很累很想睡，這個療程中的跳躍、舞蹈、傾聽、情感處理把我搞得筋疲力盡。英國《星期日泰晤士報》（*Sunday Times*）上有篇關於「愛之路」的文章，談到人們吃了多少東西——我現在總算明白了。吃飯是個補充營養的過程，本應細嚼慢嚥安靜地吃，但我們卻狼吞虎嚥。文章還提到，在這裡待上一週，相當於在兩年內每週接受一次心理治療。

我聽到大廳傳來的尖叫聲，我的室友正和我一起在陽台上沐浴著清晨的陽光，並吃著一些無麩質餅乾，她告訴我當我們休息的時候，就輪到工作人員排解他們自己的情緒了。

這當中牽涉到一個很有趣的原則，那就是釋放和克制，你全力釋放任何需要發洩的情緒，例如過去受到的傷害、背叛、醜陋的情緒；這裡是個安全的地方，你可以盡情釋放你的憤怒或是盡情地哭泣，都沒有人會批判你，事實上，他們還鼓勵你這麼做。我從來沒有見過這麼多人在流淚，就連上課前大家安靜坐著時，我也會聽到周圍有哭泣的聲音。但我知道許多參與者很高興他們可以在這裡徹底釋放，並且安心地讓眼淚流下來。畢竟如果你走在大街上嚎啕大哭或大聲尖叫，或是拿橡膠球棒重擊東西（我們就是這樣做的），你很可能會被判刑。

但在這裡，當你哭泣時，人們會過來抱住你，他們會撫摸你的腳和你的頭髮。有時當一首慢歌響起時，你會發現自己在某個幫手的懷裡跳舞，但因為你被蒙住眼睛，所以無法分辨是哪一個人，但即使你認出是誰也沒差啦。你的頭靠在他的胸口上，耳邊傳來的是老歌手彼得·蓋伯瑞（Peter Gabriel）的歌，你的耳裡盡是幫手的心跳聲，你的皮膚和他的皮膚都暖烘烘的。

這星期還沒結束，我就已經能夠透過人們的哭泣聲（而非他們的說話聲），辨識出他們是在房裡的哪個角落。

儘管我發洩了怒火也發出了怒吼，但是到了這個階段，我還是覺得自己不夠深入，畢竟我還沒有嚎啕大哭。雖然我不該這麼做，但我心中隱隱約約有種想跟所有哭泣者一較高下的念頭，他們哭得那麼投入，真的是值回票價了，反觀我呢？我沒有什麼可悲傷的嗎，還是我太壓抑了呢？我開始對我的悲傷竟然深到我完全無法進入而感到難過，抑或我真的沒有悲傷，意味著我是個沒有感情的怪物。

這個療程本該是透過喚醒身體，來讓躁動的心安靜下來。我們一直忙於各種活動、感官和刺激物，以至於心沒有機會分析我們做的任何事情。而我的心總是在深夜作亂，躺在一張狹窄的單人床上，二月的熱風越過鬼膠樹吹進屋裡，我只有一具嘈雜的電扇解熱，我的心怎麼也慢不下來。它跑得如此之快，彷彿加快速度，反覆播放財政部長喬・霍基（Joe Hockey）報告二〇一四年的聯邦預算。為什麼會這樣？誰知道呢？但是我心中波瀾起伏的情緒，它那強大的電流和電力，令我的心短路，像個糟糕的藝術裝置或白日夢，產生了迴圈和跳接*以及無意義的蒙太奇。只能靠著我那疲憊不堪、渾身痠痛的肉體，在一個又一個夜晚，拚命拖著我進入夢鄉。

* jump cuts，影片藝術剪輯方法，以一定的邏輯性將不同時空的場景接在一起。

在第三天的動態冥想結束後，薩姆維德宣布今天的療程主題是「羞恥和陰影日」，我的心為之一沉。陰影*是榮格的四大原型之一，與人格面具（Persona）為一體兩面，陰影包括被壓抑的想法、本能、衝動、弱點、欲望、變態以及令人尷尬的恐懼。陰影本可以是創造性能量的來源，卻偏偏老是跟羞恥感混在一起。薩姆維德告訴我們，今天的活動目的並不是清除「陰影」，而是把它帶到光明，並以某種方式將它與我們生命的其他部分整合起來。此時一股令人全身顫抖的涼意從我的心底油然而生，彷彿有場風暴突然降臨。

而且我不是現場唯一有這種感覺的人，房間裡的氣氛全變了，原子和空氣圍繞這個新的電荷重新排列。

這堂課恐怕會十分沉重，事實證明我猜的沒錯。

當我們排隊進入大廳時，超脫樂團（Nirvana）的歌聲〈後會有期〉（Come as You Are）迎面襲來，我立刻感覺身體不適。我試著思考我能給大家爆什麼料，**講些我從來沒有告訴過任何人、我一直拚命隱瞞的事情，我打算豁出去了**。

然後我仔細想了一下，我幹過的糗事實在太多了，所以我的挑戰會是該挑選哪個丟臉的故事跟大家分享，唉，我為什麼會幹下這麼多、這麼多、這麼多、這麼多、這麼多的蠢事咧。

我試著想像小組中的其他人會分享什麼樣的故事，順便為自己打打氣。我還不由分說地對我的同伴以及他們今天要分享的故事產生了同情。

結果羞恥和陰影日非常難熬，所以當我好不容易撐過去後，頓時有種無事一身輕的感覺，彷彿我完成了一趟危險的行程（在漆黑的夜晚，原本明亮的頭燈漸漸變暗，我帶著行李越過一條不斷上漲的黑暗河流，爬上陡峭的山麓。我在黑暗中小心翼翼地前行，一步都不敢大意，直到我可以安心地把行李放下來。現在我已經越過那片險地，可以用更輕鬆更沒負擔的心情走完接下來的旅程）。

之後又來到那個暴打拳擊袋出氣的環節，我在這個特殊的迪斯可舞廳裡，使盡吃奶的力氣打啊打啊打啊打啊；其他人都已經收手，筋疲力盡地躺在各自的地墊上，起伏著、抽泣著、嘆息著，只有我還未罷休。我的眼罩滑了下來，我的衣服被汗水浸透，**這是我的內在生命的鍛鍊，我的能量如泉水般爆發，它來自於我內心某處的一口井，這個過程最終釋放了它，且感覺它將永遠不會停止**，我繼續打打打。

第三天的晚上是個滿月之夜，灌木叢紋風不動，氣溫依舊炎熱，明天肯定會更熱，天乾物燥，要全面禁火了。但此時正播放著蕾哈娜和凱蒂·佩芮的派對音樂，全場都在跳舞，並

* Shadow Self，存在於我們的潛意識當中，為了迎合外界的期望而加以壓抑的部分。

且不停交換舞伴，我跟男人跳也跟女人跳，不管我認不認識，反正我聽過他們的祕密（但他們也聽過我的）。

雖然我跟這些人只相處了三天，但是跟他們在一起卻令我感到溫暖、親近及友善。我開放了我的社交空間，讓我們彼此靠得很近，近到鼻子都碰在一起，這真的很開心。我本想注視對方兩秒鐘後就移開目光，但試著不那麼做，為什麼看著對方這麼難呢？因為我感覺盯著對方看太親密了、且太有侵略性了，不看對方是想給他隱私，但說不定我才是那個想要保有隱私的人。

這些人舉起了一面鏡子，而我選擇跑開並且瑟瑟發抖。

次日我哭了，但也感到釋懷，我是看到我們小組中的兩個人在大廳中間擁抱而被觸動的，當時我們正在做祈禱／感恩練習。起初我對這個練習還半信半疑，是別人好說歹說我才去的，結果就看見他們在大廳中間擁抱；這一點深深打動了我，因為我在他倆身上看到了痛苦和愛，也看到了每個人的痛苦和愛。我還看到了某些被我推開，那種極為原始、類似基督的東西，只因為我是個無神論者；但這個男人和女人的形象，就像母親和兒子，她的頭靠在他的胸膛，他們之間的交流，跟我內心深處的一些古老故事產生聯繫，並從我的胸口迸發出滿滿的感動。如果這一週的唯一目標是多感受少思考，那麼我已經達標了。

我真心認為這就是平靜，它不是來自於靜默，而是來自於噪音，來自於深深的潛入和弄髒。這次的平靜感覺與其他幾次截然不同，不是我從冥想中得到的那種空白、通透的感覺，**而是更加的充實，像是可以從我的體內湧出，但同時我感覺它更脆弱、具試探性和原始**。我感覺皮膚變薄了，好像每根神經都暴露在外面，但那並不是件壞事。

待我回到家以後，我開始慢活，花很多時間待在外頭，並把那些憤世嫉俗或刻薄的人列為拒絕往來戶。我會早起欣賞日出，以一種幾乎感動到要落淚的感恩心情看待這一切，我甚至會觀察塵埃並看著它們落下。

這種美好的感覺持續了很長一段時間，足足有好幾個月，這是個好奇怪的咒語呀。持續的狂喜在我腳下滾動，這種心情跟我之前經歷過的任何事情都不一樣，我變得無欲無求，只盼著這種感覺能永遠保持下去。我不再需要任何東西，我已擁有需要的一切。我現在終於明白了，我和其他所有人皆自帶神性，一切都是完整無缺的，一切都是好的，一切都是它應有的樣子，這就是平靜。

27 照顧自己，也照顧彼此

西方國度已經從原本的重視宗教，快速轉變成世俗化的無神論社會。雖然從舊宗教中解放其利甚大——對女性尤其如此——但免不了也會有些損失伴隨而至。我們驟然褪去靈性皮囊的後果，就是喪失了重要的集體感，社區不再一起拜神後，大家便少了一件眾人一起做的事情，同時也失去了交織在我們生活中的精神信仰。我還記得從前有段時間，星期天沒人開店，星期五會吃魚，大家定期上教堂，並奉行各種宗教節日和聖徒日的規矩。我的童年就是那樣過的，但是在我生活的地方，這一切全都消失了。那個時代已經人間蒸發，而且沒有人悼念，你甚至會懷疑，它曾經發生過嗎？

我們要如何在這樣的世俗化世界裡獲得與神親近的體驗？**我們如何才能平靜，享有這世界給不了的那種和平？如果我們想向內走，我們該在哪裡轉身，又該怎麼做呢？**當組織化的宗教退場後，正念冥想的興起其實並非偶然。

現代生活中很少有空隙可以讓我們反躬自省，並找到傳統宗教所提供的平靜境界。現如今靈修已經與宗教脫勾，淪為一種商品，想靈修不僅得有時間，還得有特權和金錢。花兩千美元參加個靜修營，他們就會把生命的意義、靈性和社群感賣給你，在那一週內你會感覺神清氣爽、與人連結、身心獲得淨化並且變得完整（甚至感到歡欣鼓舞）；但它的效果就跟你在《超級減肥王》（*Biggest Loser*）的房子裡減肥一樣，你很難把你學到的知識融入你的日常生活中。

在峇里島禪修的最後一天，我看著周圍的禪修夥伴（當時我是那麼地喜歡她們，但後來再也沒見過她們），心想：她們手上的佛珠和繩結手鏈有多少能平安返家？有多少圖騰和護身符會被塞進抽屜的深處？你回去的那個家，可能沒有社群在等你，也沒有地方可以讓你找到高於小我的生命意義，更沒有人願意和你一起深入探究內心，所以那種空虛感又回來了，你只好又上網去預定另一個靜修會，並開始新一輪的探索。

早在二〇〇五年我去雪梨的福音派教會採訪時，就發現許多年輕人對上帝的興趣，已遠不如他們對社群和各種界限的熱愛（我指的是真實世界裡的社群和界限，而非虛擬社群和道德的界限），那正是現代生活中缺少的兩樣東西。他們生活在一個崇尚個人主義的世界裡，信奉道德相對論*，所以正四處尋找能夠把他們連結在一起，並把他們圍在裡面的某種東西或任何東西。

這些年輕的福音派教徒很容易被嘲笑（他們花了三或四年參加福音研究所，直到再也受

* moral relativism，主張以相對的道德判斷取代絕對的道德判斷。

不了婚前不得有性行為的規矩，或者那個特定的人生框架不再適合他們，或是感到厭煩了而決定離開），但我能理解他們。你有太多的自由和太多的選擇了。尋找、建立並維持一種具有內省元素的靈性修行，無論是祈禱還是冥想都好，我並不是說它會帶給你永久的幸福，但它可以帶來平靜，而**平靜或許是這世上唯一可靠且純粹的幸福形式，因為它的幸福感並不仰賴外在事物**。有個高富帥的男友、有份好工作、銀行裡有很多錢，這些東西是會來來去去的。

從古老的宗教傳統中解脫出來有個很棒的結果，那就是我們現在自由了，說不定是前所未有的自由，我們可以走自己的路了。我們這個時代的一個偉大奇蹟，就是我可以去到斯里蘭卡的叢林深處，在潮溼的泥屋中裹著床單，讓掛在天花板上的油滴到我的第三隻眼，並遵循古老的阿育吠陀療法；或是在某座寺廟的屋頂上練習蘇菲派冥想；或是跟著本篤會的修士們在西澳的麥田裡隱居幾天。活在這個時代真棒！

但是我也發現，你確實可以嘗遍各種靈修傳統，以找到平靜，**但嘗試和真正的生活是不一樣的，信仰無法淺嘗即得，這樣得來的平靜不會持久**。

此時此刻，我們比以往任何時候都更需要平靜，卻也更難找到，這其實沒啥好奇怪的，坊間最熱賣的消費產品之一就是降噪耳機，世間的雜音雜訊永遠不會停止，所以我們必須創造一種產品來阻止我們聽到噪音——這也太本末倒置了吧。我們能做的不是對事物開放，而是阻擋和隱蔽它們。我們這個世界對靜定和靜默持疑，但它們其實是讓我們進入平靜狀態必不可缺的元素。

新自由主義（neoliberal）的主張不利於平靜，他們關閉公共圖書館，讓大家進入使用者付費的私營醫療健保體系，把房屋賣給有錢的外國投資者，讓公立學校缺乏經費，放任私人牟利肆意破壞環境，削弱工會，取消補薪標準……種種倒行逆施不勝枚舉，但那有差嗎？你那份為期六週但有可能會獲得續聘的約聘工作（這種工作不提供任何福利，如病假或有薪假），就是這個偉大倡議搞出來的傑作。資方為了安撫大家，便在午餐時段提供正念冥想課程，因為此刻人人壓力山大，大家都不確定自己能否獲得續約。這個正念課程和自我保健是由市場提供的，讓我們哄騙自己進入一個安心的空間，在那裡安慰自己說我們定能平安渡過驚濤駭浪，不會死在海上。

麥克．戴維斯（Mike Davis）在他所寫的《邪惡天堂》（*Evil Paradises*）一書中，談到了新自由主義所打造的夢幻世界，它們是由金錢和全球化搞出來的實體空間，這些「如夢似幻的真實地方，是資本家在不受工會箝制且不受國家監管的資本主義時代，打造出來的『烏托邦』，是另類的現實世界」。峇里島的坎谷（Canggu）即是其中一例，我去年造訪了那裡，這個小小的海濱社區似乎在一夜之間冒出一堆瑜伽會館和咖啡館。當地人說在過去的兩三年裡，出現了跟養生有關的大規模建築熱潮，這樣的生活看起來很美好，而且很養生；你早上先到大教堂風格的竹製瑜伽學校做九十分鐘的流瑜伽，接著到一家名為Little Flinders的咖啡館喝杯澳式拿鐵，之後去游個泳或衝個浪，再喝杯有機果汁。

但是我遇到的一些當地人卻沒那麼開心，因為開發的力度太大，這裡的水源供應恐怕會在五年內耗盡，卻沒有任何單位為此可能性制定任何因應計畫。環境崩潰的幽靈早已在四處幽遊，放眼望去全是一具具的起重機；通往海灘和瑜伽教室的泥土路上，擠滿了騎著輕便摩托車、準備去衝浪的西方人；好多座大型酒店正在興建中，建築工事全年無休，且一直持續到晚上。我們想要養生，而且現在就要！

我思索著這個瘋狂的情況：**我們為了尋求內心的平和與寧靜，竟不惜撕毀地球**，而身為養生商品消費者的我，對此亦難辭其咎。

在這麼個焦慮的時代，人人瘋養生也就不足為奇了。在瑜伽教室裡，你可以暫時擺脫外頭的殘酷世界，並專注於自己身體的優勢和局限。在養生產業中，個人就純粹只是個人，與政治無涉，這是另一種邊界管制，邊界就是你的皮膚。

你可以以養生之名，躲掉眼前所有的恐怖，用地板上的運動來掩飾你的僵硬。早上冥想能讓你心情平靜、注意力集中；瑜伽不僅是一種很好的運動，而且也是一種源遠流長（可追溯至數千年前）的靈性修為，讓你能與一些更高層次的事物產生聯繫，不像手機只能提供一些無足輕重的流動性資料，但我們卻沉迷其中無法自拔。有機食物、排毒和果汁則是要告訴你，即便世界越來越糟，即便你對其他事物無能為力，但你至少可以控制自己要把什麼東西吃下肚。

當各種涉及意識形態的全球性偉大方案似乎都無法力挽狂瀾時，我們就只能自救了。世界生病了，自然環境日趨毀滅，珊瑚在我們眼前變白，就跟快速轉移的癌症一樣回天乏術。搞得大家人心惶惶，只能埋首於各式各樣的養生大招，吃全食物、寫健康日記、上瑜伽課，以及下載冥想應用程式。

雖然養生產業可以幫助我們追求身體淨化、體態輕盈和心靈平靜，但是我們已經失去的那些東西——集體性和社群感、慈悲與慷慨——它們也都是偉大方案的一部分，**如果我們只求獨善其身，最終只有自己孤身一人站上美麗的頂峰，即便外表看起來很棒、感覺很好且心情非常平靜，那又有什麼意義呢？**再說到向內探求吧，它終究會達到致命的地步，屆時我們眼中只有自己，再無他人，只剩自戀與自私。我們將變成繞著晾衣杆團團轉的女人，一圈又一圈踩著同樣的地面，直到把地面磨出一道溝壑，讓我們再也跳脫不出對自己的身體與個人容光的瘋狂痴迷。

現在我們該抬起頭，並走出這條破舊的老路了。我們必須為別的事情抗爭，為一些跟他人有關、能提升他人的事物抗爭。我感覺到有些事情正在改變，有一絲要回歸到集體主義的

| After |

打造一個心如止水的口袋

在過去十二年裡，我嘗試過很多很多養生產品和服務，有些東西確實有效，有些則是江湖騙術，還有一些雖然不壞，但未能產生真正或持久的變化。

排毒很辛苦卻令人著迷，不過要留意其風險。其實我們自己的身體已經在排毒了，我們的肝、肺、腎臟都在過濾「毒素」。各位如果有興趣，是可以試試排毒的，或許會有驚人的結果（就像我一樣），但是科學研究已經再三證明了，任何的快速減肥都很容易復胖（就像我一樣）。

我曾經斷斷續續練瑜伽很多年，但一直沒什麼改善，直到我開始每天認真練習，才看到我的身體出現了許多正面的變化，包括肌力、肌張力、肌耐力以及體力全都變強了，而且定期運動讓我容光煥發。但如果我開始經常旅行，沒再定期上教室練瑜伽，我的身體立即又變得卡卡的、硬邦邦的。所以當我為了撰寫本書而住在一個鄉村小鎮裡，遠離我最愛的「帥哥你好」瑜伽教室時，我真的產生了濃濃的鄉愁，而且非常非常懷念做完瑜伽後那種通體舒暢的感覺。

話雖如此，其他很多運動方式當然也能帶來巨大的好處，只不過練瑜伽能讓你觸及身體中更微妙的能量系統。瑜伽老師們在課堂上聊到的那些至理名言也很受用，在這個日益世俗化的世界裡（過去幾年間，全球的政治、環境和社會，似乎皆往後退而非往前進），有時候我們真的很需要一些智慧的話語或道德教誨，哪怕那些話是在我們穿著運動服趴跪在地上、在一個半明半暗的瑜伽教室裡揮汗運動時聽來的。

但每天練瑜伽其實是一種特權，首先你必須住離一間好的瑜伽教室不遠，然後還得有足夠的時間和金錢，所以它日益成為有錢人才負擔得起的修行，就以我選擇的那間普通瑜伽教室來說，非會員的臨時課程一堂是二十七美元（約台幣八百三十元）。

如果各位讀者想從這本書中挑一件事來試試，那麼我會建議各位追求平靜。我個人大推的是吠陀冥想，我大部分時間都在做這個，它很有效，不過這得歸功於每位老師的指導和每次的經驗。像阿魯納老師便給了我一個重要的啟示——活在當下是唯一重要的事情，因為過去已入土為安，未來尚不存在。這個觀念讓我得以從客觀的角度看待我的心，並發現它老是在衝衝衝，把我嚇壞了。雖然正念冥想已經被市場力量玩壞了，但是它的基本價值和目的依然存在：**在你的身心中打造一個心如止水的口袋**，那是身處注意力渙散時代的我們，亟需的一帖解藥。

不過根據我個人的經驗，很多事情真的是知易行難，獲得知識只是個開始，接下來你必須好好應用它，並把它整合到你的日常生活當中；否則你只能得到暫時的改善，過不了多久你又會感到焦慮或麻木，身體也會感到疼痛和僵硬。我們必須持續努力，讓自己每一天都煥然一新。

致謝

感謝我的編輯 Jo Rosenberg、Kelly Fagan 和 Emma Schwarcz，還有我的經紀人 Pippa Masson。

感謝讀過本書一些片段並提供想法的朋友們，Erik Jensen、Jemma Birrell、Jackie Dent、Jenny Valentish、Lee Glendinning、Tom Dobson、Gareth Hutchens、Adam Brereton、Julia Leigh、Bridie Jabour、Michael Safi、Zoe Beech Coyle、Joh Leggatt 和 Sharon Verghis。

感謝《澳洲衛報》的編輯們，Emily Wilson、Will Woodward 以及 Gabrielle Jackson。

感謝《週日生活》（*Sunday Life*）的編輯們，大力促成此事的 Danielle Teutsch、Kate Cox 和 Pat Ingram。

感謝以下諸位抽空接受我的採訪：亞當・懷汀、菲比・盧姆斯、麥特・林羅斯、薩姆維德・達斯和艾麗瑪・卡麥隆。

感謝我的爸媽，感謝 Bundanon Trust 為我提供一個清靜且很有生產力的居住環境。

最後我要感謝這一路走來遇到的所有人，不論你是美好、好奇、優秀或古怪，我都從你們身上學到了一些東西。

HEART
心|視野　心視野系列 120

實驗吧！我要瘋狂養生

厭世記者親身嘗試 101 天斷食、瑜伽、冥想，一場變健康的大冒險！

WELLMANIA: Misadventures in the Search for Wellness

作　　者　布里吉德 · 迪蘭尼（Brigid Delaney）
譯　　者　閻蕙群
封面設計　Dinner Illustration
內頁設計　楊雅屏
行銷企劃　呂玠忞
主　　編　陳如翎
出版二部總編輯　林俊安

出版發行　采實文化事業股份有限公司
業務發行　張世明 · 林踏欣 · 林坤蓉 · 王貞玉
國際版權　鄒欣穎 · 施維真 · 王盈潔
印務採購　曾玉霞 · 謝素琴
會計行政　李韶婉 · 許俽瑀 · 張婕莛
法律顧問　第一國際法律事務所　余淑杏律師
電子信箱　acme@acmebook.com.tw
采實官網　www.acmebook.com.tw
采實臉書　www.facebook.com/acmebook01

ISBN　978-626-349-337-7
定　　價　450 元
初版一刷　2023 年 7 月
劃撥帳號　50148859
劃撥戶名　采實文化事業股份有限公司
104 台北市中山區南京東路二段 95 號 9 樓
電話：(02)2511-9798　傳真：(02)2571-3298

國家圖書館出版品預行編目資料

實驗吧！我要瘋狂養生：厭世記者親身嘗試 101 天斷食、瑜伽、冥想，一場變健康的大冒險 / 布里吉德 · 迪蘭尼（Brigid Delaney）著；閻蕙群譯 . -- 初版 . – 台北市：采實文化事業股份有限公司 , 2023.07

336 面；14.8X21 公分 . -- (心視野系列；120)

譯自：WELLMANIA: Misadventures in the Search for Wellness

ISBN 978-626-349-337-7 (平裝)

1. CST：健康法　2.CST：健康態度

411.1　112008647